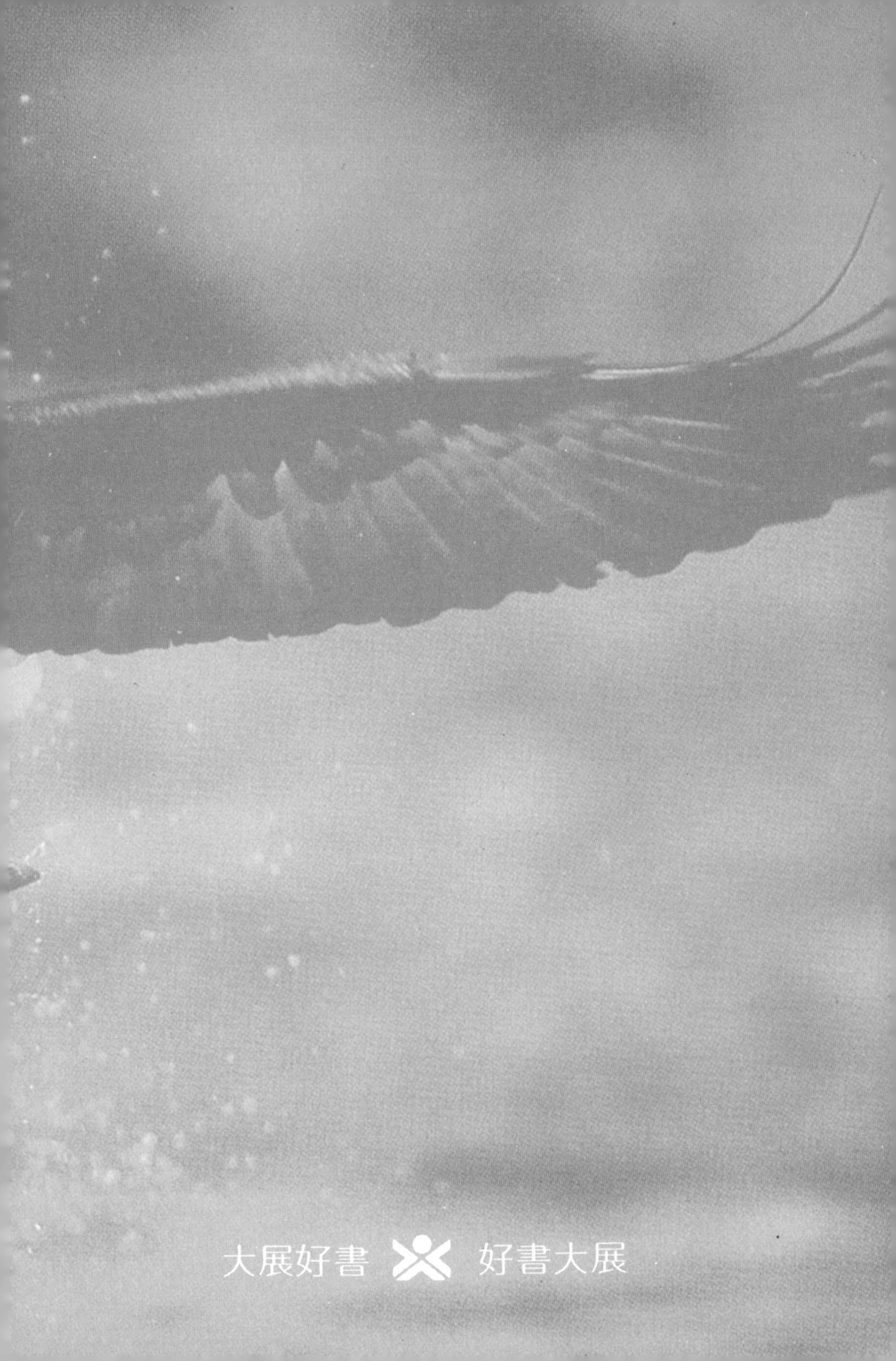
大展好書　好書大展

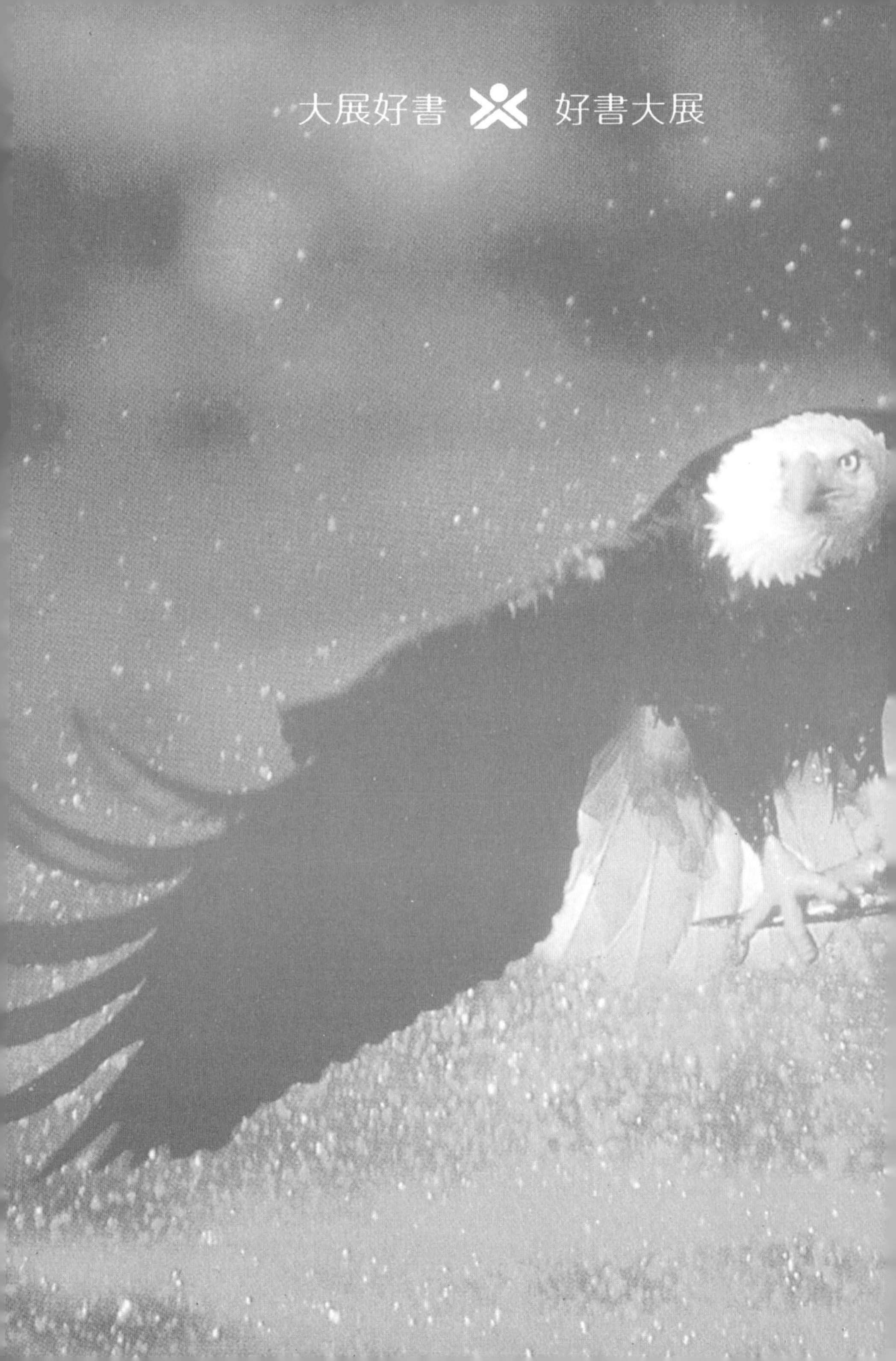
大展好書 好書大展

《飲食保健 20》

高血壓有效的飲食

高血壓最新知識與每日食譜

東京大學醫學部老人病科教授
大內尉義
營養管理士
谷口雅子
共著

劉小惠 譯

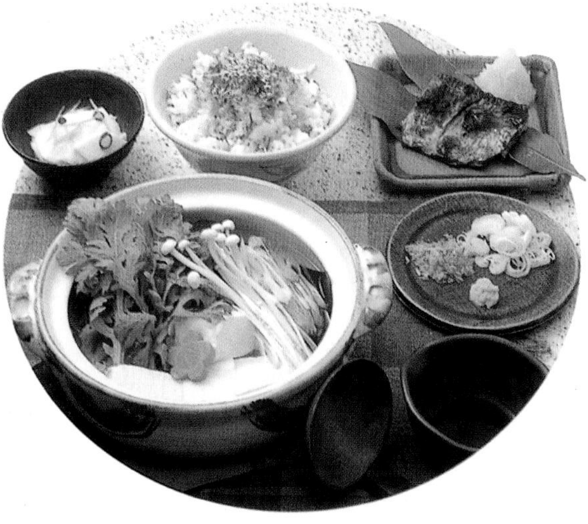

大展出版社有限公司

前　言

國人中有許多「血壓容易上升」型的人。因此，除了高血壓患者外，屬於高血壓前階段的人（邊界區高血壓等）也包含在內，四十歲以上的國人中，「兩人中大約就有一人血壓偏高」。其中真正發病的高血壓患者人數，為最近激增的糖尿病患者的三倍。

如果放任高血壓和其前階段的狀態不管，對於腦和心臟等的血管會造成異常負擔，促進動脈硬化，可能會引起腦梗塞、腦溢血、狹心症或心肌梗塞等疾病發作，出現併發症。當然，高血壓患者的死亡率也很高，為同年齡健康者的三倍。高血壓併發症的死亡者總數比癌症的死亡人數更多。

國人罹患高血壓的人數較多，可能因為喜歡吃醬油等鹹的食品及攝取過量食鹽有關。此外，比較肥胖的人，或是慢性缺乏鉀、鎂、鈣等對血壓好的礦物質類的人，以及攝取過多動物性脂肪的人，罹患高血壓的機率也會提高。

總之。每天的飲食生活對血壓的影響非常大，只要巧妙改善飲食生活，就能使血壓恢復正常，大幅度改善高血壓。因此，有關高血壓以及其預備軍的治療，沒有服用藥物（降壓劑）的人當然要注意飲食內容；即使服用藥物的人也一定要「改善飲食生活」。

本書簡單明瞭敘述最新的高血壓知識以及飲食對策。除了詳細說明疾病外，也介紹許多「對高血壓或動脈硬化非常有效的理想食譜（提高長壽效果的飲食）」。對於因為高血壓而感到擔心的讀者而言，希望本書對你有所幫助。

目錄

第3章 應該事先了解的高血壓最新情報

對於高血壓或動脈硬化非常有效的食譜範例

維持血壓較高的狀態，會使腦和心臟血管受損

國人中有許多人罹患高血壓，也有不少預備軍。「四十歲以上的人中，每二～三人就有一人需要立刻採取高血壓治療或預防對策」。

如果放任高血壓及其預備軍不管，就會損傷腦、心臟、腎臟等血管，促進動脈硬化，最後出現腦中風或心臟病發作等致命性併發症。

罹患高血壓的原因很多，包括攝取過多食鹽在內，每天的飲食生活影響非常大。

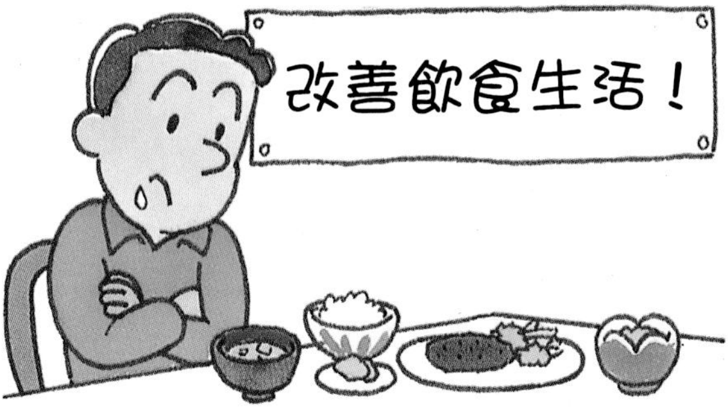

因此，如果了解自己的飲食生活有哪些不好，就必須尋求好的改善方法，進行最有效的飲食對策，就能得到極大的治療效果。

只要巧妙改善每天的飲食生活，藉此使得高血壓預備軍或初期的高血壓患者治癒疾病的例子並不少。對於服用高血壓藥物的人而言，能使藥物發揮更大的效果，減少服藥量。

學會每天飲食對策的祕訣，使用對高血壓和動脈硬化較好的食材

談到高血壓的飲食對策，一般而言容易重視食鹽的限制，但除此之外，各種營養素的平衡、調節熱量、攝取對高血壓有效的礦物質成分、脂肪酸的有效攝取法等，都是限制食鹽之外的重點。

此外，另一項重點是，在魚、肉、蛋、蔬菜、水果等食材中，找尋對高血壓和動脈硬化有效的食材，納入每天的菜單中。

本書詳細敘述高血壓飲食對策，以及提高治療效果的各種食材。同時介紹各式範例食譜供各位參考。

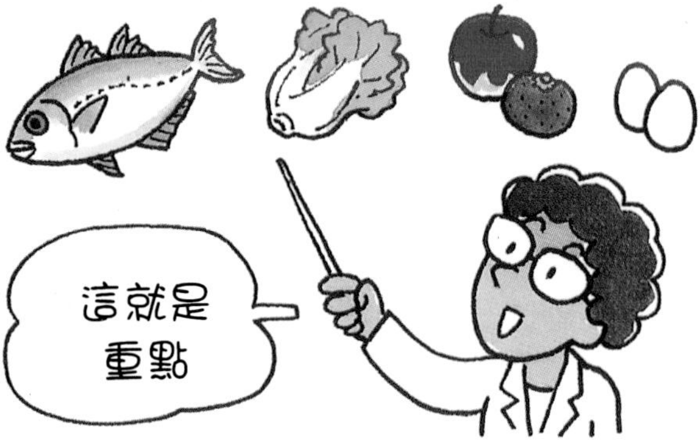

想更換本書的食譜時，可將套餐食譜或單品料理的主菜（肉、魚貝類、蛋、牛乳、大豆料理）當成1點，副菜（蔬菜、菇類、蒟蒻、芋類、芝麻、海藻料理）當成1～2點，同時注意鹽分和熱量、營養均衡等問題適當組合。

應該嚴格限制或保持同樣程度繼續持續」就可以了。

因此，本書以一天「10g以下」、「7g以下」（一天8g以下的限制只要調整為7g以下的食譜就可以）的食鹽限制為基本，介紹各式食譜範例。

此外，罹患的高血壓中，最普遍的是「伴隨高脂血症」的情況，因此本書也介紹許多相關食譜（54～74頁）。

希望讀者積極活用本書的食譜與相關情報，有效改善飲食生活。

過分限制食鹽反而會造成反效果

有關食鹽限制，高血壓預備軍和高齡的高血壓患者，一天的食鹽基本攝取量為10g以下。至於一般的輕症高血壓患者，由於食鹽限制的反應因人而異各有不同，因此一天從8g以下的限制開始觀察狀況，配合個人狀態決定「

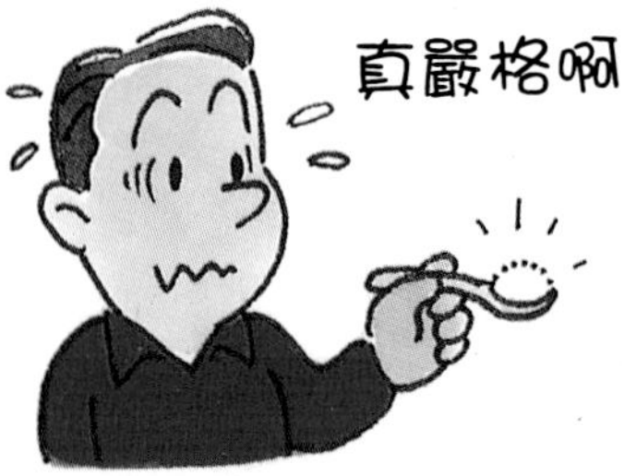

「一天攝取10g食鹽的食譜範例」與「一天攝取7g食鹽的食譜範例」、「出現併發症者的食譜範例」，只要能自行調節一天的食鹽量，則各種情況可以共用。

第1章

對於高血壓和動脈硬化有效的套餐・食譜

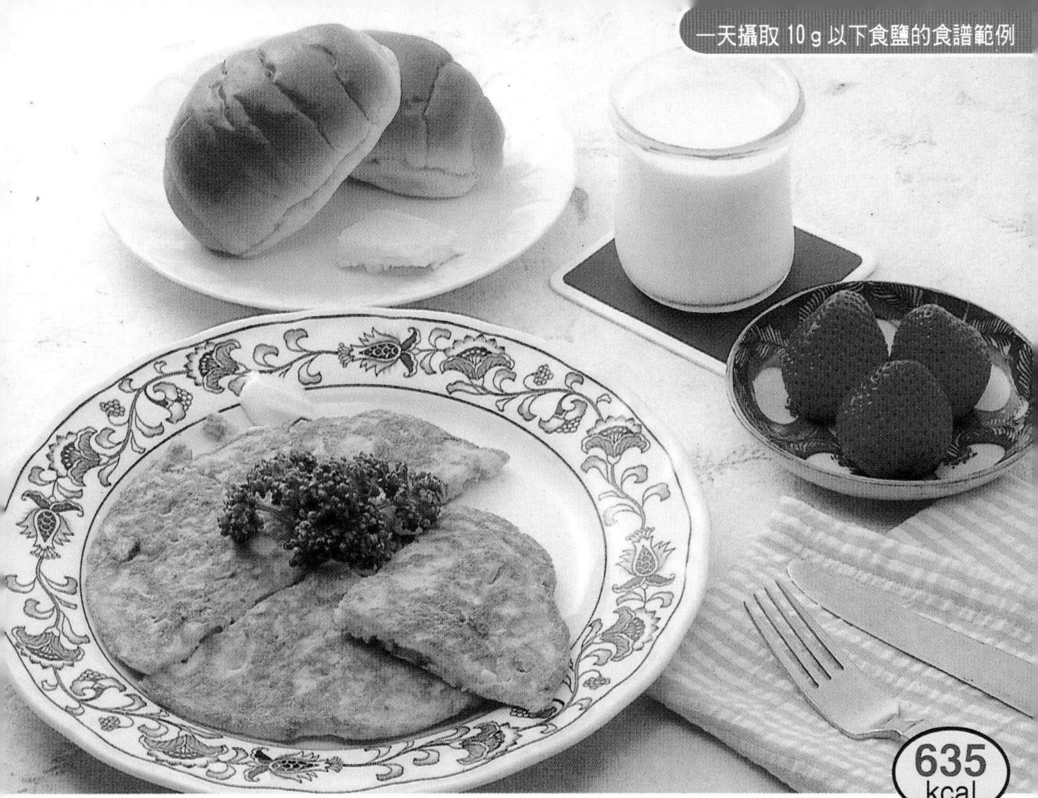

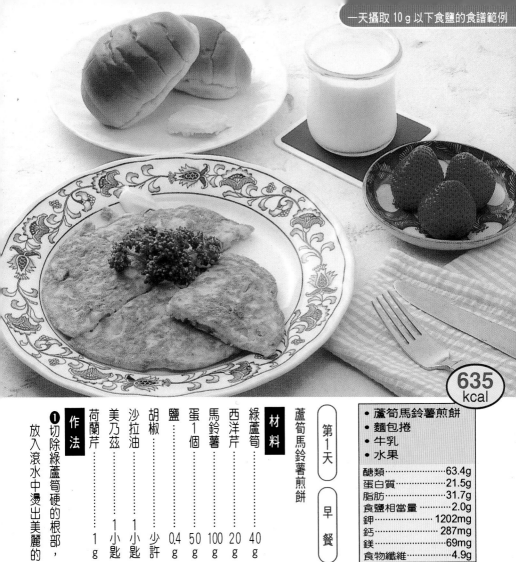

635 kcal

- 蘆筍馬鈴薯煎餅
- 麵包捲
- 牛乳
- 水果

醣類	63.4g
蛋白質	21.5g
脂肪	31.7g
食鹽相當量	2.0g
鉀	1202mg
鈣	287mg
鎂	69mg
食物纖維	4.9g

第1天　早餐

蘆筍馬鈴薯煎餅

材料

綠蘆筍……40 g
西洋芹……20 g
馬鈴薯……100 g
蛋1個……50 g
鹽……0.4 g
胡椒……少許
沙拉油……1小匙
美乃茲……1小匙
荷蘭芹……1 g

作法

❶切除綠蘆筍硬的根部，放入滾水中燙出美麗的顏色，再切成2㎜厚圓形。

❷西洋芹去筋，切成2㎜厚。

❸馬鈴薯去皮，泡入水中去除澀液後擦碎。

❹蛋打入大碗中，加入❶的綠蘆筍、❷的西洋芹、❸的馬鈴薯混合，再加入鹽與胡椒調味。

❺煎鍋中熱沙拉油，倒入❹，煎成金黃色後翻面續煎。

❻將❺切成易吃的大小，盛盤，添上美乃茲，撒上荷蘭芹末。

麵包捲

材料　麵包捲…60 g
乳瑪琳…10 g

牛乳（200 cc）

水果・草莓（70 g）

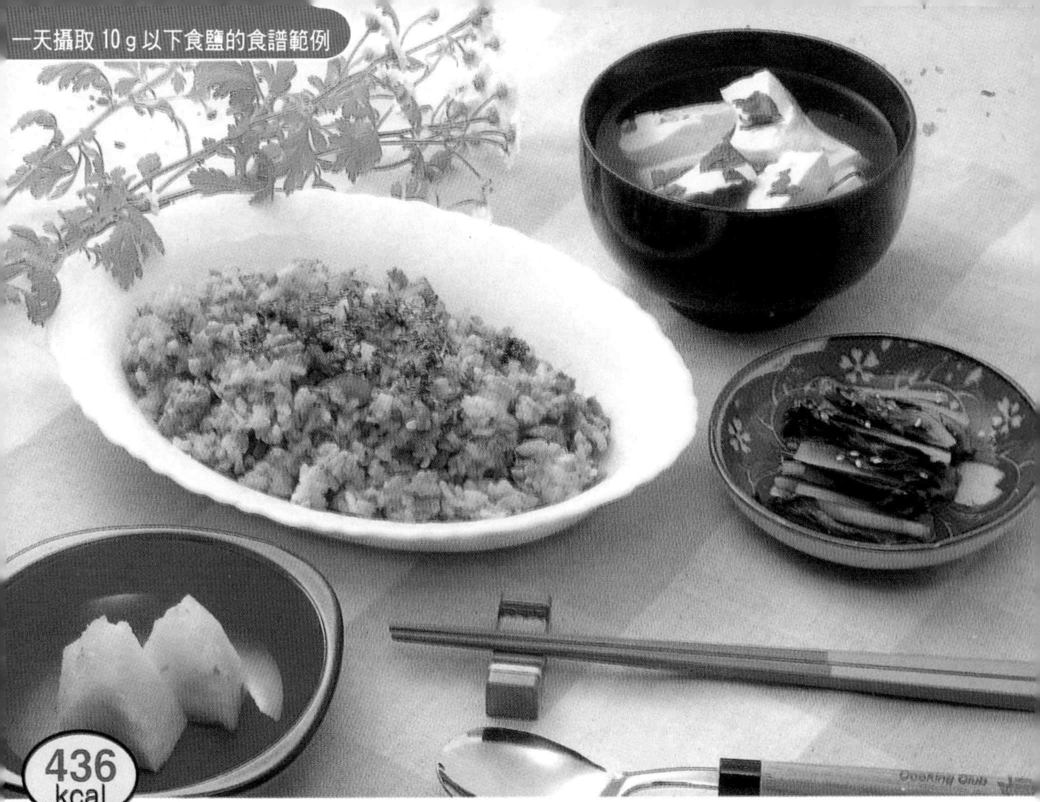

436 kcal

第1天 午餐

炒飯

材料 飯…165 g　豬瘦肉絞肉…40 g　青蝦…20 g　蔥…30 g　紅蘿蔔…20 g　乾香菇…1 g　青椒…10 g　沙拉油…¾小匙　鹽…0.5 g　胡椒…少許　荷蘭芹末…1 g　醬油…1小匙

作法

❶切碎蔥、紅蘿蔔與浸泡還原的香菇。

❷青椒切成5㎜正方形。

❸蝦去除不需要的部分，燙過。

❹將⅓量的蔥花略炒，放入豬絞肉、蝦、剩下的蔥、紅蘿蔔、香菇、青椒，依序拌炒，撒上鹽、胡椒。

❺❹中加入飯再炒，淋上醬油，混合後盛盤，撒上荷蘭芹。

- 炒飯
- 燙小油菜
- 豆腐海帶芽湯
- 水果

醣類	66.2g
蛋白質	22.5g
脂肪	8.6g
食鹽相當量	3.2g
鉀	795mg
鈣	320mg
鎂	86mg
食物纖維	5.9g

燙小油菜

材料 小油菜…60 g　高湯…1⅓大匙　醬油…½小匙　白芝麻…½小匙

作法

❶小油菜燙過，擠乾水分，切成3㎝長。醬油調拌高湯後淋在小油菜上。撒上白芝麻。

豆腐海帶芽湯

材料 傳統豆腐…40 g　新鮮海帶芽…10 g　高湯…1杯　鹽…0.5 g　醬油…½小匙

作法

❶豆腐切丁。海帶芽切成一口大小。

❷高湯煮滾，加入豆腐和海帶芽煮滾，用鹽和醬油調味。

水果・鳳梨（40 g）

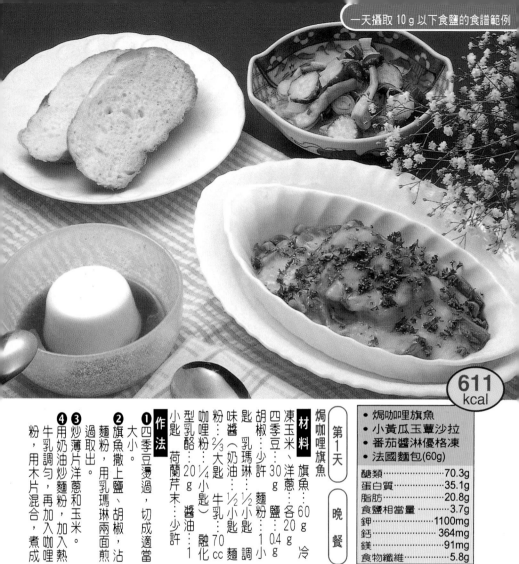

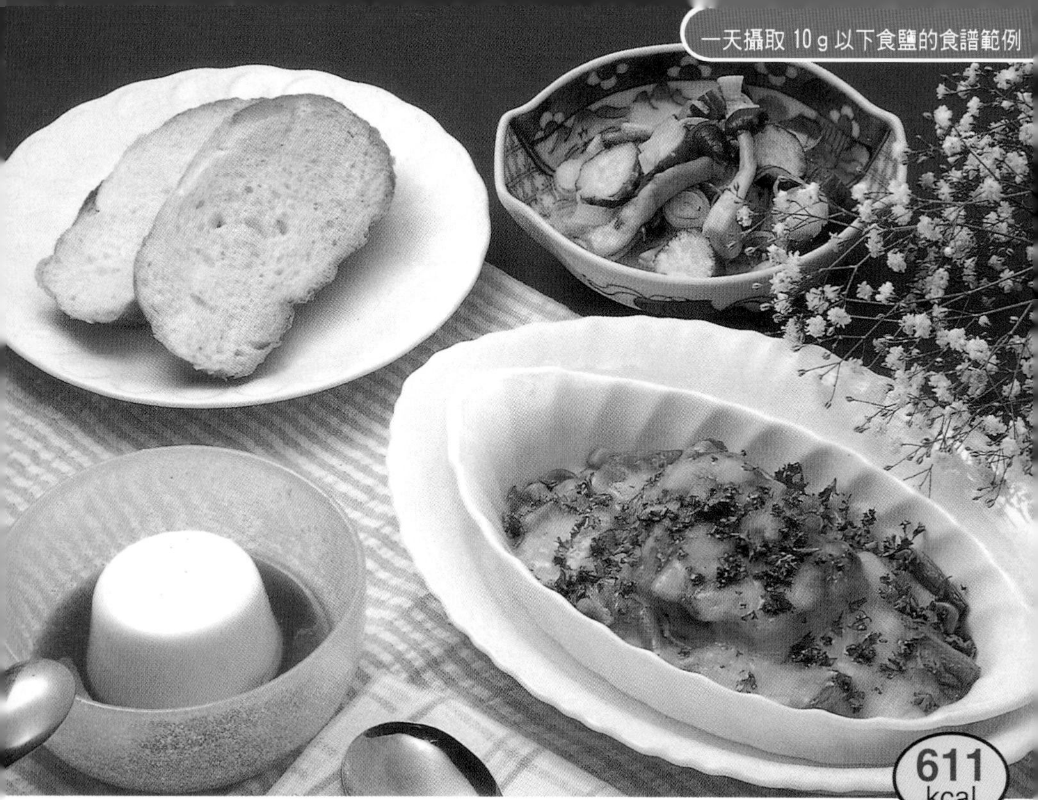

611 kcal

- 焗咖哩旗魚
- 小黃瓜玉蕈沙拉
- 番茄醬淋優格凍
- 法國麵包(60g)

醣類	70.3g
蛋白質	35.1g
脂肪	20.8g
食鹽相當量	3.7g
鉀	1100mg
鈣	364mg
鎂	91mg
食物纖維	5.8g

第1天 晚餐

焗咖哩旗魚

材料 旗魚…60g 冷凍玉米、洋蔥…各20g 四季豆…30g 鹽…0.4g 胡椒…少許 麵粉…1小匙 乳瑪琳…½小匙 調味醬（奶油…½小匙 麵粉…⅔大匙 牛乳…70cc 咖哩粉…¼小匙） 融化型乳酪…20g 醬油…1小匙 荷蘭芹末…少許

作法

❶四季豆燙過，切成適當大小。

❷旗魚撒上鹽、胡椒，沾麵粉，用乳瑪琳兩面煎過取出。

❸炒薄片洋蔥和玉米。

❹用奶油炒麵粉，加入熱牛乳調勻，再加入咖哩粉，用木片混合，煮成濃稠的調味醬。

❺烤盤中放入❸，鋪上❶、❷，淋上❹，鋪上乳酪。放入200℃的烤箱中烤3分鐘。

❻撒上醬油、荷蘭芹。

小黃瓜玉蕈沙拉

材料 小黃瓜、玉蕈…各30g 蔥…20g 醋…⅔大匙 鹽…0.5g 胡椒…少許 沙拉油…4g

番茄醬淋優格凍

材料 原味優格、番茄…各50g 牛乳…50cc 砂糖…⅔大匙 明膠粉…2g 水…5cc 砂糖、檸檬汁…各1小匙

作法

❶優格、牛乳、砂糖混合，小火煮溶砂糖。

❷水和明膠粉混合，放入微波爐加熱30秒。混合❶，倒入果凍模型中，放入冰箱冷藏。

❸番茄用滾水燙過後搗碎，混合砂糖和檸檬汁。

❹將❸鋪入器皿中，淋上❷。

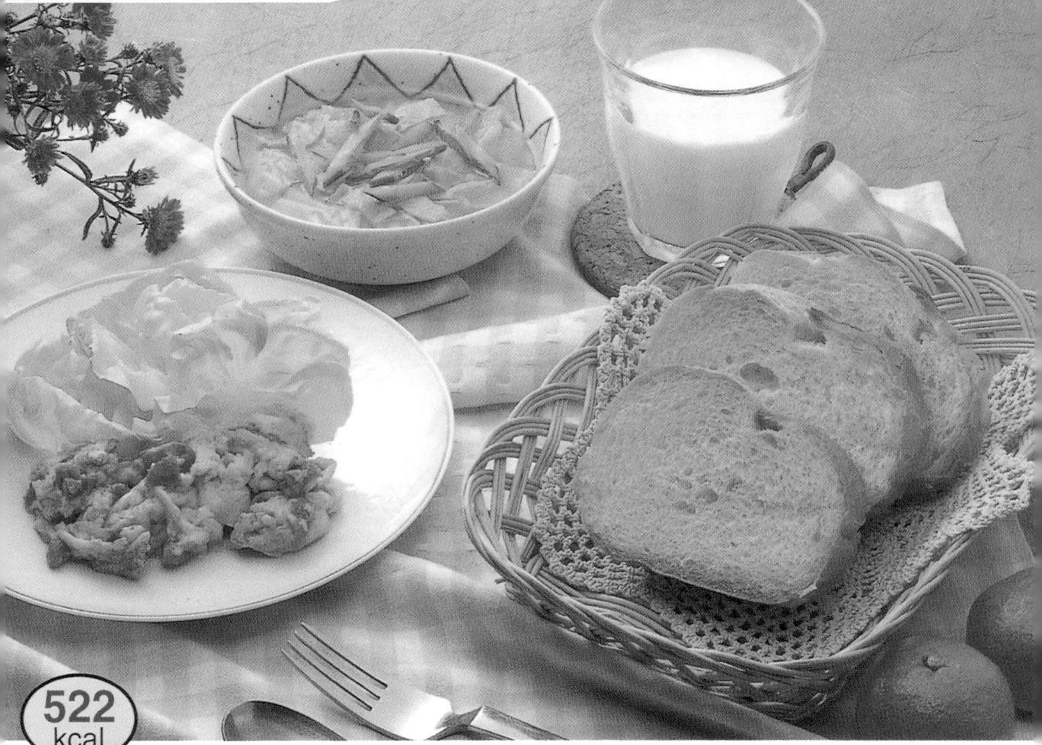

第2天　早餐

番茄炒蛋

材料

- 蛋1個……50g
- 番茄……30g
- 牛乳……$1\frac{1}{4}$大匙
- 鹽……0.2g
- 胡椒……少許
- 乳瑪琳……$\frac{3}{4}$小匙
- 生菜……10g

作法

❶番茄用滾水燙過，去皮及籽，切碎。

❷蛋打入大碗中，加入牛乳、鹽與胡椒混合。

❸用乳瑪琳炒❶，水氣消失後加入❷，混合直到呈半熟狀。

❹生菜鋪入盤中，添上番茄炒蛋。

白菜火腿湯

材料

- 烤火腿……20g
- 白菜……70g
- 豌豆片……5g
- 湯塊……1g
- 鹽……0.1g
- 胡椒……少許

作法

❶火腿、白菜切成3cm短條狀。豌豆片燙過，切成易吃的大小。

❷煮滾$\frac{1}{2}$杯的水、火腿、白菜，加入湯塊、鹽、胡椒調味，盛入器皿中，撒上豌豆片。

法國麵包（60g）

牛乳（200cc）

水果・橘子（100g）

---

522 kcal

- 番茄炒蛋
- 白菜火腿湯
- 法國麵包
- 牛乳
- 水果

醣類	61.2g
蛋白質	23.7g
脂肪	19.6g
食鹽相當量	3.0g
鉀	869mg
鈣	314mg
鎂	64mg
食物纖維	4.7g

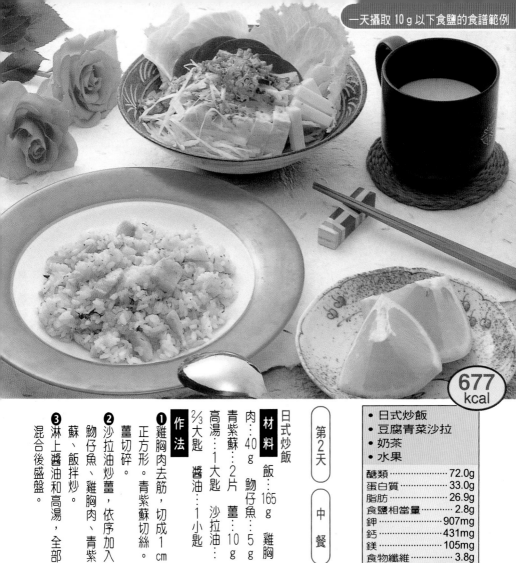

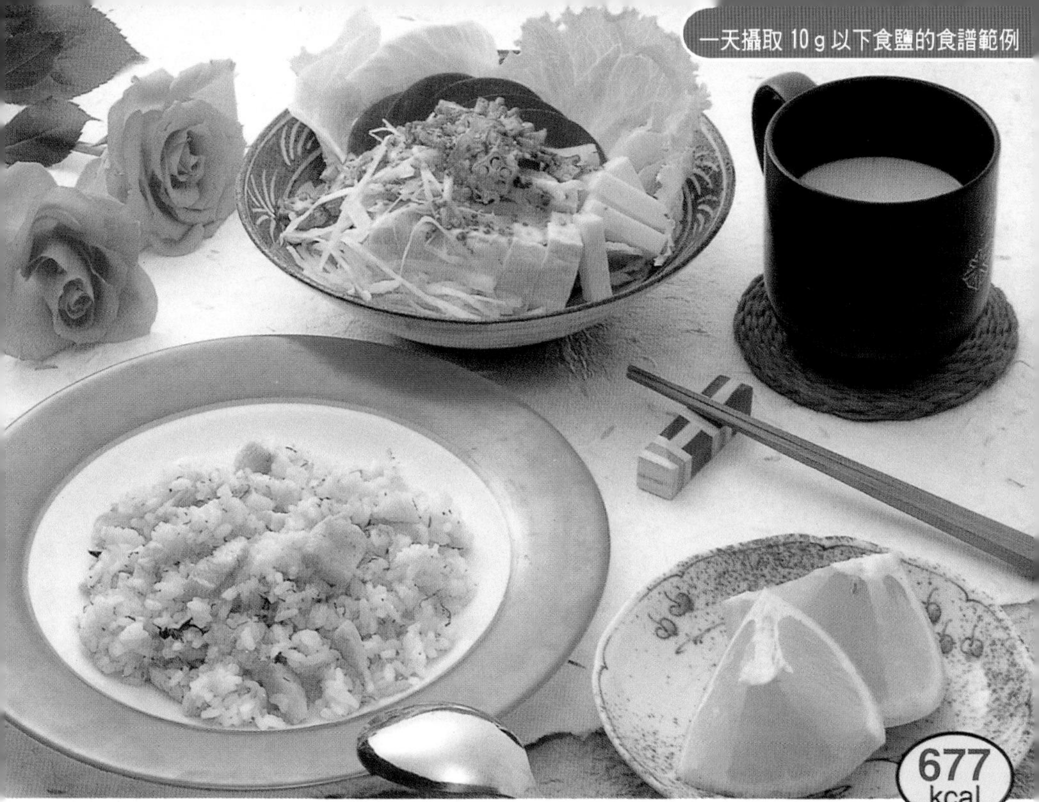

677 kcal

- 日式炒飯
- 豆腐青菜沙拉
- 奶茶
- 水果

醣類	72.0g
蛋白質	33.0g
脂肪	26.9g
食鹽相當量	2.8g
鉀	907mg
鈣	431mg
鎂	105mg
食物纖維	3.8g

第2天 中餐

日式炒飯

材料 飯…165 g　雞胸肉…40 g　魩仔魚…5 g　青紫蘇…2片　薑…10 g　高湯…1大匙　沙拉油…2/3大匙　醬油…1小匙

作法

❶雞胸肉去筋，切成1 cm正方形。青紫蘇切絲。薑切碎。

❷沙拉油炒薑，依序加入魩仔魚、雞胸肉、青紫蘇、飯拌炒。

❸淋上醬油和高湯，全部混合後盛盤。

豆腐青菜沙拉

材料 傳統豆腐…100 g　番茄…50 g　秋葵、萵苣、加工乾酪…各20 g　芥末粒…1/2小匙　醋…1大匙　沙拉油…1小匙　醬油…2/3小匙

作法

❶豆腐切成1 cm厚。

❷番茄去蒂，切成3～4 cm厚半月形。

❸秋葵放入滾水中燙出美麗的顏色，再切成薄圓片。

❹部分萵苣切絲。乳酪切成5 mm棒狀。

❺混合芥末粒、醋、沙拉油與醬油。

❻器皿中鋪上萵苣，擺上豆腐、番茄、秋葵、乳酪，淋上❺的調味醬。

奶茶

材料 牛乳…1/2杯　紅茶…1/2杯

水果、葡萄柚（100 g）

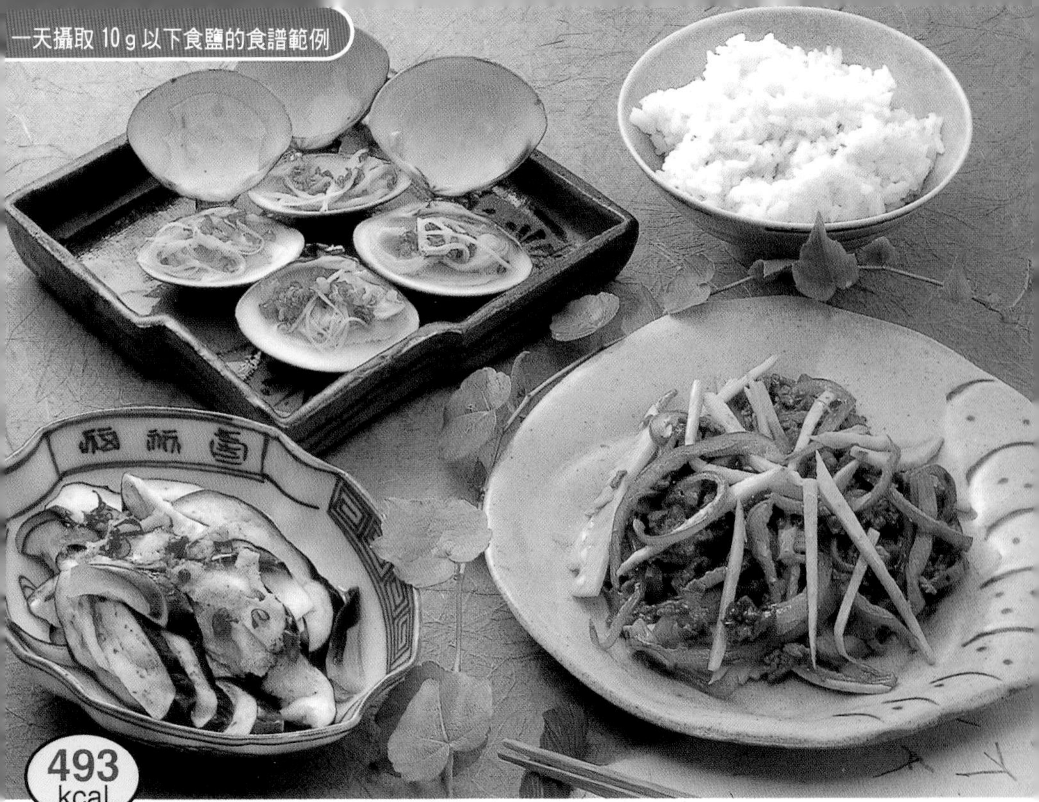

493 kcal

第2天 晚餐

青椒炒肉絲

材料 薄片牛腿肉…50g 醬油…1/5小匙 酒…1/3小匙 太白粉…1/2小匙 青椒…60g 熟竹筍…30g 沙拉油…1/2大匙 鹽…0.3g 胡椒…少許 醬油…1/3小匙

作法

❶牛肉切細，加入醬油、酒、太白粉混合。
❷青椒縱切後切細絲。
❸竹筍切細絲。
❹中火炒❶，加入❷、❸，放入鹽、胡椒、醬油。

蒸文蛤

材料 帶殼文蛤…4個 酒…少許 薑…1/2片 蔥…3g 醬油…1/8小匙 砂糖、麻油…各1/4小匙 醋…2/3小匙

作法

❶文蛤泡入鹽水中吐沙，連殼一起洗淨，撒上酒。
❷薑切絲。蔥切小段。
❸將❶連器皿一起放入熱蒸氣中，蒸1～2分鐘。撒上❷蒸1～2分鐘。撒上調味料。

蒜味茄子

材料 茄子…80g 紅辣椒…1/2根 蒜末…1/4小匙弱 沙拉油…1小匙 鹽…1/10小匙 胡椒…少許

作法

❶茄子對半縱切，斜切成薄片，移入容器中用保鮮膜封住，放入微波爐加熱3分鐘。
❷紅辣椒泡入水中，軟化後去籽，切成小段。
❸將❶、❷與蒜、沙拉油、鹽、胡椒混合。

- 青椒炒肉絲
- 蒸文蛤
- 蒜味茄子
- 飯(165g)

醣類	111.0g
蛋白質	22.5g
脂肪	14.9g
食鹽相當量	1.9g
鉀	750mg
鈣	89mg
鎂	57mg
食物纖維	5.6g

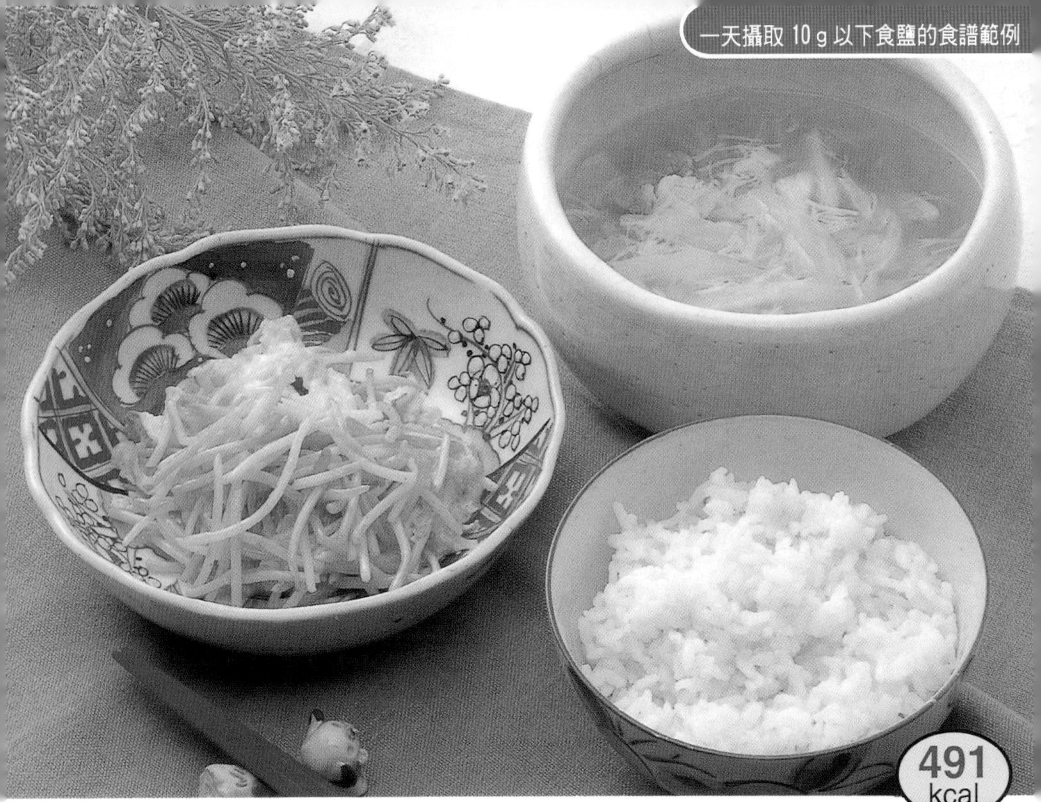

491 kcal

- 豆芽菜炒蛋
- 白菜湯
- 飯(165g)

醣類	58.5g
蛋白質	21.7g
脂肪	16.5g
食鹽相當量	2.0g
鉀	452mg
鈣	89mg
鎂	63mg
食物纖維	2.4g

第3天 早餐

豆芽菜炒蛋

材料 蛋1個、豆芽菜…各50g 沙拉油…1小匙 鹽…0.1g＋0.2g 胡椒…少許 醬油…½小匙 沙拉油…½大匙

作法

❶豆芽菜去除根和芽，略炒，用0.1g的鹽和胡椒調味。

❷蛋打散，混合❶，加入剩餘的調味料調味。

❸煎❷，蛋膨脹後迅速混合，半熟時盛盤。

白菜湯

材料 白菜…80g 罐頭干貝…40g 中式雞湯…1杯（雞架子…1/6隻份 帶骨雞腿肉…33g 蔥…1/12根 薑…1/6片 水…1＋2/3杯）鹽…1/8小匙 胡椒…少許 太白粉…1小匙 水…2/3大匙

作法

❶處理過的雞架子略燙，泡在水中去除不需要的物質。

❷將❶與雞塊、蔥、拍碎的薑一起煮滾。撈除澀液，小火煮30分鐘。

❸用紗布等過濾❷。

❹白菜分成軸與葉，軸切細，葉略切。

❺干貝掰開。

❻煮滾❸的中式雞湯，加入白菜軸，煮成透明後加入葉和干貝，小火煮到蔬菜熟了為止。加入鹽、胡椒調味。最後加入太白粉水勾芡。

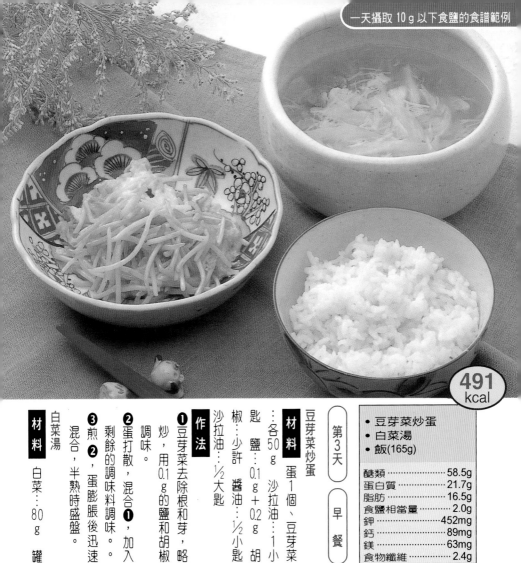

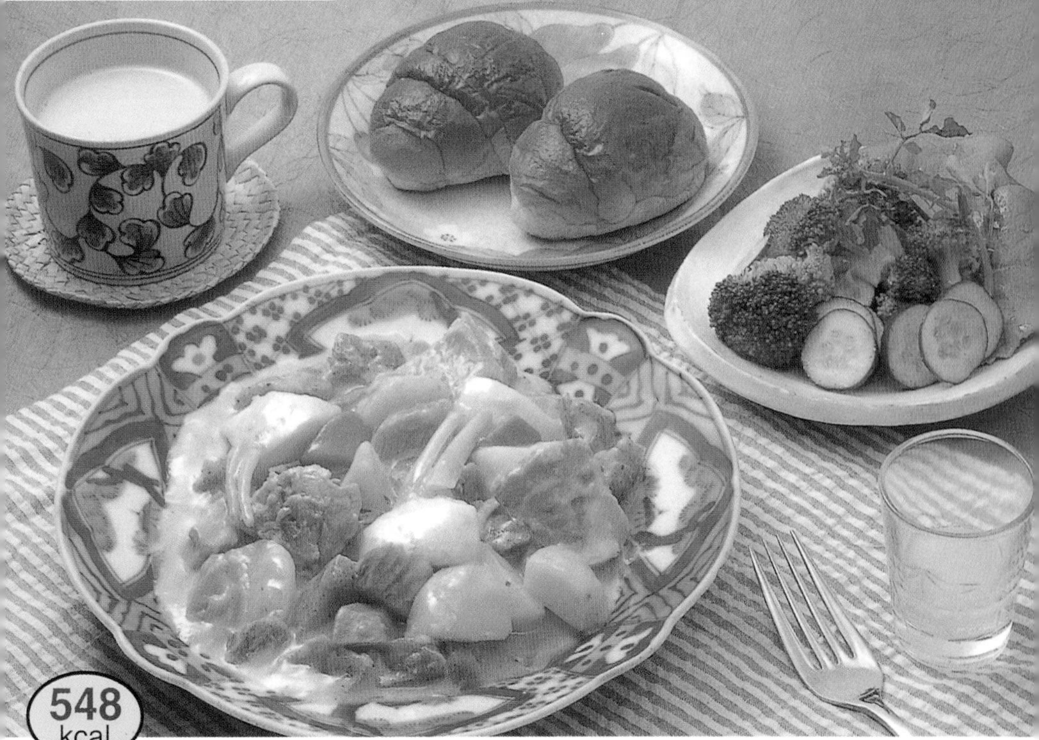

548 kcal

- 奶油煮鮭魚蔬菜
- 綠色沙拉
- 麵包捲
- 奶茶

醣類	102.3g
蛋白質	30.1g
脂肪	23.3g
食鹽相當量	2.0g
鉀	1190mg
鈣	233mg
鎂	88mg
食物纖維	6.4g

第3天　午餐

奶油煮鮭魚蔬菜

材料 新鮮鮭魚…75g　馬鈴薯、蕪菁…各50g　紅蘿蔔…20g　蒟蒻…60g　沙拉油…½大匙　湯塊…¼個　水…¾杯　味噌…¼大匙　牛乳…¼杯　太白粉…½大匙　胡椒、荳蔻…各少許

作法

❶鮭魚切成易吃的大小。馬鈴薯、紅蘿蔔切成一口大小。

❷蒟蒻撕開煮過。蕪菁葉切成5㎝長，根切成4瓣。

❸熱沙拉油，依序放入紅蘿蔔、蒟蒻、馬鈴薯、蕪菁拌炒，加入湯塊、水、胡椒、荳蔻、味噌，煮到蔬菜柔軟為止。

❹加入鮭魚煮3～4分鐘，用牛乳調太白粉，一起倒入❸中略微煮滾即可。

綠色沙拉

材料 生菜…10g　花椰菜…30g　小黃瓜…20g　胡椒草…1根　沙拉油、醋…各1小匙　鹽…0.2g　胡椒…少許

作法

❶花椰菜分為小株，燙出美麗的顏色。

❷鋪上生菜，擺上花椰菜、小黃瓜、胡椒草，添上調味醬。

麵包捲（60g）

奶茶

材料 紅茶…150cc　牛乳…50cc

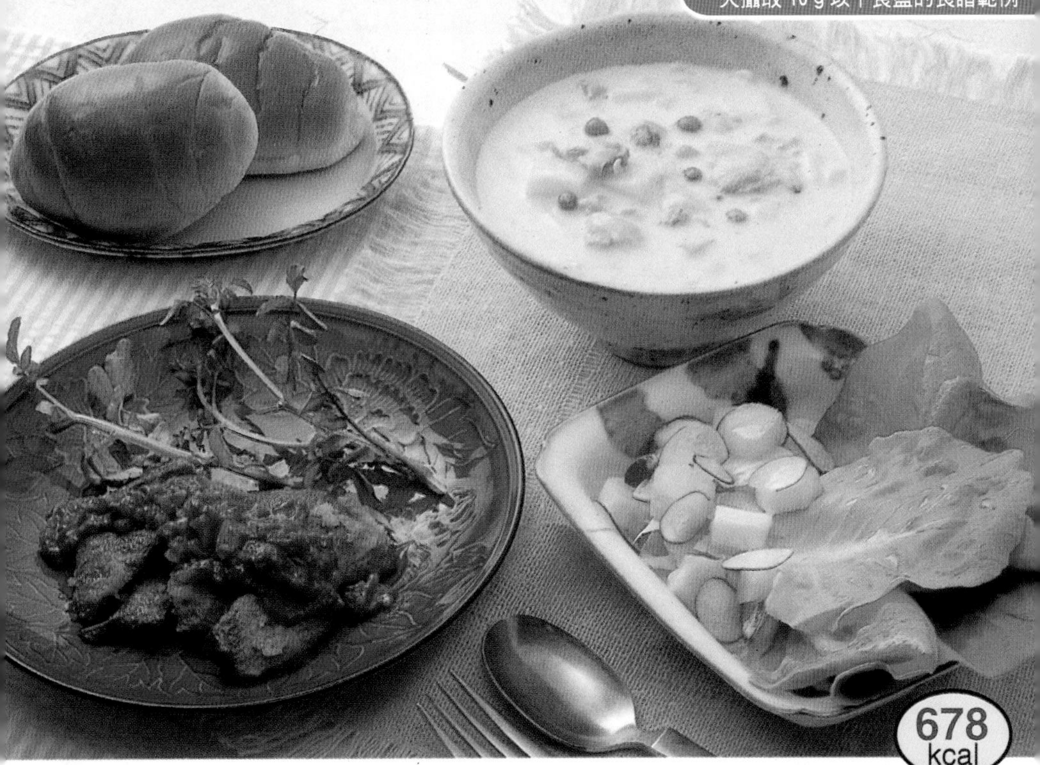

678 kcal

- 炒豬肝
- 什錦蛤仔
- 土當歸小紅蘿蔔沙拉
- 小麵包捲(60g)

醣類	60.2g
蛋白質	30.0g
脂肪	33.2g
食鹽相當量	2.4g
鉀	1192mg
鈣	236mg
鎂	91mg
食物纖維	5.9g

第3天 晚餐

炒豬肝

材料 豬肝…65g 胡椒…少許 洋蔥末…25g 沙拉油…½大匙 洋蔥…75g 奶油…5g 紅葡萄酒…1大匙 紅醬…25cc 胡椒草…5g

作法

❶豬肝用水沖洗去除血液，斜切成薄片，撒上胡椒，鋪上洋蔥末，擱置10分鐘。

❷奶油炒洋蔥末，加入葡萄酒和紅醬，用木片混合，炒煮到濃稠為止。

❸將❶兩面煎過，每面煎2分鐘，淋上❷，添上胡椒草。

什錦蛤仔

材料 蛤仔肉…50g 洋蔥、馬鈴薯、蕪菁…各25g 紅蘿蔔…15g 罐頭青豆…5g 沙拉油…1小匙 麵粉…½大匙 水…⅔杯 牛乳…½杯

作法

❶新鮮蔬菜類切成1cm正方形。

❷依序炒洋蔥、紅蘿蔔，加入麵粉續炒。

❸用水調溶❷，煮10分鐘，加入馬鈴薯和蕪菁煮5分鐘，加入蛤仔略煮，再加入牛乳，撒上青豆。

土當歸小紅蘿蔔沙拉

材料 土當歸…50g 小紅蘿蔔…10g 生菜…20g 醋、沙拉油…各½大匙 鹽…0.5g 胡椒…少許

作法

❶土當歸切成5cm長，去皮，切成小段後切薄片，泡在水中。

❷小紅蘿蔔切成薄片。

❸混合調味醬材料（醋、沙拉油、胡椒）。

❹盤中鋪上生菜，擺上❶❷，淋上❸。

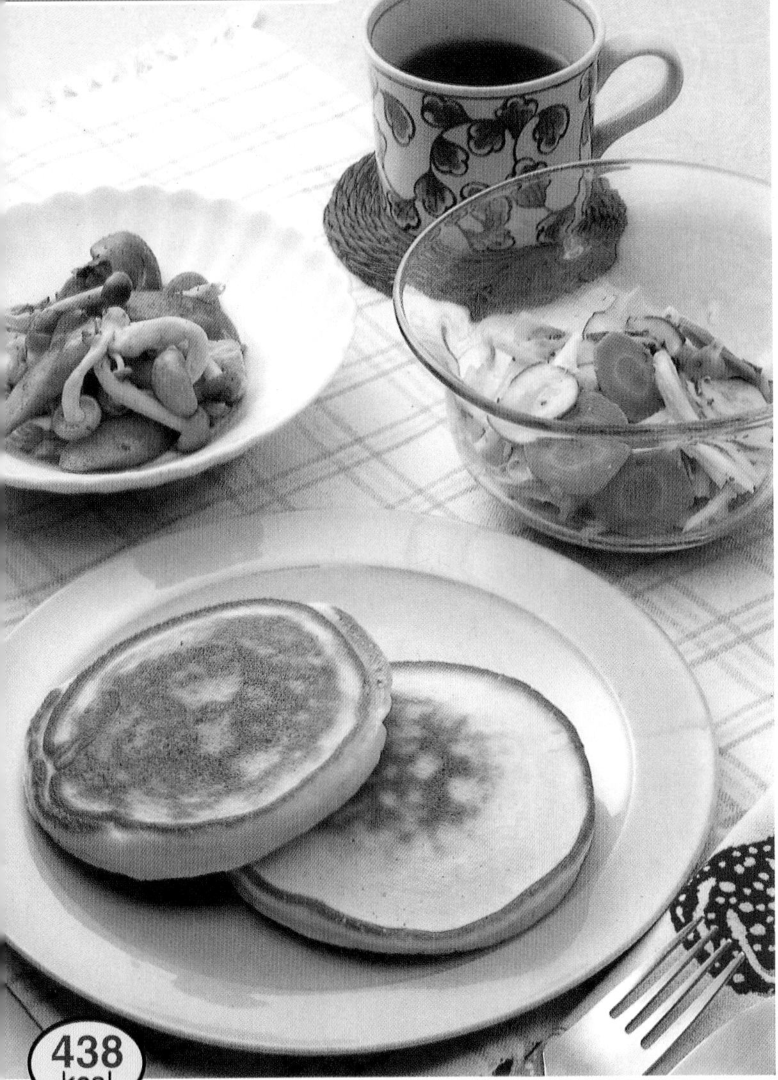

第4天　早餐

炒香腸玉蕈

材料 維也納香腸、玉蕈…各30g　沙拉油…½小匙

作法
❶香腸切成適當大小，用油炒過。
❷在❶中加入分為小株的玉蕈，炒軟為止。

醋拌蔬菜

材料 高麗菜…50g　紅蘿蔔…10g　小黃瓜…20g　西洋芹…5g　鹽…0.4g　涼拌液（沙拉油、酒醋…各1小匙　砂糖…¼小匙　芥末粒…⅕小匙）

作法
❶高麗菜切成5㎝正方形。紅蘿蔔、小黃瓜切成適當圓片。西洋芹斜切成5㎜厚。
❷❶撒上鹽混合，擱置一會兒。做涼拌液。
❸擠乾❷的水分，泡在涼拌液中，放入冰箱使其入味。

鬆餅

材料 市售鬆餅粉…50g　牛乳…25cc　蛋半個…25g　奶油…4g

作法
❶鬆餅粉與蛋、牛乳充分混合，半量倒入不沾鍋中。
❷用較弱的中火煎，翻面略煎後塗上奶油即可。

438 kcal

- 炒香腸玉蕈
- 醋拌蔬菜
- 鬆餅
- 紅茶(3/4 杯)

醣類	47.0g
蛋白質	13.1g
脂肪	22.2g
食鹽相當量	1.9g
鉀	464mg
鈣	93mg
鎂	32mg
食物纖維	3.3g

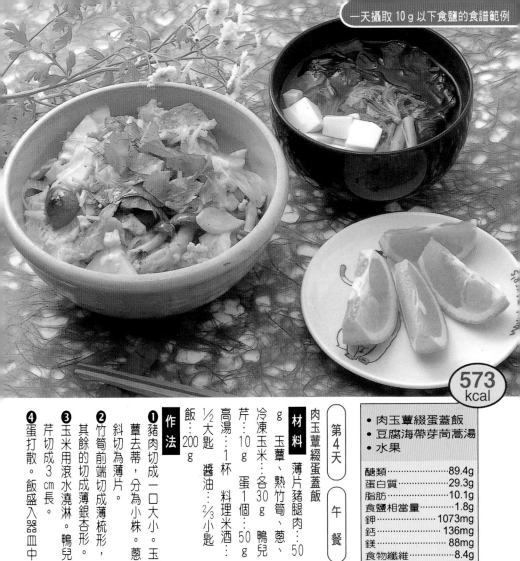

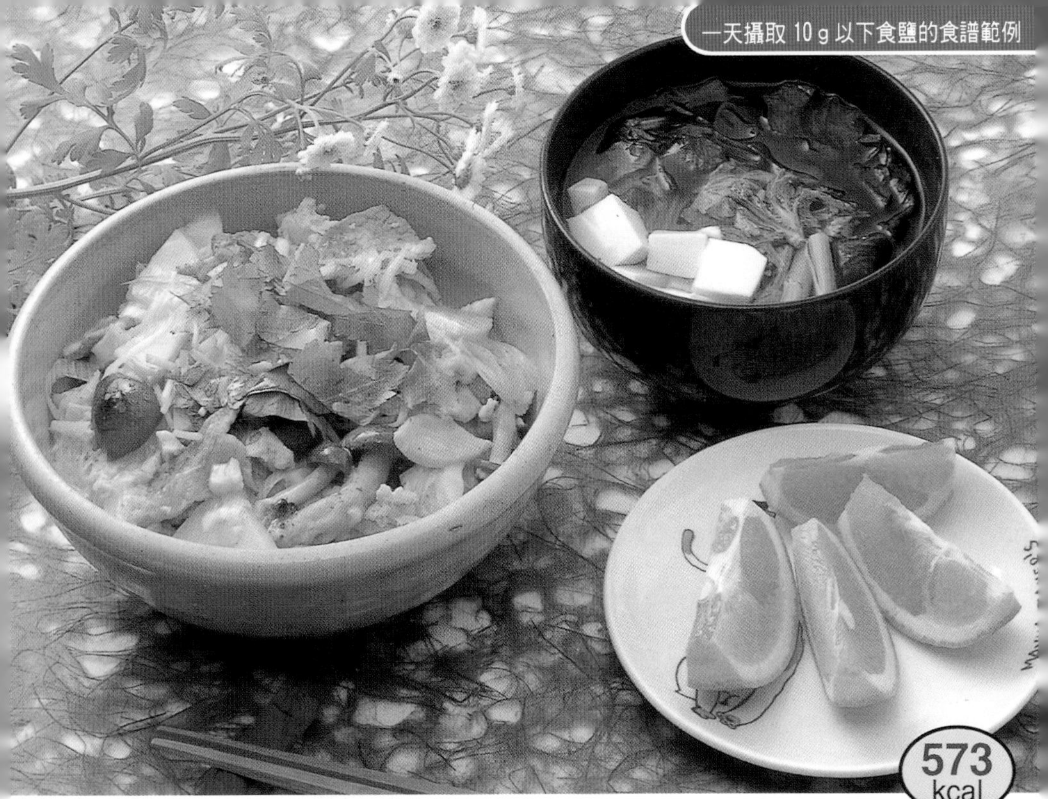

573 kcal

- 肉玉蕈綴蛋蓋飯
- 豆腐海帶芽茼蒿湯
- 水果

醣類	89.4g
蛋白質	29.3g
脂肪	10.1g
食鹽相當量	1.8g
鉀	1073mg
鈣	136mg
鎂	88mg
食物纖維	8.4g

第4天 午餐

肉玉蕈綴蛋蓋飯

材料 薄片豬腿肉…50ｇ 玉蕈、熟竹筍、蔥、冷凍玉米…各30ｇ 鴨兒芹…10ｇ 蛋1個…50ｇ 高湯…1杯 料理米酒…½大匙 醬油…⅔小匙 飯…200ｇ

作法

❶豬肉切成一口大小。玉蕈去蒂，分為小株。蔥斜切為薄片。

❷竹筍前端切成薄梳形，其餘的切成薄銀杏形。

❸玉米用滾水澆淋。鴨兒芹切成3㎝長。

❹蛋打散。飯盛入器皿中擱置待用。

❺小鍋中煮滾高湯、料理米酒、醬油。煮滾後加入豬肉，煮到變色為止。加入玉蕈、竹筍、玉米略煮。

❻撒上蔥，淋上蛋汁。加蓋，蛋呈半熟狀時關火。

❼淋在飯上，撒上鴨兒芹。

豆腐海帶芽茼蒿湯

材料 嫩豆腐…30ｇ 茼蒿…20ｇ 浸泡還原的海帶芽…10ｇ 高湯…¾杯 鹽…0.5ｇ 醬油…⅓小匙

作法

❶豆腐切丁。茼蒿切成易吃的大小。海帶芽切成一口大小。

❷高湯煮滾，用鹽、醬油調味。加入豆腐、茼蒿、海帶芽，略煮即可。

水果・橘子（100ｇ）

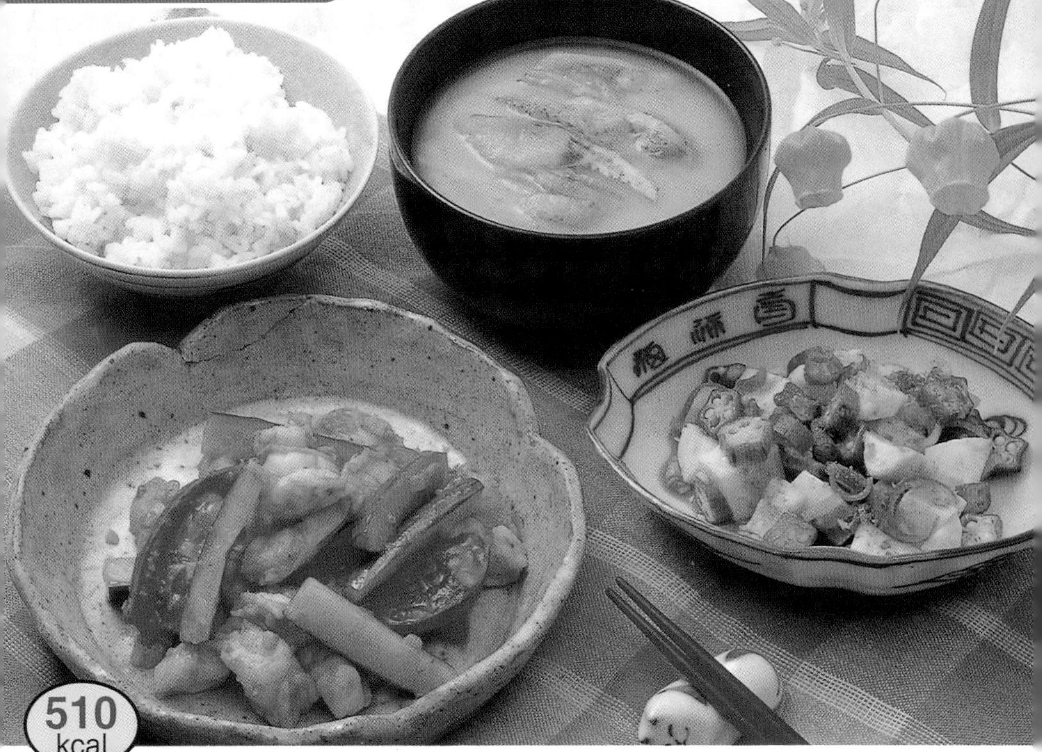

510 kcal

第4天　晚餐

- 香炒番茄蝦
- 秋葵拌山藥
- 烤茄子味噌湯
- 飯(200g)

醣類	82.7g
蛋白質	26.6g
脂肪	6.2g
食鹽相當量	2.4g
鉀	1088mg
鈣	103mg
鎂	71mg
食物纖維	4.5g

香炒番茄蝦

材料　蝦…80g　番茄…60g　小黃瓜…30g　蒜、薑…各1片　蔥…5g　沙拉油、番茄醬、太白粉…各1小匙　鹽…0.5g　胡椒…少許　檸檬汁…1大匙

作法

❶蝦去除不需要的部分，背部劃開切成2㎝寬。

❷番茄切成1～2㎝寬的梳形。小黃瓜切成4～5㎝長，縱切為4～6片。蒜、薑、蔥切碎。

❸炒蔬菜末。加入❶，再加入番茄和小黃瓜。用番茄醬、鹽、胡椒調味。撒上檸檬汁。

❹用一倍量的水調溶太白粉，將太白粉水倒入鍋中勾芡後關火。

秋葵拌山藥

材料　秋葵…20g　蘘荷…10g　山藥…30g　高湯、醬油…各1小匙　柴魚片…1g

作法

❶秋葵與蘘荷切成小段。山藥去皮，切成1㎝正方形。泡在醋水中去除澀液。

❷高湯中加入柴魚片、醬油混合，再加入秋葵、山藥、蘘荷涼拌。

烤茄子味噌湯

材料　茄子…40g　高湯…$\frac{3}{4}$杯　白味噌…$\frac{1}{2}$大匙　芥末醬…$\frac{1}{4}$小匙

作法

❶將茄子放在鐵絲網上烤過，泡入冷水再取出剝皮，切成適當大小。

❷高湯煮滾後，放入調味料，加入❶，煮開前關火。

第5天　早餐

牛乳煮蔬菜蝦

材料　蝦中2條…40 g　白菜…50 g　紅蘿蔔…20 g　蔥…20 g　花椰菜…30 g　牛乳…60 cc　鮮雞晶（顆粒）…0.5 g　鹽…0.5 g

作法

❶蝦留下尾部，剝殼，擱置待用。
❷白菜切成2 cm寬。
❸紅蘿蔔切成短條狀。
❹蔥切成1 cm寬小段。
❺花椰菜分為小株，煮過，擱置待用。
❻將❶與❷、❸、❹一起放入鍋中。
❼在❻中加入水和鮮雞晶一起煮。
❽另一個鍋中加入牛乳煮開。
❾將❽加入❼中。
❿在❾中加入❺的花椰菜，放入❼中，用鹽調味。

吐司

材料　吐司麵包…90 g　乳瑪琳…10 g

水果・蘋果（80 g）

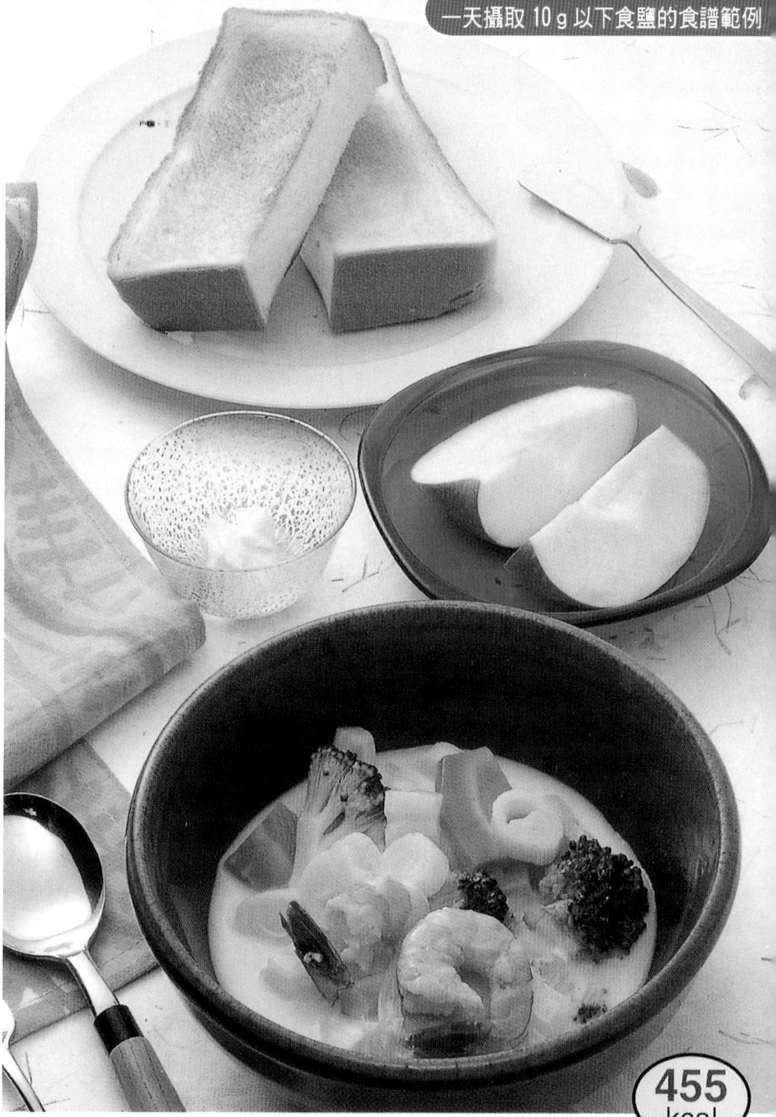

455 kcal

- 牛乳煮蔬菜蝦
- 吐司
- 水果

醣類	52.2g
蛋白質	20.8g
脂肪	13.9g
食鹽相當量	2.4g
鉀	838mg
鈣	166mg
鎂	56mg
食物纖維	6.1g

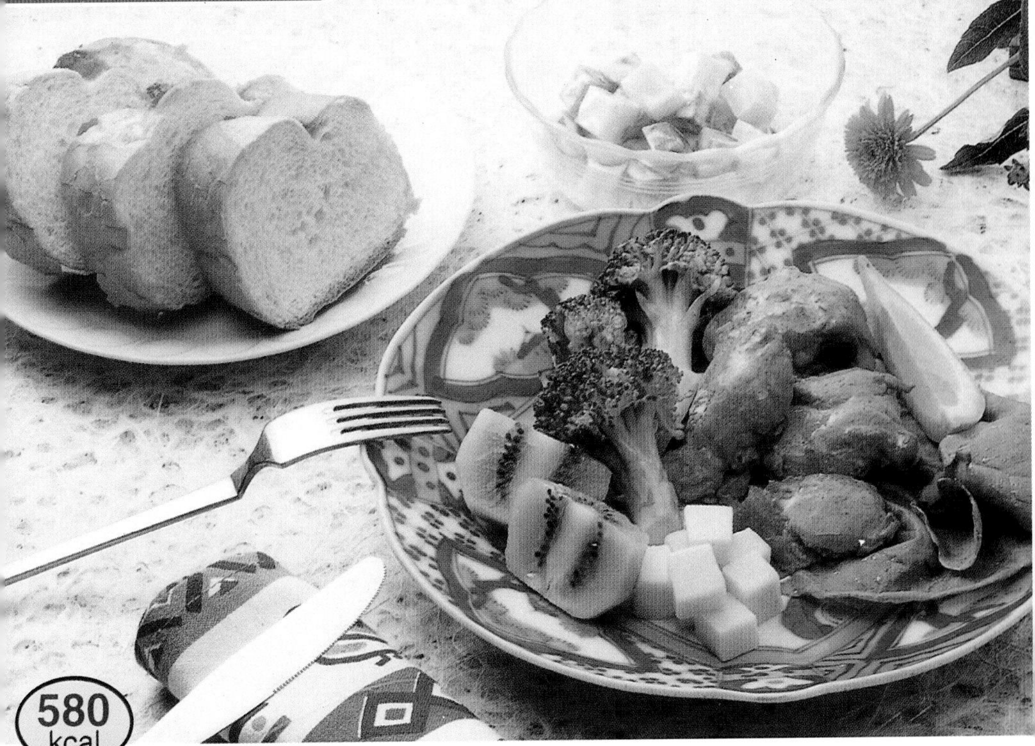

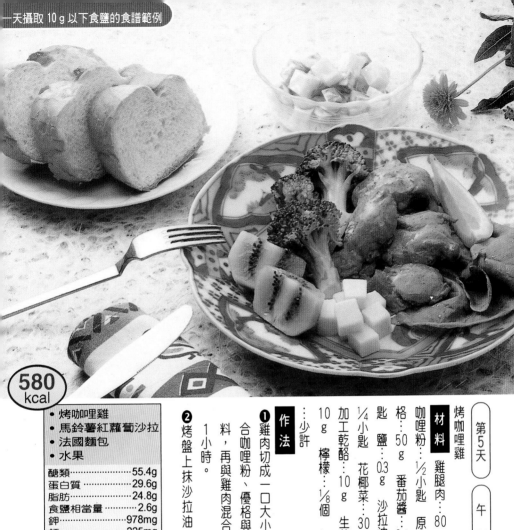

580 kcal

- 烤咖哩雞
- 馬鈴薯紅蘿蔔沙拉
- 法國麵包
- 水果

醣類	55.4g
蛋白質	29.6g
脂肪	24.8g
食鹽相當量	2.6g
鉀	978mg
鈣	225mg
鎂	56mg
食物纖維	5.6g

第5天 午餐

烤咖哩雞

材料 雞腿肉…80g 咖哩粉…½小匙 原味優格…50g 番茄醬…⅔大匙 鹽…0.3g 沙拉油…¼小匙 花椰菜…30g 加工乾酪…10g 生菜…10g 檸檬…⅛個 胡椒…少許

作法

❶雞肉切成一口大小。混合咖哩粉、優格與調味料，再與雞肉混合，醃1小時。

❷烤盤上抹沙拉油，❶的雞肉瀝乾汁液後擺在烤盤上，放入200℃的烤箱中烤10分鐘。

❸花椰菜分為小株，用滾水燙出美麗的顏色，瀝乾水分。乾酪切丁。

❹鋪上生菜，雞肉、蔬菜一起盛盤，添加檸檬。

馬鈴薯紅蘿蔔沙拉

材料 馬鈴薯…40g 紅蘿蔔…20g 原味優格…30g 美乃茲…1小匙 鹽…0.2g

作法

❶馬鈴薯、紅蘿蔔去皮，切成1cm正方形，煮軟後放入簍子瀝乾水分。

❷原味優格中加入美乃茲、鹽混合，拌❶。

法國麵包（60g）

水果・奇異果（50g）

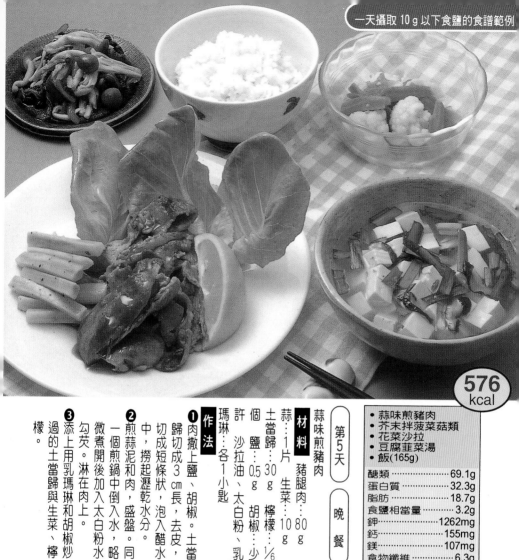

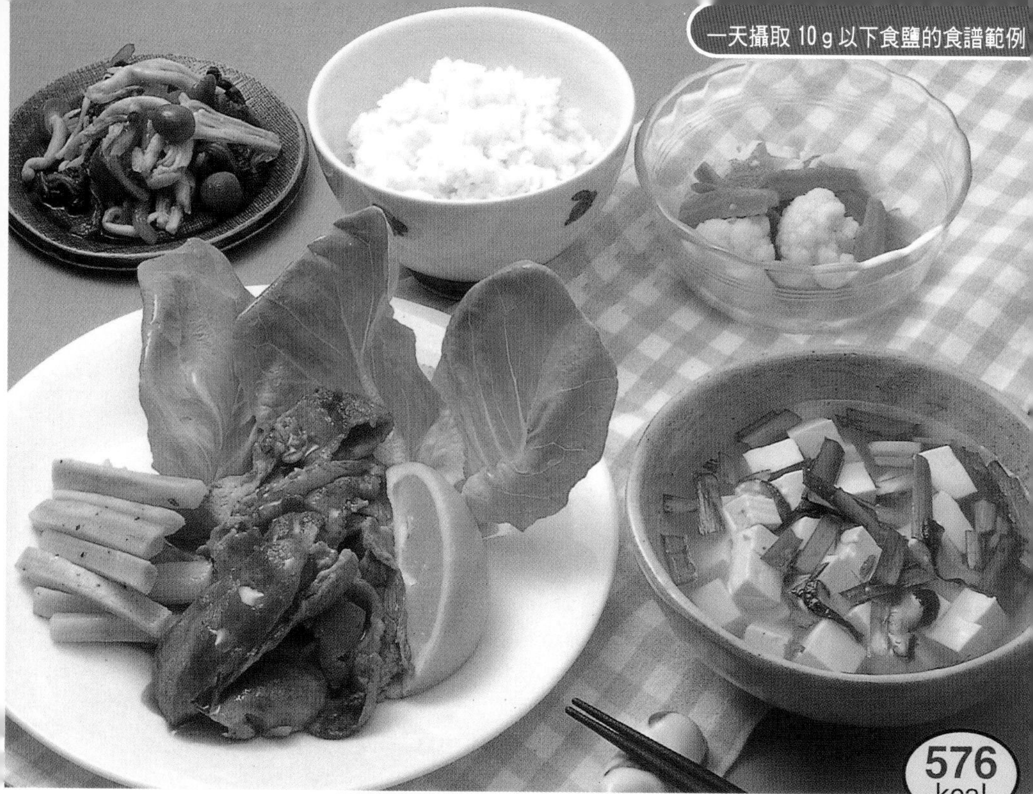

576 kcal

- 蒜味煎豬肉
- 芥末拌菠菜菇類
- 花菜沙拉
- 豆腐韮菜湯
- 飯(165g)

醣類	69.1g
蛋白質	32.3g
脂肪	18.7g
食鹽相當量	3.2g
鉀	1262mg
鈣	155mg
鎂	107mg
食物纖維	6.3g

第5天 晚餐

蒜味煎豬肉

材料 豬腿肉…80g 蒜…1片 生菜…10g 土當歸…30g 檸檬…1/6個 鹽…0.5g 胡椒…少許 沙拉油、太白粉、乳瑪琳…各1小匙

作法
❶肉撒上鹽、胡椒。土當歸切成3cm長，去皮，切成短條狀，泡入醋水中，撈起瀝乾水分。
❷煎蒜泥和肉，盛盤。同一個煎鍋中倒入水，略微煮開後加入太白粉水勾芡。淋在肉上。
❸添上用乳瑪琳和胡椒炒過的土當歸與生菜、檸檬。

芥末拌菠菜菇類

材料 菠菜…40g 玉蕈…20g 金菇…15g 醬油、高湯…各1小匙 芥末醬…1/4小匙

作法
❶菠菜燙過，切成適當大小。
❷玉蕈分為小株，金菇對半切開，燙過。
❸用調味料拌❶、❷。

花菜沙拉

材料 花菜…40g 紅蘿蔔…15g 水…15cc 醋…2/3大匙 鹽…0.2g 沙拉油…1小匙

作法
❶花菜分為小株。紅蘿蔔切成短條狀。各自煮過，瀝乾水分。
❷煮滾調味料，加入❶。

豆腐韮菜湯

材料 嫩豆腐…100g 韮菜…20g 新鮮香菇…10g 水…3/4杯 湯塊…1/2個 鹽…0.2g 胡椒…少許 太白粉…1小匙

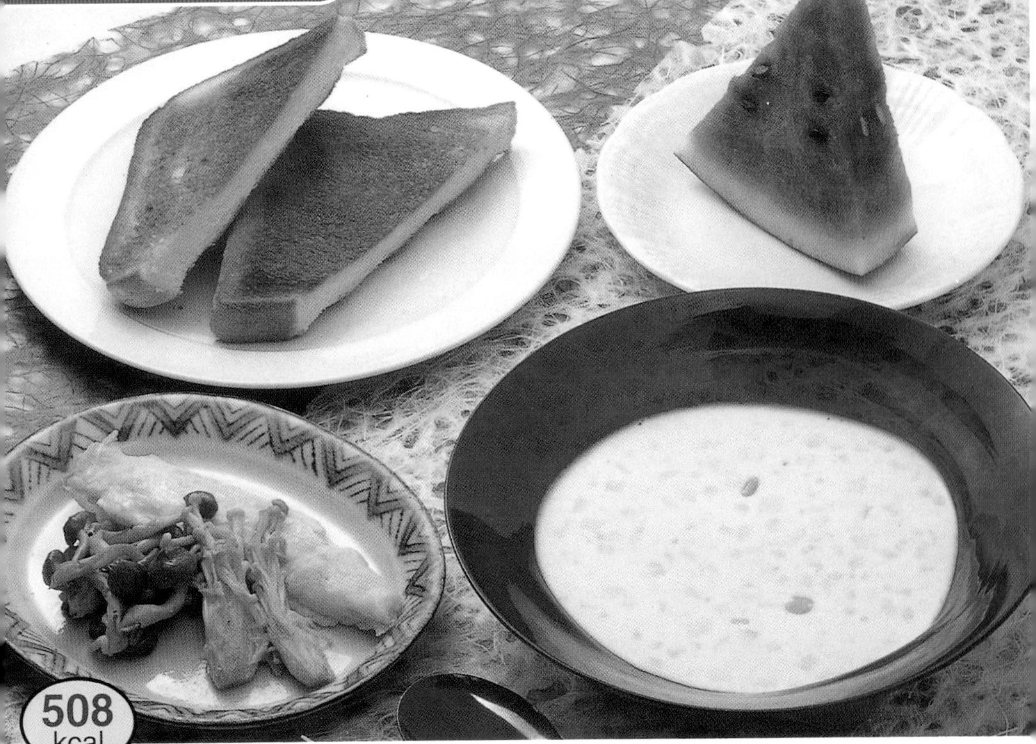

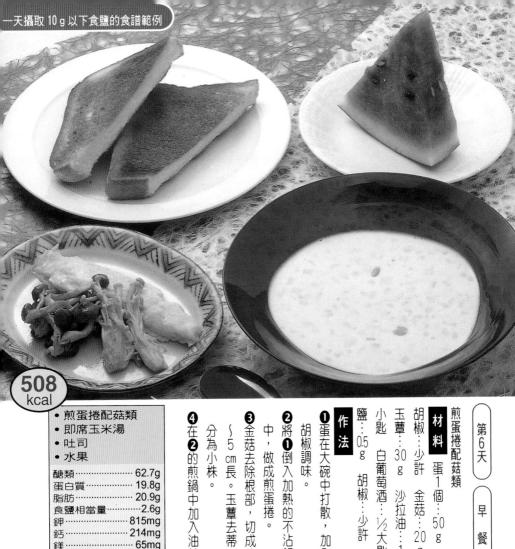

508 kcal

- 煎蛋捲配菇類
- 即席玉米湯
- 吐司
- 水果

醣類	62.7g
蛋白質	19.8g
脂肪	20.9g
食鹽相當量	2.6g
鉀	815mg
鈣	214mg
鎂	65mg
食物纖維	5.1g

第6天　早餐

煎蛋捲配菇類

材料　蛋1個…50g　胡椒…少許　金菇…20g　玉蕈…30g　沙拉油…1小匙　白葡萄酒…½大匙　鹽…0.5g　胡椒…少許

作法

❶蛋在大碗中打散，加入胡椒調味。

❷將❶倒入加熱的不沾鍋中，做成煎蛋捲。

❸金菇去除根部，切成4～5cm長。玉蕈去蒂，分為小株。

❹在❷的煎鍋中加入油炒菇類，全部過油炒軟後倒入白葡萄酒，用鹽、胡椒調味。

❺煎蛋捲盛入器皿中，淋上❹的菇類醬。

即席玉米湯

材料　洋蔥…25g　罐頭甜玉米（奶油玉米）…50g　雞湯（鮮雞晶0.3g＋水）　牛乳…¾杯　鹽…0.2g　胡椒…少許

作法

❶洋蔥剁碎。

❷鍋中加入洋蔥、甜玉米、雞湯，小火煮4～5分鐘。

❸加入牛乳，用鹽、胡椒調味。

吐司

材料　切成6片的吐司麵包1片…60g　乳瑪琳…1小匙

水果・西瓜（150g）

第6天 午餐

披薩吐司

材料 切成4片的吐司麵包1片…90g 無鹽奶油…1小匙 洋蔥、青椒、披薩用乳酪…各20g 去骨火腿…30g 披薩醬（番茄醬…2/3大匙 乾燥牛蛭…少許）

作法
❶吐司麵包塗上奶油，擱置待用。
❷洋蔥切絲。青椒去蒂及籽，切成薄片。
❸做披薩醬，塗在❶上。依序鋪上洋蔥、青椒、切成一口大小的火腿，再鋪上乳酪。
❹放入烤箱烤7~8分鐘，直到乳酪融化為止。

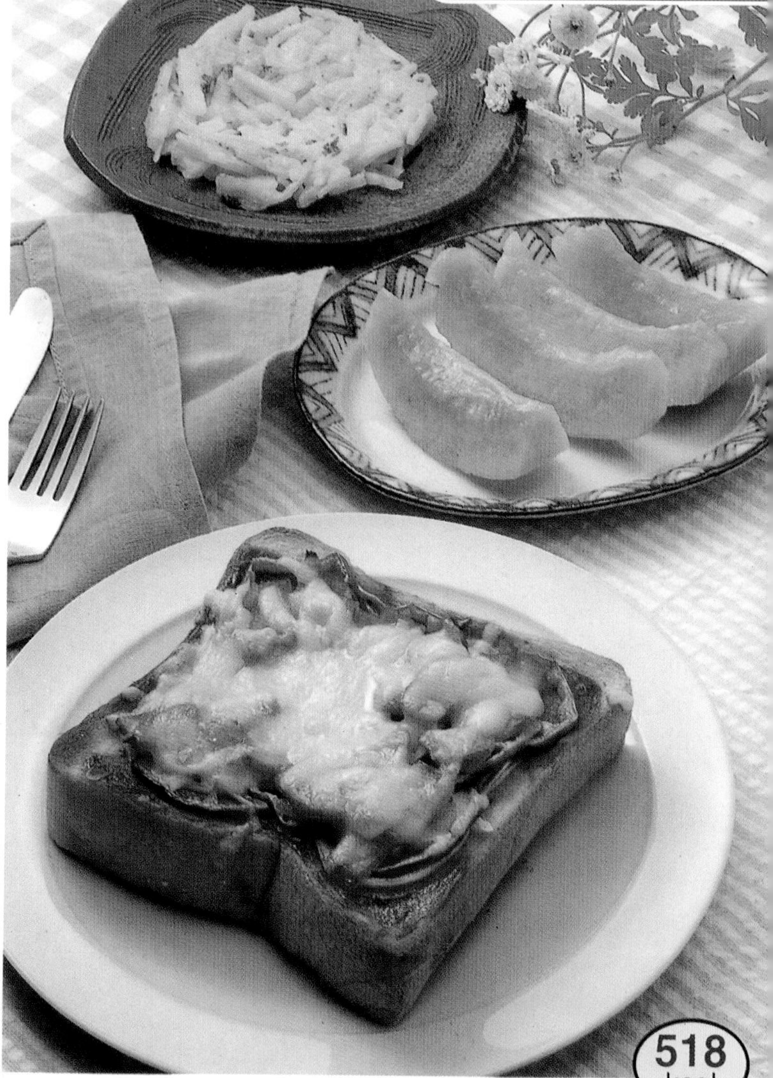

炒馬鈴薯絲

材料 馬鈴薯…80g 鹽…0.2g 胡椒…少許 荷蘭芹末…1g 沙拉油…1小匙

作法
❶馬鈴薯絲和鹽、胡椒、荷蘭芹末充分混合。
❷將❶倒入小煎鍋中，調整形狀。利用比煎鍋小一圈的鍋蓋壓出美麗的形狀。用小火煎（約10分鐘左右，兩面煎過）。

水果・哈蜜瓜（80g）

518 kcal

- 披薩吐司
- 炒馬鈴薯絲
- 水果

醣類	69.4g
蛋白質	20.5g
脂肪	17.5g
食鹽相當量	2.8g
鉀	944mg
鈣	174mg
鎂	57mg
食物纖維	4.5g

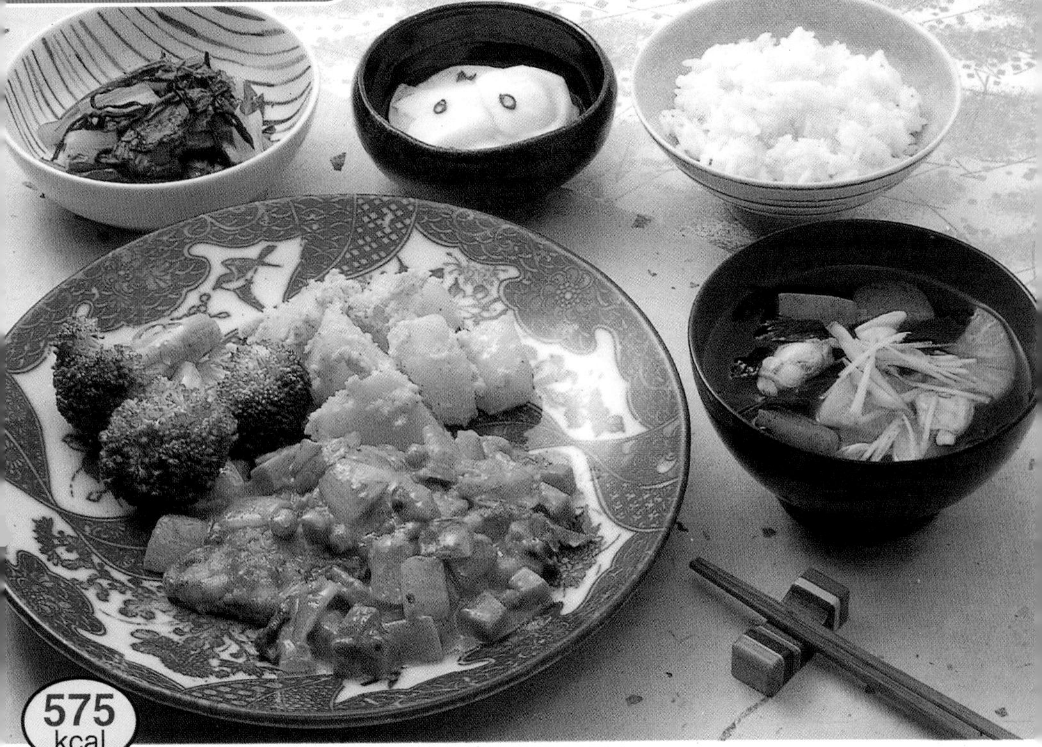

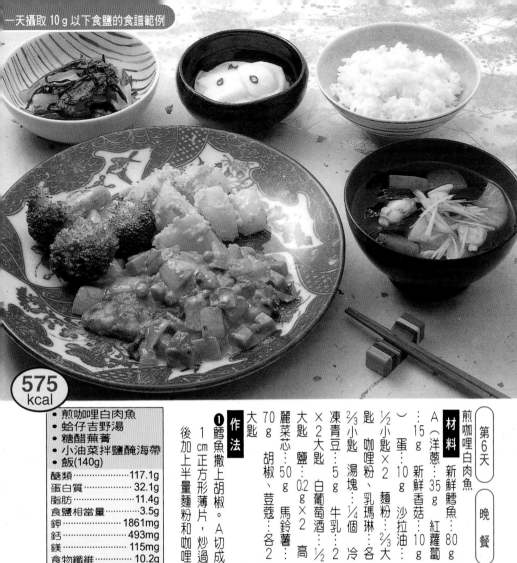

575 kcal

- 煎咖哩白肉魚
- 蛤仔吉野湯
- 糖醋蕪菁
- 小油菜拌鹽醃海帶
- 飯(140g)

醣類	117.1g
蛋白質	32.1g
脂肪	11.4g
食鹽相當量	3.5g
鉀	1861mg
鈣	493mg
鎂	115mg
食物纖維	10.2g

第6天 晚餐

煎咖哩白肉魚

材料 新鮮鱈魚…80g A（洋蔥…35g 紅蘿蔔…15g 新鮮香菇…10g）蛋…10g 沙拉油…½小匙×2 麵粉…⅔大匙 咖哩粉、乳瑪琳…各⅔小匙 湯塊…¼個 冷凍青豆…5g 牛乳…2×2大匙 白葡萄酒…½大匙 鹽…0.2g×2 高麗菜芯…50g 馬鈴薯…70g 胡椒、荳蔻…各2大匙

作法

❶鱈魚撒上胡椒。A切成1cm正方形薄片，炒過後加上半量麵粉和咖哩粉拌炒。

❷湯塊、50cc水、鹽、胡椒煮滾，中火煮4分鐘，加入青豆與牛乳。

❸鱈魚沾麵粉，兩面煎成金黃色，加入葡萄酒燜燒，淋上❷。

❹高麗菜芯煮軟。

❺馬鈴薯略切，煮過做成粉吹芋，加入乳瑪琳、蛋、鹽、胡椒、荳蔻、牛乳混合。

蛤仔吉野湯

材料 蛤仔肉…20g 白蘿蔔…25g 新鮮海帶芽…5g 蒟蒻…40g 高湯…⅔杯 太白粉…½大匙 薑…少許 鹽…0.5g 醬油…⅔小匙

糖醋蕪菁

材料 蕪菁…50g 醋…½大匙 砂糖…1小匙 紅辣椒…少許

小油菜拌鹹鹽醃海帶

材料 小油菜…60g 鹽醃海帶…2g 醬油…⅕小匙

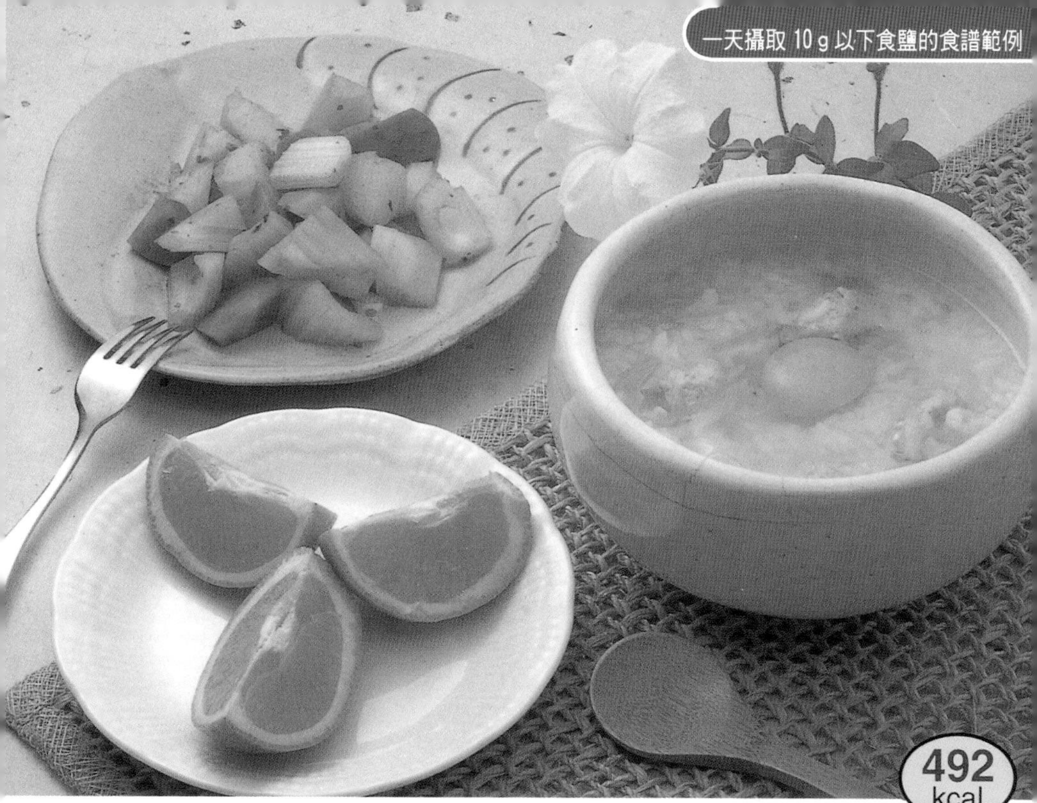

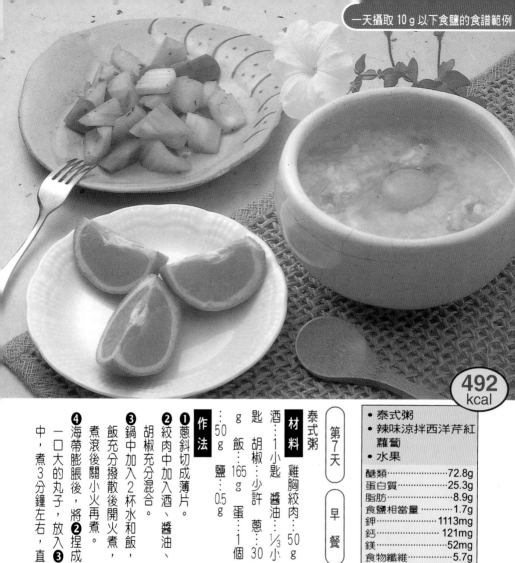

492 kcal

- 泰式粥
- 辣味涼拌西洋芹紅蘿蔔
- 水果

醣類	72.8g
蛋白質	25.3g
脂肪	8.9g
食鹽相當量	1.7g
鉀	1113mg
鈣	121mg
鎂	52mg
食物纖維	5.7g

第7天 早餐

泰式粥

材料 雞胸絞肉…50g 酒…1小匙 醬油…⅓小匙 胡椒…少許 蔥…30g 飯…165g 蛋…1個 …50g 鹽…0.5g

作法

❶蔥斜切成薄片。

❷絞肉中加入酒、醬油、胡椒充分混合。

❸鍋中加入2杯水和飯，飯充分撥散後開火煮，煮滾後關小火再煮。

❹海帶膨脹後，將❷捏成一口大的丸子，放入❸中，煮3分鐘左右，直到煮熟為止。

❺加入蔥略煮。

❻盛入器皿中，打個蛋。依個人喜好，吃的時候可以加入少許鹽。

辣味涼拌西洋芹紅蘿蔔

材料 西洋芹…80g 紅蘿蔔…60g 調味料（豆瓣醬…⅕小匙 麻油…½小匙 醬油…½小匙 砂糖…½小匙 醋…1小匙）

作法

❶西洋芹和紅蘿蔔切成一口大小。

❷鍋中煮滾水，放入紅蘿蔔，再煮滾後放入西洋芹。立刻放入簍子瀝乾水分。

❸混合調味料。

❹用❸涼拌瀝乾水分的紅蘿蔔和西洋芹。

水果・柳橙（110g）

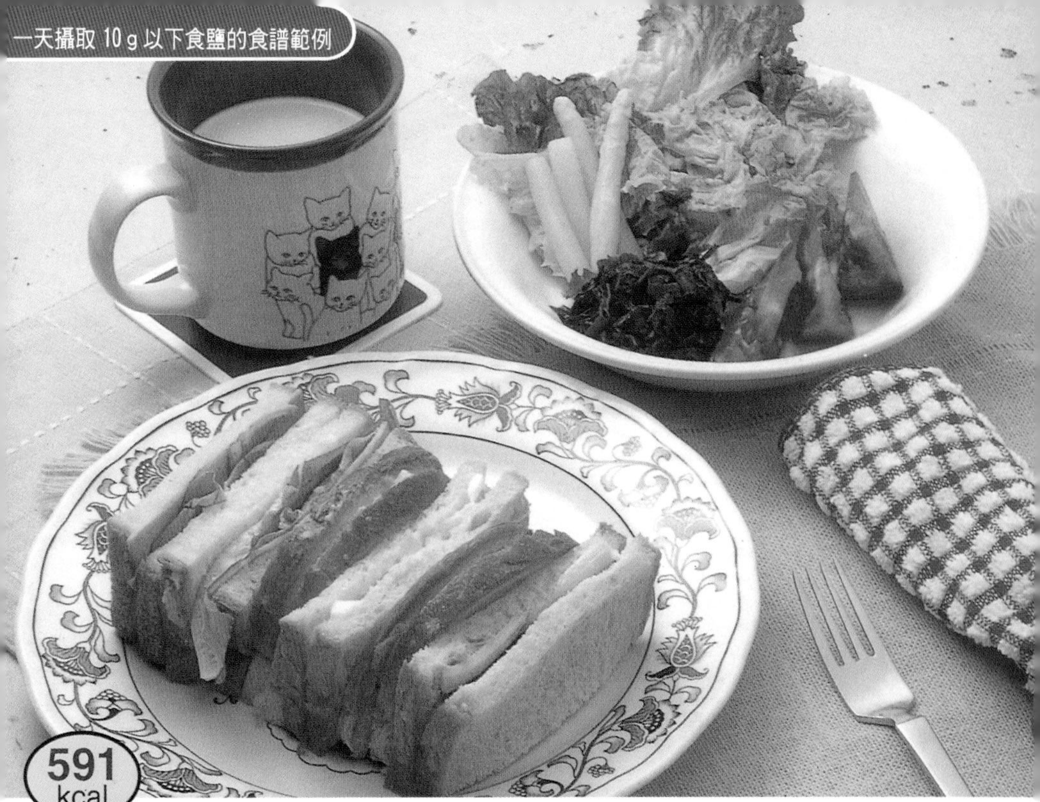

591 kcal

第7天 午餐

三明治

材料 三明治用麵包切成12片的3片…90g 乳瑪琳…1小匙 美乃茲…1×2小匙 芥末醬…¾小匙 蛋、油漬鮪魚、去骨火腿…各20g 小黃瓜、生菜…各10g 荷蘭芹…2g

作法

❶將煮硬的蛋搗碎，和美乃茲混合。

❷罐頭鮪魚和剩下的美乃茲混合，做成糊狀。

❸3片吐司各自對半切開，塗抹混合芥末醬和乳瑪琳的調味醬，再各自夾住❶❷與切成薄片小黃瓜、火腿、生菜。

❹將❸切成易吃的大小，盛盤，添上荷蘭芹。

白蘆筍沙拉

材料 罐頭白蘆筍…20g 褶葉萵苣…15g 番茄…40g 乾燥海帶芽…3g 無油調味醬…1小匙

作法

❶褶葉萵苣撕成易吃的大小。番茄切成梳形。

❷海帶芽浸泡還原，切成一口大小。

❸白蘆筍切成易吃的長度。

❹蔬菜與海帶芽盛盤，淋上無油調味醬。

奶茶

材料 牛乳…200cc 紅茶…50cc

- 三明治
- 白蘆筍沙拉
- 奶茶

醣類	57.6g
蛋白質	26.7g
脂肪	28.1g
食鹽相當量	3.7g
鉀	959mg
鈣	911mg
鎂	96mg
食物纖維	4.9g

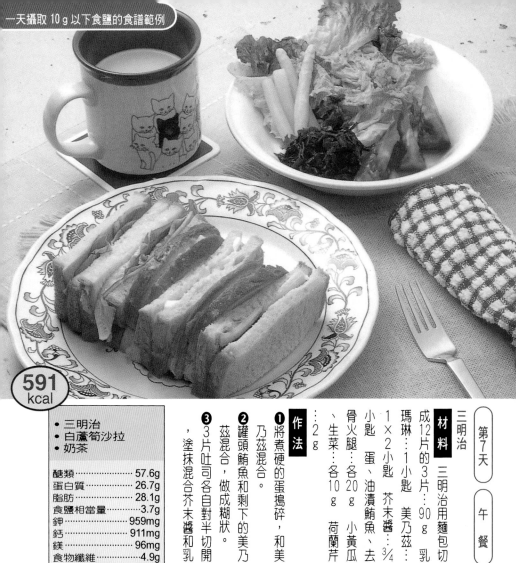

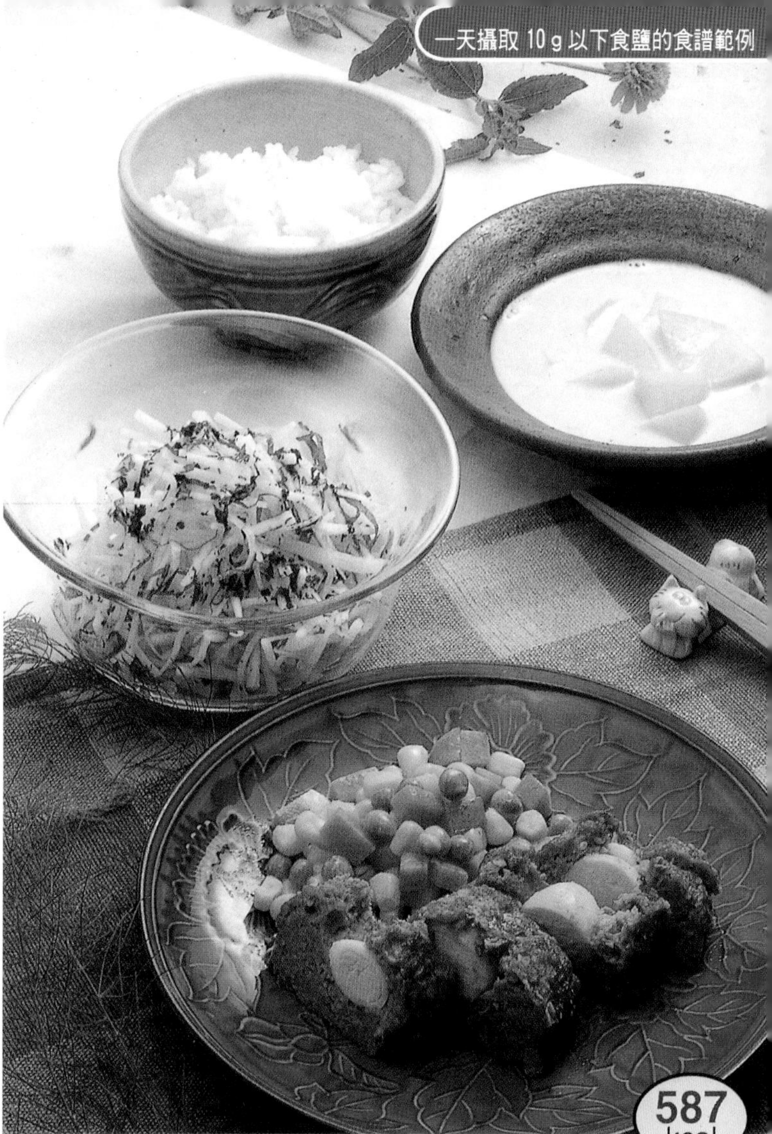

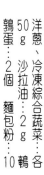

第7天 晚餐

烤肉糕

材料 豬牛絞肉…70g 洋蔥、冷凍綜合蔬菜…各50g 沙拉油…2g 鵪鶉蛋…2個 麵包粉…10g 牛乳…1大匙 蛋…12g 荳蔻、胡椒…各少許 鹽…0.5g 奶油…2g

作法
❶炒切碎的洋蔥。
❷鵪鶉蛋煮8分鐘，剝殼。
❸用手混合肉與❶、麵包粉加牛乳、蛋、荳蔻、鹽、胡椒，直到產生黏性為止。
❹用❸包住❷，做成魚板形。烤盤上鋪上耐熱紙，擺入肉糕，放入200℃的烤箱中烤20～25分鐘。奶油炒綜合蔬菜，加入胡椒調味，與烤肉糕一起盛盤。

白蘿蔔海頭紅沙拉

材料 白蘿蔔…80g 青紫蘇…3片 水果醋…½大匙 海頭紅…⅙小匙

馬鈴薯牛乳湯

材料 馬鈴薯…50g 高湯…100cc 牛乳…50cc 味噌…6g

作法
❶馬鈴薯切成5㎝厚銀杏形，放入高湯中充分煮熟。
❷用牛乳調味噌，擱置待用。
❸❶中加入❷，煮開即可。

587 kcal

- 烤肉糕
- 白蘿蔔海頭紅沙拉
- 馬鈴薯牛乳湯
- 飯(140g)

醣類	80.5g
蛋白質	29.8g
脂肪	14.3g
食鹽相當量	1.6g
鉀	1161mg
鈣	211mg
鎂	69mg
食物纖維	6.0g

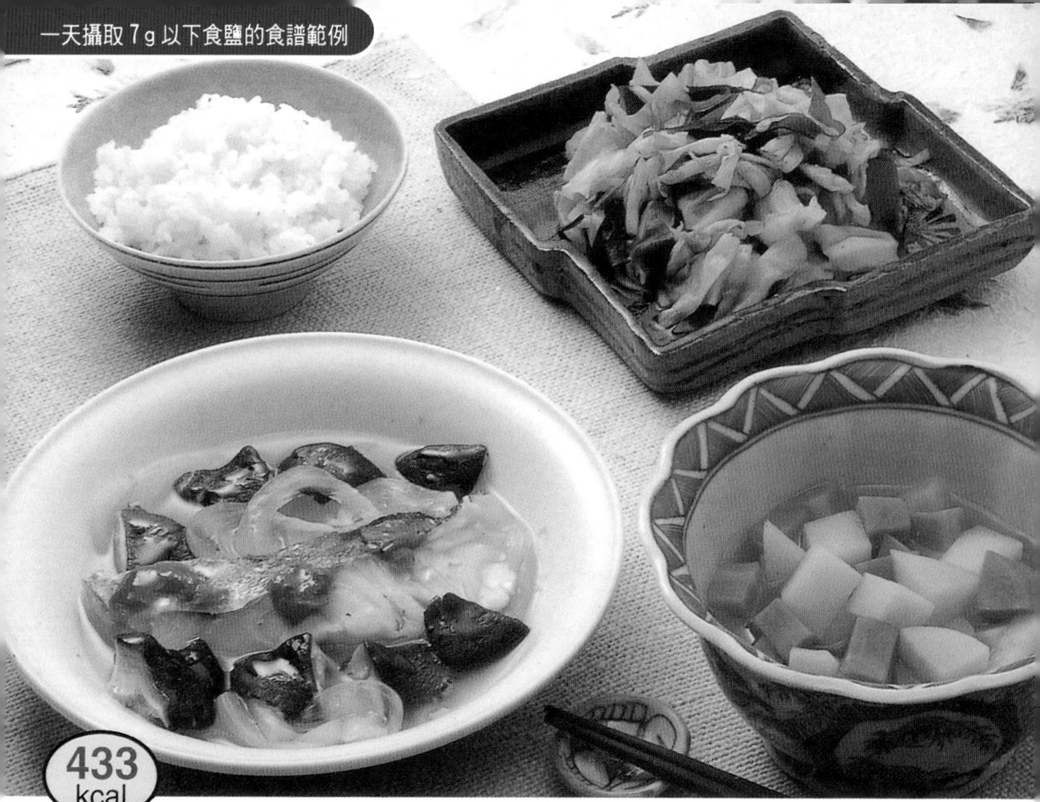

第1天 早餐

梅肉蒸鱈魚

材料 新鮮鱈魚…80g 洋蔥…30g 新鮮香菇…40g 醃鹹梅小½個…2g 酒…1小匙

作法

❶醃鹹梅去籽，切碎，泡入酒中，洋蔥切成梳形。香菇去蒂，切成2～4瓣。

❷鱈魚、洋蔥、香菇放入深器皿中，醃鹹梅連汁一起淋上。放入冒蒸氣的蒸籠中，大火蒸15分鐘。

炒煮馬鈴薯

材料 馬鈴薯…100g 紅蘿蔔…30g 麻油、砂糖…各½小匙 高湯…¼杯 酒…1小匙 醬油…⅔小匙

作法

❶馬鈴薯和紅蘿蔔去皮，切成2～3㎝正方形。馬鈴薯用水略洗，瀝乾水分。

❷用麻油依序炒紅蘿蔔和馬鈴薯。加入高湯、酒，煮滾後用小火煮。

❸充分煮熟後加入砂糖，再加入醬油略煮即可。

燙高麗菜海帶芽

材料 高麗菜…100g 新鮮海帶芽…20g 魩仔魚…3g 高湯…½大匙 醬油…⅓小匙

作法

❶高麗菜略燙後擠乾水分，切成2～3㎝正方形。

❷海帶芽切成易吃的大小。

❸混合魩仔魚、高湯、醬油，拌高麗菜與海帶芽。

433 kcal

- 梅肉蒸鱈魚
- 炒煮馬鈴薯
- 燙高麗菜海帶芽
- 飯(140g)

醣類	76.4g
蛋白質	23.0g
脂肪	3.6g
食鹽相當量	2.3g
鉀	1461mg
鈣	141mg
鎂	99mg
食物纖維	7.5g

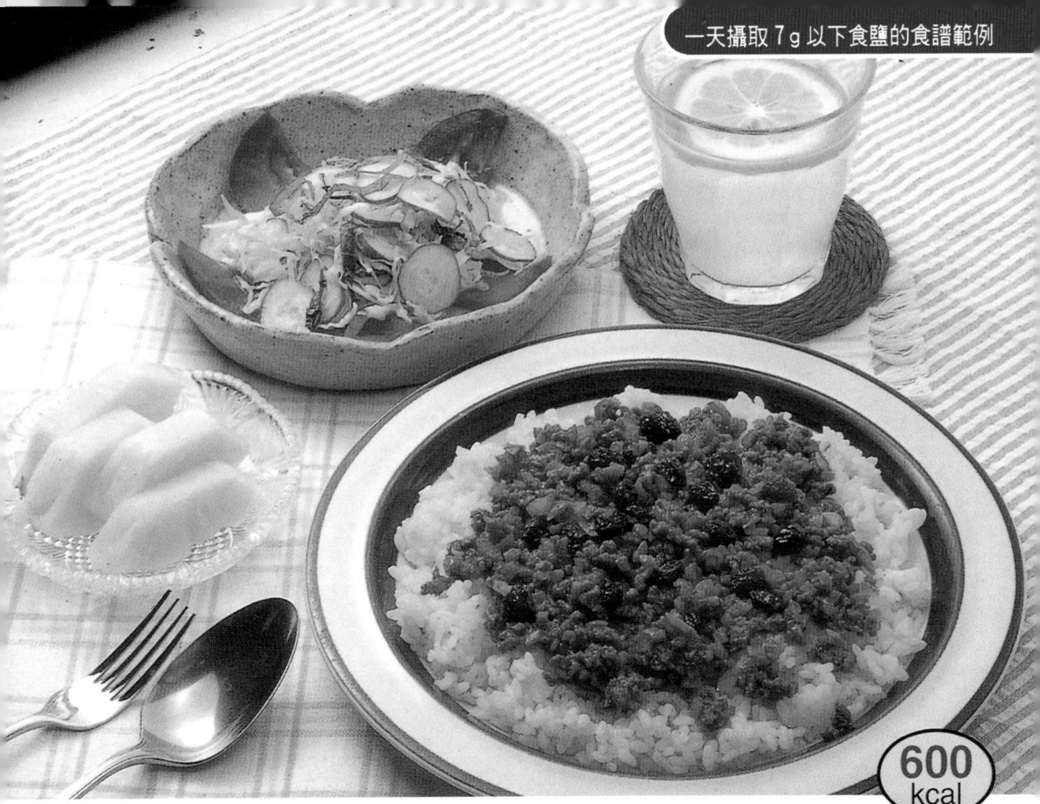

600 kcal

- 咖哩姜黃炒飯
- 生菜沙拉
- 檸檬水
- 水果

醣類	114.0g
蛋白質	21.9g
脂肪	8.1g
食鹽相當量	2.2g
鉀	943mg
鈣	74mg
鎂	83mg
食物纖維	6.6g

第1天 午餐

咖哩姜黃炒飯

材料 牛瘦肉絞肉、洋蔥…各50g 紅蘿蔔、青椒…各20g 葡萄乾、蒜…各10g 湯塊…½個 番茄醬、紅葡萄酒…各½大匙 咖哩粉…1小匙 辣椒粉、胡椒…各少許 鹽…0.3g 米…100g 姜黃…⅓小匙 肉桂…½片

作法

❶米中加入姜黃、肉桂，依照一般方式煮飯。

❷切碎蔬菜與蒜。葡萄乾用滾水澆淋後擱置待用。

❸依序炒蒜、蔬菜、牛絞肉與葡萄乾。

❹湯塊碾碎後加入鍋中，再加入調味料和30cc水，炒到汁收乾為止。

❶盛入器皿，鋪上咖哩醬料。

生菜沙拉

材料 番茄…30g 高麗菜‧小黃瓜…各20g 青紫蘇…2片 醋…⅔大匙 沙拉油…½小匙 醬油…⅔小匙 胡椒…少許

作法

❶番茄切成一口大的薄片。高麗菜切絲。小黃瓜切成薄圓片。青紫蘇切絲，泡水後撈起擠乾水分。混合後盛盤。

❷混合調味料，做成調味醬，淋在❶上。

檸檬水

材料 水…¾杯 檸檬汁…1½大匙 檸檬片…1片

水果‧鳳梨（90g）

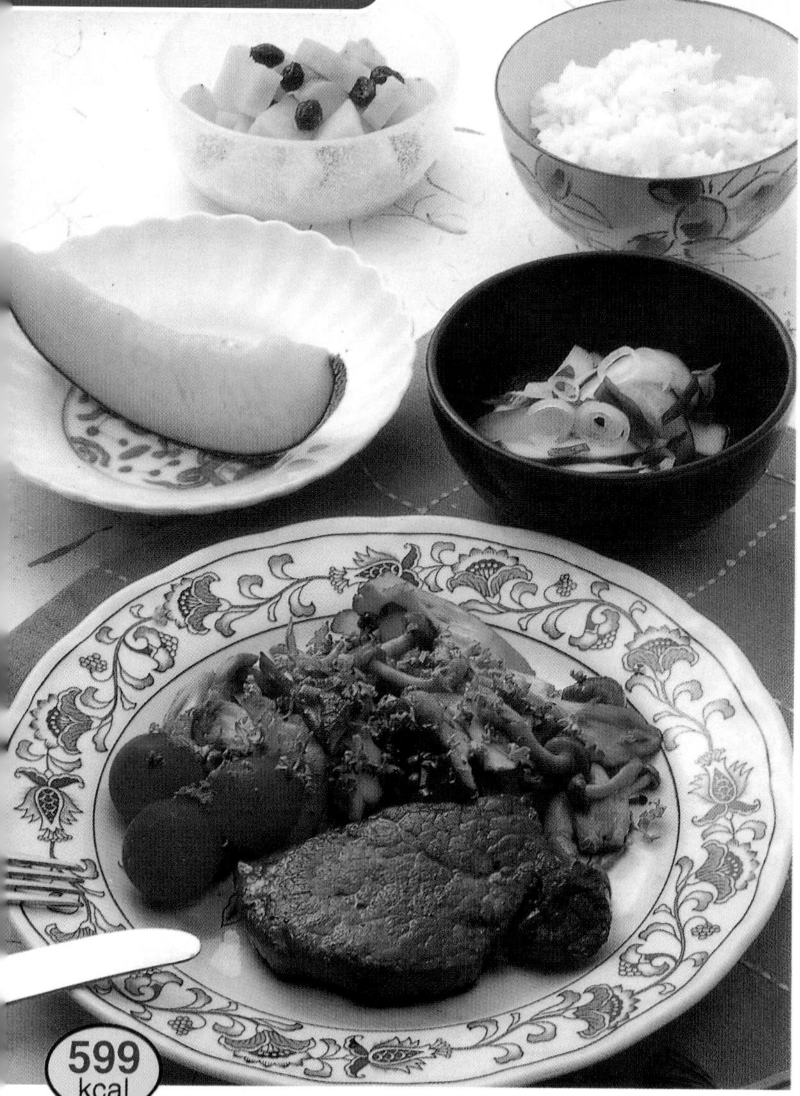

599 kcal

- 菇類牛排
- 煮甘藷
- 涼拌小黃瓜
- 飯(165g)
- 水果・哈蜜瓜(80g)

醣類	104.3g
蛋白質	26.0g
脂肪	10.9g
食鹽相當量	1.9g
鉀	1567mg
鈣	63mg
鎂	80mg
食物纖維	8.0g

第1天 晚餐

菇類牛排

材料 牛腿肉…70g 新鮮香菇、小番茄…各20g 玉蕈…50g 多瓣奇果菌…30g 蒜、荷蘭芹…各1g 沙拉油…1小匙 鹽…1/6小匙 胡椒…少許 奶油…1/2小匙 醬油…2/3小匙

作法 ❶香菇切成適當大小。玉蕈、多瓣奇果菌分為小株。蒜切成薄片。荷蘭芹切碎。

❷小火炒蒜，爆香後取出。煎牛肉，撒上鹽、胡椒，盛盤。

❸炒❶，加上奶油、醬油，混合後與牛肉一起盛盤。撒上荷蘭芹末，添上小番茄。

煮甘藷

材料 甘藷、蘋果…各50g 葡萄乾…5g 砂糖…1小匙強 檸檬…10g

作法 ❶將切成圓片的甘藷、切成銀杏形的蘋果、浸泡還原的葡萄乾、檸檬汁與砂糖用較多的水煮滾。

❷小火煮到水剩下三分之一為止。

涼拌小黃瓜

材料 小黃瓜…50g 海帶芽莖、糖醋野薤…各10g 醋…1小匙 砂糖…2/3小匙

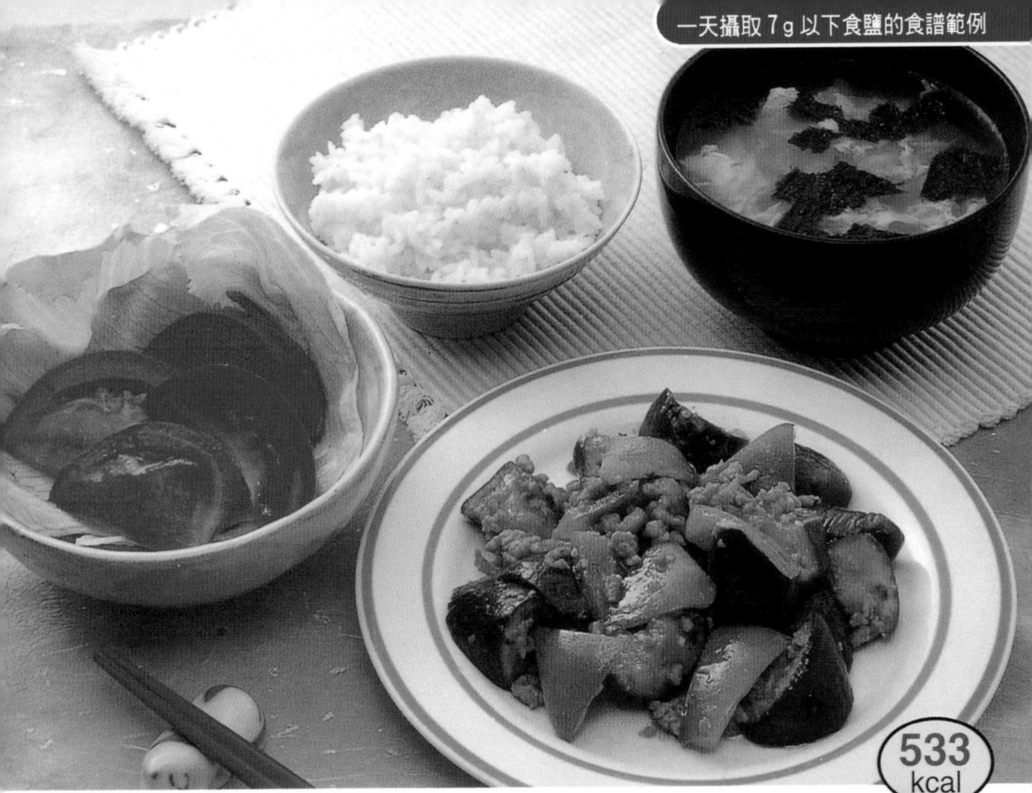

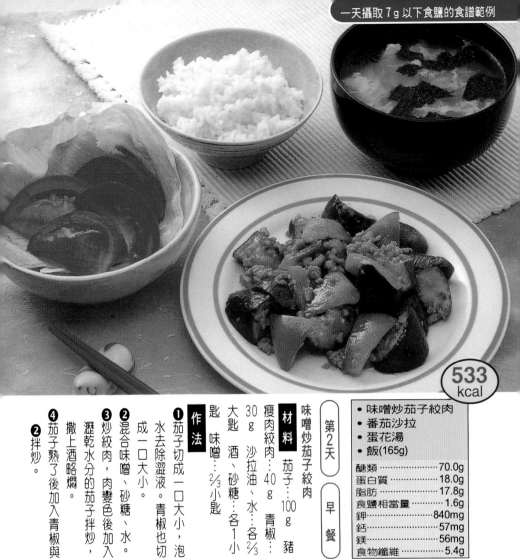

533 kcal

- 味噌炒茄子絞肉
- 番茄沙拉
- 蛋花湯
- 飯(165g)

醣類	70.0g
蛋白質	18.0g
脂肪	17.8g
食鹽相當量	1.6g
鉀	840mg
鈣	57mg
鎂	56mg
食物纖維	5.4g

第2天 早餐

味噌炒茄子絞肉

材料 茄子…100g　豬瘦肉絞肉…40g　青椒…30g　沙拉油、水…各⅔大匙　酒、砂糖…各1小匙　味噌…⅔小匙

作法

❶茄子切成一口大小，泡水去除澀液。青椒也切成一口大小。
❷混合味噌、砂糖、水。
❸炒絞肉，肉變色後加入瀝乾水分的茄子拌炒，撒上酒略燜。
❹茄子熟了後加入青椒與❷拌炒。

番茄沙拉

材料 番茄…100g　萵苣…40g　調味醬（檸檬汁…⅔大匙　沙拉油…1小匙　鹽…0.4g　胡椒…少許）

作法

❶番茄切成梳形。萵苣撕成易吃的大小。
❷混合調味醬材料。
❸器皿中鋪上萵苣、番茄。淋上調味醬。

蛋花湯

材料 蛋…12g　洋蔥…20g　海苔…1g　高湯…¾杯　鹽…0.5g　醬油…¼小匙

作法

❶洋蔥切成1cm寬。
❷鍋中加入高湯與❶，煮滾後關小火煮。
❸洋蔥煮軟後用鹽、醬油調味，加入海苔絲。
❹蛋打散，倒入湯中，略煮後關火。

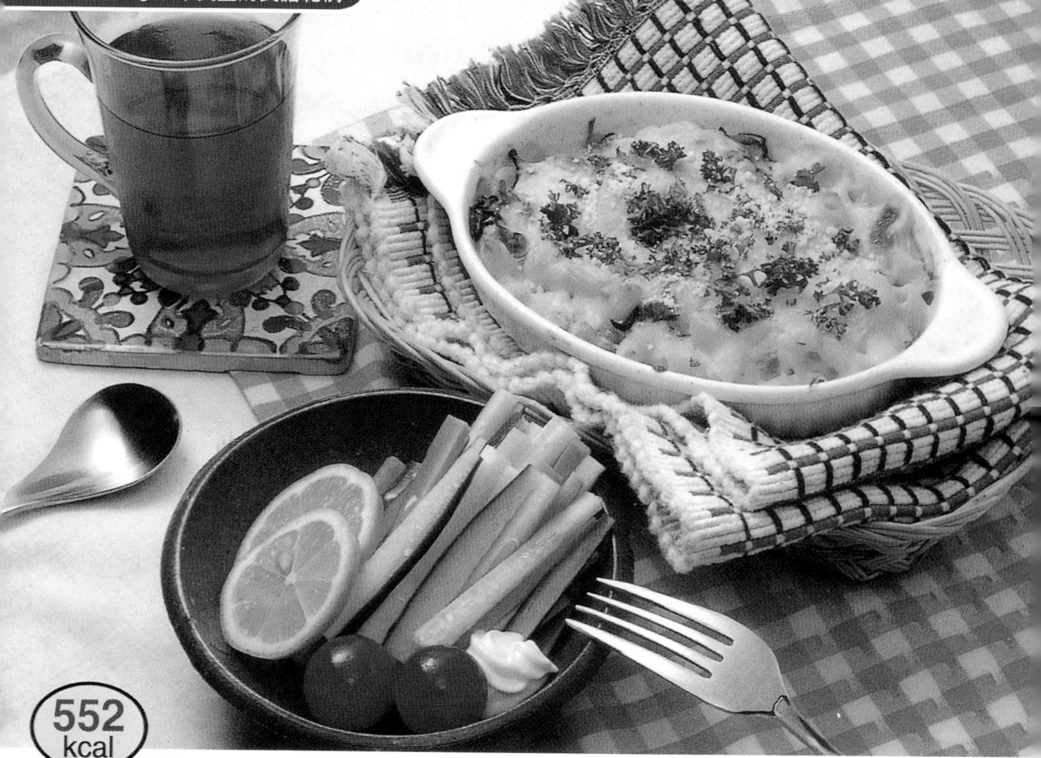

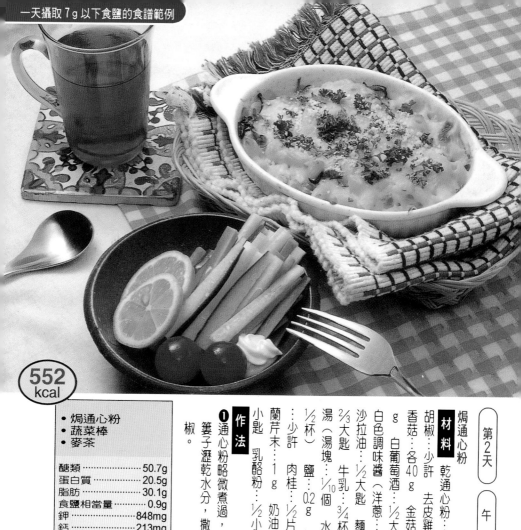

552
kcal

- 焗通心粉
- 蔬菜棒
- 麥茶

醣類	50.7g
蛋白質	20.5g
脂肪	30.1g
食鹽相當量	0.9g
鉀	848mg
鈣	213mg
鎂	66mg
食物纖維	5.8g

第2天　午餐

焗通心粉

材料 乾通心粉…40g　胡椒…少許　去皮雞翅、香菇…各40g　金菇…30g　白葡萄酒…½大匙　白色調味醬（洋蔥…25g　沙拉油…½大匙　麵粉…⅔大匙　牛乳…¾杯）湯（湯塊…1/10個　水…½杯）　鹽…0.2g　胡椒…少許　肉桂…½片　荷蘭芹末…1g　奶油…⅔小匙　乳酪粉…½小匙

作法

❶通心粉略微煮過，放入簍子瀝乾水分，撒上胡椒。

❷菇類去除不要的部分。

❸雞肉與❷撒上葡萄酒，放入微波爐加熱2分鐘。雞肉撕開。菇類切成易吃的大小。

❹洋蔥切成薄片，用沙拉油炒，透明後加入麵粉續炒，倒入牛乳和湯拌炒。加入鹽、胡椒調味。加入肉桂煮5分鐘。

❺大碗中加入半量❹與❶❸、荷蘭芹末混合。

❻烤盤中鋪上半量剩下的❹，鋪上❺，再淋上所有❹剩餘材料，撒上撕碎的奶油和乳酪粉，放入加熱到200℃的烤箱中烤7～8分鐘即可。

蔬菜棒

材料 西洋芹…25g　紅蘿蔔…15g　小黃瓜…20g　小番茄…30g　檸檬薄片…2片　美乃茲…2小匙

麥茶（1杯）

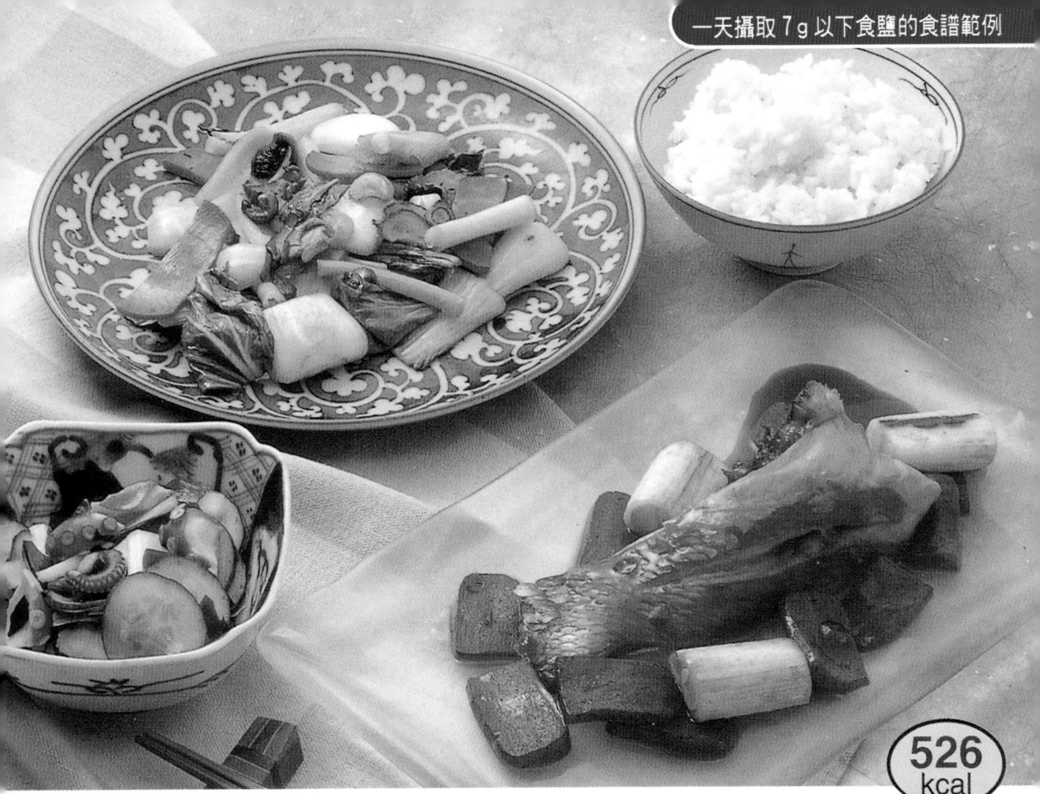

526 kcal

- 中式煮金眼鯛
- 炒青江菜
- 醋拌章魚小黃瓜
- 飯(200g)

醣類	66.2g
蛋白質	27.7g
脂肪	8.8g
食鹽相當量	3.0g
鉀	1072mg
鈣	195mg
鎂	90mg
食物纖維	6.3g

第2天 晚餐

中式煮金眼鯛

材料 金眼鯛…80g 蔥…20g 蒟蒻…60g 高湯…150cc 酒…1大匙 醬油…½大匙 豆瓣醬…¼小匙

作法

❶在金眼鯛皮上劃一刀。
❷蔥切成3cm長，略炒。
❸蒟蒻略煮，切成5mm厚。
❹煮滾高湯與調味料。❶和蒟蒻放入鍋中，避免疊在一起。加蓋煮10分鐘以上。
❺加入❷再煮，淋上煮汁。

炒青江菜

材料 青江菜…80g 紅蘿蔔、新鮮香菇…各20g 慈蔥…10g 薑、蒜…各1g 沙拉油…1小匙 酒…1大匙 鹽…0.2g

作法

❶青江菜一片片剝開，莖葉分開，切成3cm長。
❷紅蘿蔔切成3cm短條狀。
❸香菇去蒂，切成薄片。蔥切成3~4cm長。
❹薑、蒜切成薄片。
❺炒❹，依序加入紅蘿蔔、香菇、青江菜莖、葉、慈蔥拌炒，加入調味料調味。

醋拌章魚小黃瓜

材料 熟章魚…20g 小黃瓜…30g 浸泡還原的海帶芽、土當歸…各10g 醋…⅔大匙 砂糖…½小匙 鹽…0.3g 醬油…⅓小匙

作法

❶章魚斜切成一口大小。小黃瓜切成小段。海帶芽切成一口大小。
❷土當歸切成2cm長，去皮，切成短條狀，泡入醋水中。
❸混合調味料，拌❶❷。

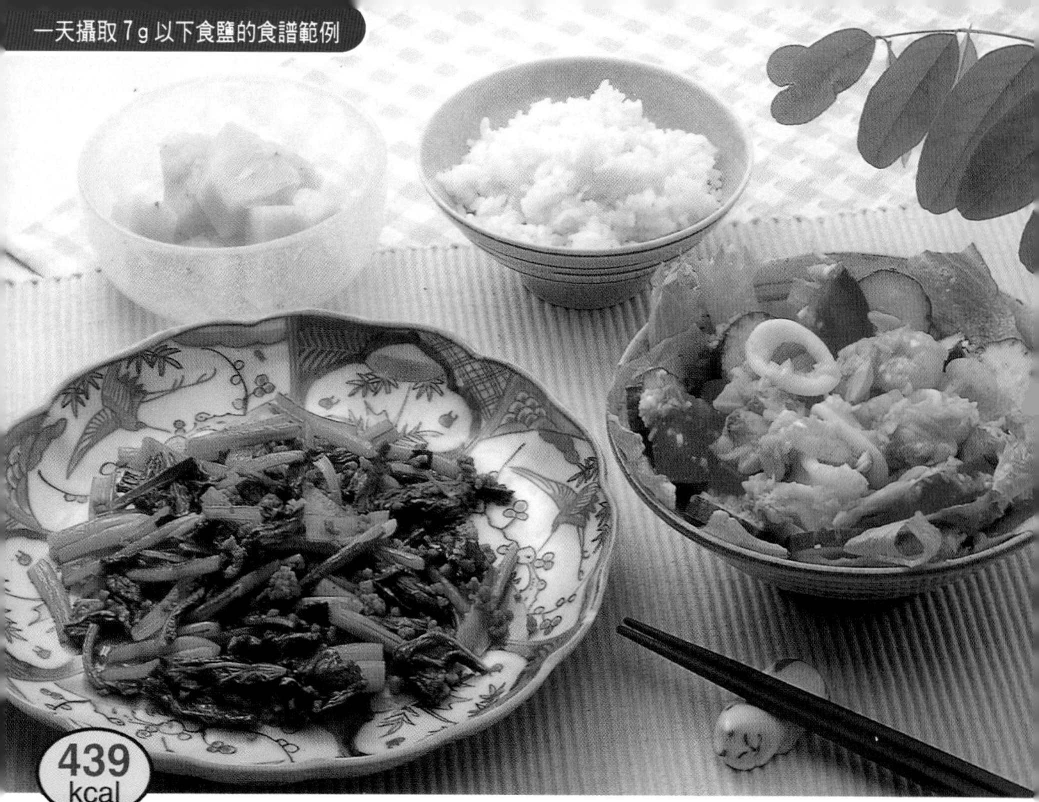

439 kcal

- 海鮮沙拉
- 蠔油炒小油菜
- 飯
- 水果

醣類	65.1g
蛋白質	27.5g
脂肪	7.1g
食鹽相當量	2.2g
鉀	1356mg
鈣	376mg
鎂	136mg
食物纖維	7.5g

第3天　早餐

海鮮沙拉

材料 小蝦…30g　花枝…40g　蛤仔肉…20g　番茄…40g　浸泡還原的海帶芽…40g　小黃瓜…50g　萵苣…40g　調味醬（味噌…⅔小匙　醋…1小匙　水…1小匙　蔥花…1小匙）

作法
❶小蝦去除泥腸。花枝剝皮，切花後切成一口大小。
❷番茄切成一口大小。小黃瓜用叉子叉幾下，切成3～4㎝厚圓片。海帶芽切成易吃的大小。萵苣撕成易吃的大小。
❸混合調味醬材料。
❹將❶❷與蛤仔放入器皿中，淋上調味醬材料，撒上蔥花。

蠔油炒小油菜

材料 小油菜…80g　豬瘦肉絞肉…30g　沙拉油…1小匙　蠔油…1小匙　酒…1小匙

作法
❶小油菜切成4㎝長。
❷蠔油與酒混合。
❸煎鍋中熱油，加入絞肉，邊撥散邊炒，肉變色後加上小油菜拌炒，加蓋略燜。
❹小油菜軟化後，加入❷調理。

飯（140g）

水果・鳳梨（70g）

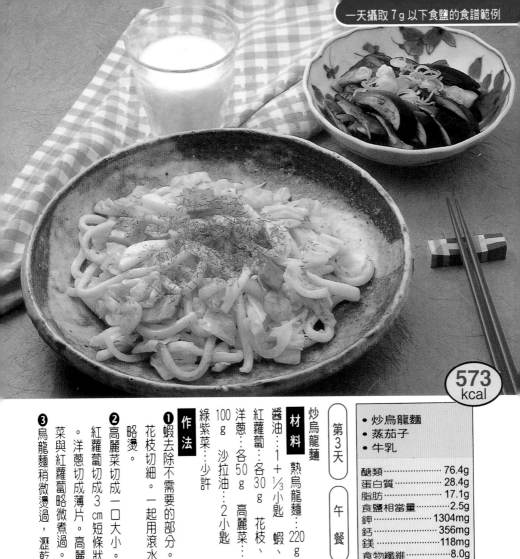

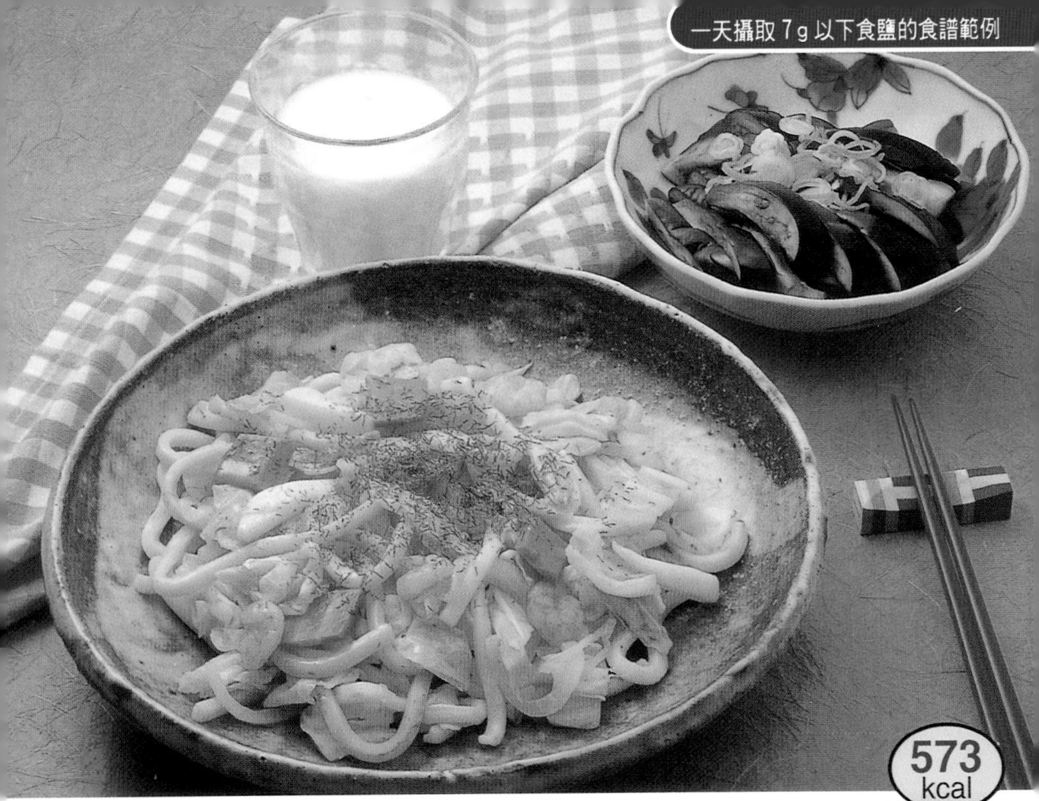

573 kcal

第3天 午餐

- 炒烏龍麵
- 蒸茄子
- 牛乳

醣類	76.4g
蛋白質	28.4g
脂肪	17.1g
食鹽相當量	2.5g
鉀	1304mg
鈣	356mg
鎂	118mg
食物纖維	8.0g

炒烏龍麵

材料 熟烏龍麵…220g　醬油…1＋⅓小匙　蝦、紅蘿蔔…各30g　花枝、洋蔥…各50g　高麗菜…100g　沙拉油…2小匙　綠紫菜…少許

作法

❶蝦去除不需要的部分。花枝切細。一起用滾水略燙。

❷高麗菜切成一口大小。紅蘿蔔切成3㎝短條狀。洋蔥切成薄片。高麗菜與紅蘿蔔略微煮過。

❸烏龍麵稍微燙過，瀝乾水分，撒上醬油。

❹煎鍋中熱1小匙油，炒烏龍麵。烏龍麵呈金黃色時立刻取出。

❺❹的煎鍋中加入剩下的油，炒高麗菜、紅蘿蔔、洋蔥、蝦、花枝。倒回烏龍麵拌炒。盛入器皿中，撒上綠紫菜。

蒸茄子

材料 茄子大2個…130g　蘘荷…5g　醋…1小匙　砂糖…⅓小匙　鹽…0.2g

作法

❶茄子對半縱切，泡入水中去除澀液。瀝乾水分後用保鮮膜包住，放入微波爐加熱1分鐘，泡在冷水中冷卻。

❷蘘荷切成小段，加入醋、鹽、砂糖混合。

❸擠乾茄子水分，斜切成1㎝寬，淋上❷。

牛乳（200cc）

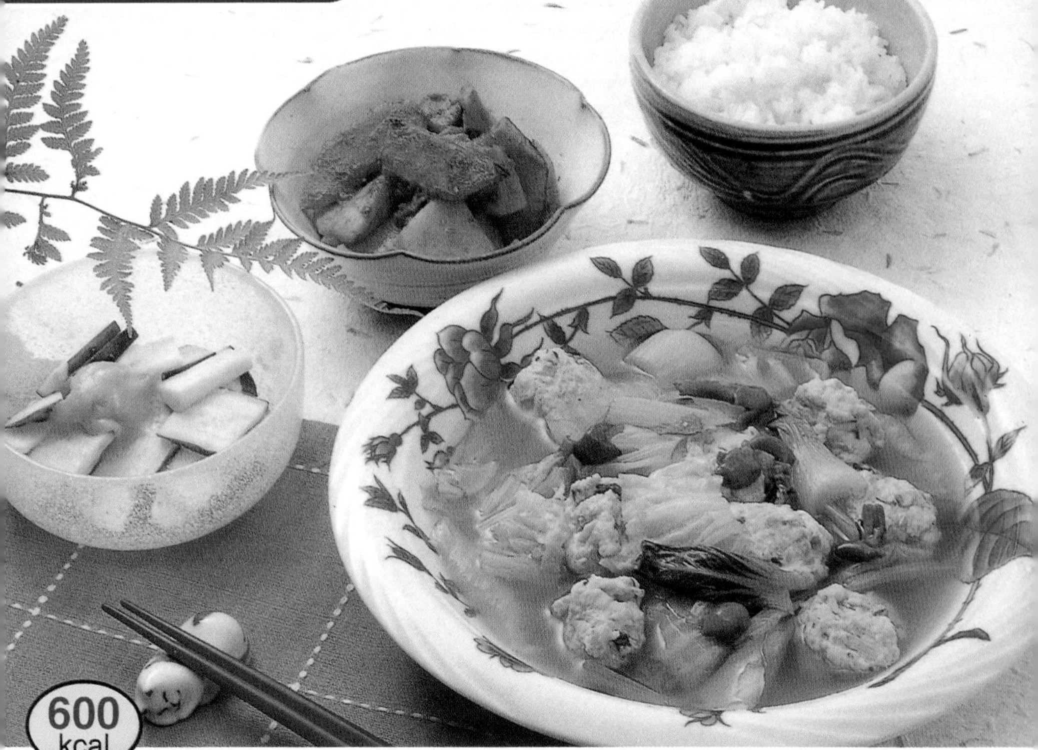

600 kcal

- 蔬菜肉丸子湯
- 芥末醋味噌拌山藥小黃瓜
- 南瓜炒蘋果
- 飯(165g)

醣類	86.0g
蛋白質	27.8g
脂肪	12.9g
食鹽相當量	2.3g
鉀	1322mg
鈣	245mg
鎂	75mg
食物纖維	6.7g

第3天　晚餐

蔬菜肉丸子湯

材料 雞絞肉…80g　蔥、紅蘿蔔…各10g　乾木耳…1g　蛋…25g　太白粉…1小匙　醬油…½小匙×2　薑汁…½小匙　青江菜…50g　白菜…100g　滑子菇…20g　高湯…200cc　湯塊…¼個　酒…1小匙×2

作法

❶蔥與紅蘿蔔、浸泡還原的木耳切碎。雞肉與蛋、薑汁、醬油、酒混合。加入太白粉充分混合。
❷每片青江菜切成3cm長。
❸白菜軸斜切成一口大小，葉略切。
❹煮滾高湯與湯塊，將❶捏成適當的圓形加入湯中，撈除澀液。加入❷、❸充分煮熟。
❺加入滑子菇略煮，用酒和醬油調味。

芥末醋味噌拌山藥小黃瓜

材料 山藥…50g　小黃瓜…30g　白味噌…½大匙　料理米酒、醋各…⅔小匙　高湯…1小匙　芥末醬…⅓小匙

作法

❶山藥切成4cm短條狀，泡在加入少量醋的水中。
❷小黃瓜切成3cm短條狀。
❸調和味噌、料理米酒、醋、高湯、芥末醬，做成芥末醋味噌。
❹淋在❶與小黃瓜上。

南瓜炒蘋果

材料 南瓜、蘋果…各50g　肉桂…少許　檸檬汁…少許　乳瑪琳…1小匙　砂糖…1小匙

作法

❶南瓜去除不需要的部分，切成4cm梳形，分為4瓣。
❷用乳瑪琳炒❶，加入切成銀杏形的蘋果續炒，撒上砂糖和檸檬汁、肉桂。

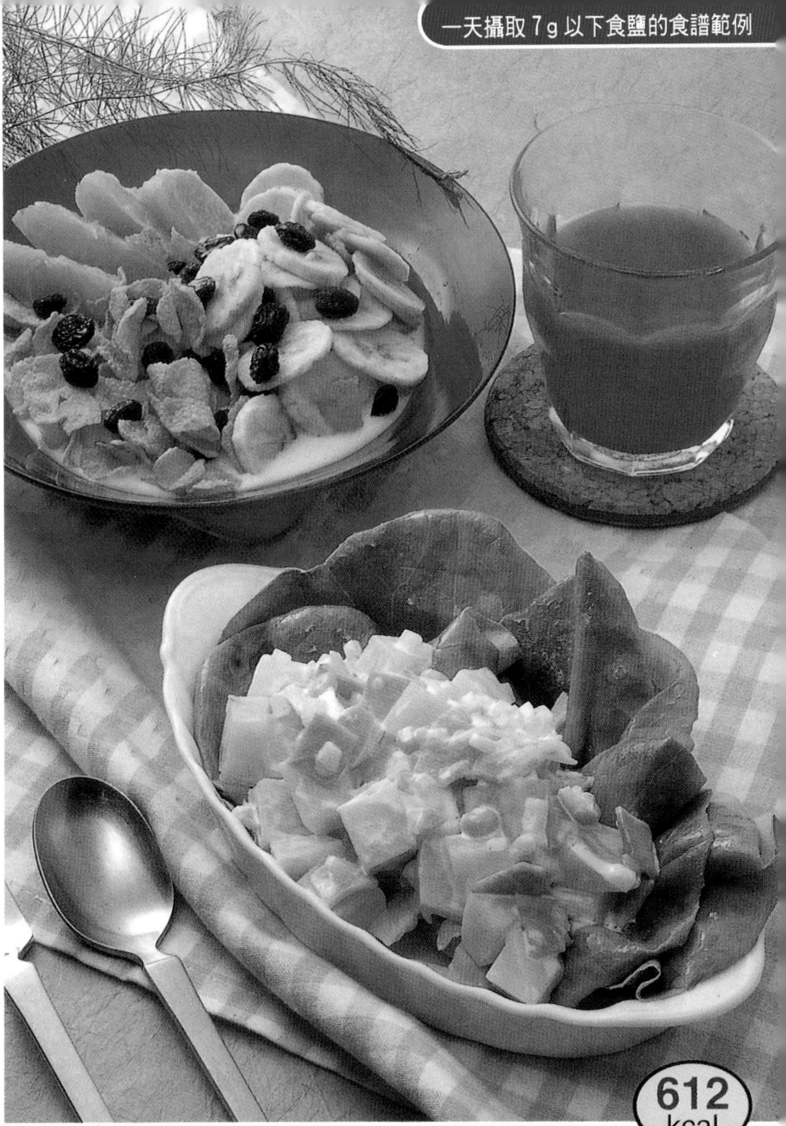

第4天 早餐

馬鈴薯沙拉

材料 馬鈴薯…80g 洋蔥…20g 冷凍甜玉米…10g 烤火腿…15g 生菜…25g 美乃茲…1大匙

作法

❶馬鈴薯去皮，切成1.5cm，煮軟做成粉炊芋，去除水分，冷卻。

❷洋蔥切碎，泡在水中。玉米用滾水澆淋。

❸火腿切成一口大小。

❹用美乃茲涼拌馬鈴薯、洋蔥、玉米、火腿。

❺盤中鋪上生菜，擺上❹。

水果玉米片

材料 玉米片…40g 香蕉$\frac{1}{2}$根…50g 橘子…50g 葡萄乾…10g 牛乳…$\frac{3}{4}$杯

作法

❶香蕉去皮，切成圓片。

❷橘子去皮，取出果肉擱置待用。

❸葡萄乾用溫水浸泡還原，瀝乾水分。

❹玉米片與❶❷❸擺入器皿中，倒入牛乳。

無鹽蔬菜汁（220cc）

612 kcal

- 馬鈴薯沙拉
- 水果玉米片
- 無鹽蔬菜汁

醣類	93.6g
蛋白質	16.0g
脂肪	19.2g
食鹽相當量	1.8g
鉀	1726mg
鈣	223mg
鎂	115mg
食物纖維	8.0g

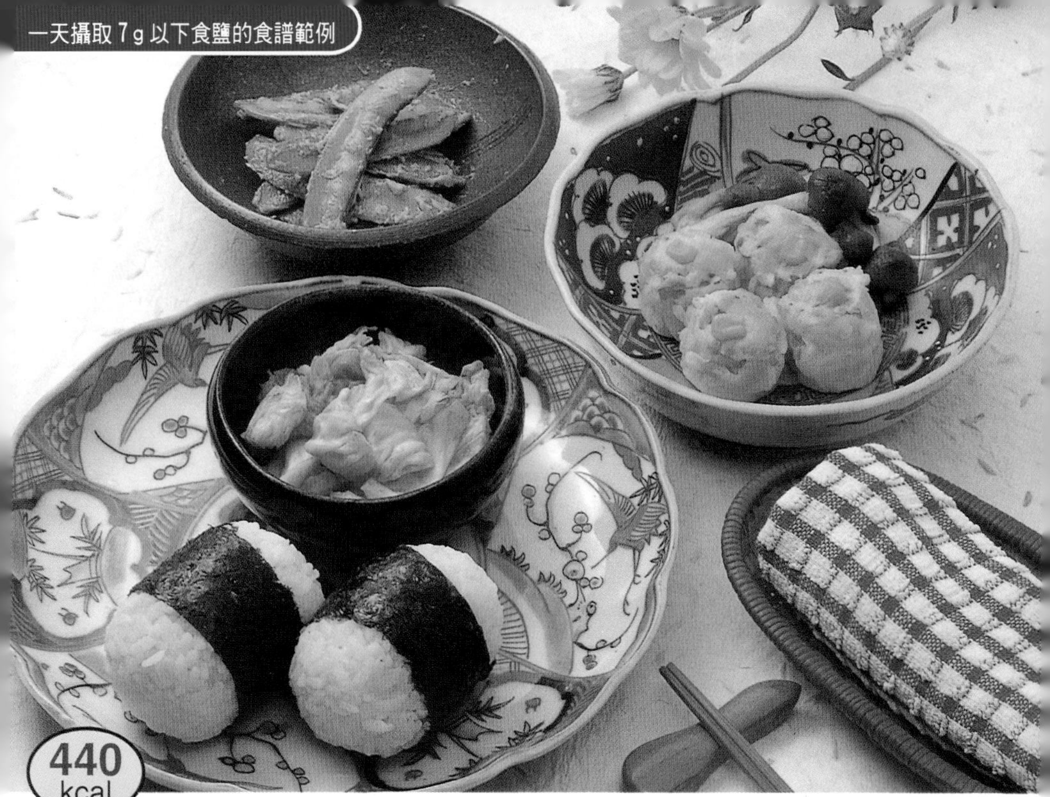

440 kcal

- 日式燒賣
- 高麗菜炒番茄醬
- 豌豆片拌花生醬
- 飯糰

醣類	72.1g
蛋白質	24.3g
脂肪	6.3g
食鹽相當量	1.7g
鉀	722mg
鈣	80mg
鎂	75mg
食物纖維	5.1g

第4天 午餐

日式燒賣

材料 雞胸肉絞肉…40g　洋蔥…20g　罐頭甜玉米…10g　酒、醬油…各½小匙　麻油…⅓小匙　燒賣皮4張…20g　玉蕈…30g　鹽…0.3g

作法

❶洋蔥切碎。玉蕈去蒂，分為小株。

❷雞肉、洋蔥、酒、醬油充分混合。加入麻油及去除汁液的玉米混合。

❸❷分為4等分，用燒賣皮包，和玉蕈一起盛盤。撒上水，由保鮮膜包住，放入微波爐加熱2分鐘後取出。玉蕈撒上鹽。

高麗菜炒番茄醬

材料 高麗菜…50g　罐頭水煮干貝…20g　沙拉油…½小匙　番茄醬…1小匙

作法

❶高麗菜切成3㎝正方形。

❷干貝去除汁液。

❸❶炒軟後加入❷與番茄醬拌炒。

豌豆片拌花生醬

材料 豌豆片…50g　花生醬（無糖花生醬…1小匙　砂糖、醋…各½小匙　醬油…⅓小匙）

作法

❶豌豆片煮過，去除水分。

❷混合花生醬材料，拌豌豆片。

飯糰

材料 飯…165g　海苔…適量

作法

❶飯2等分，用海苔包住。

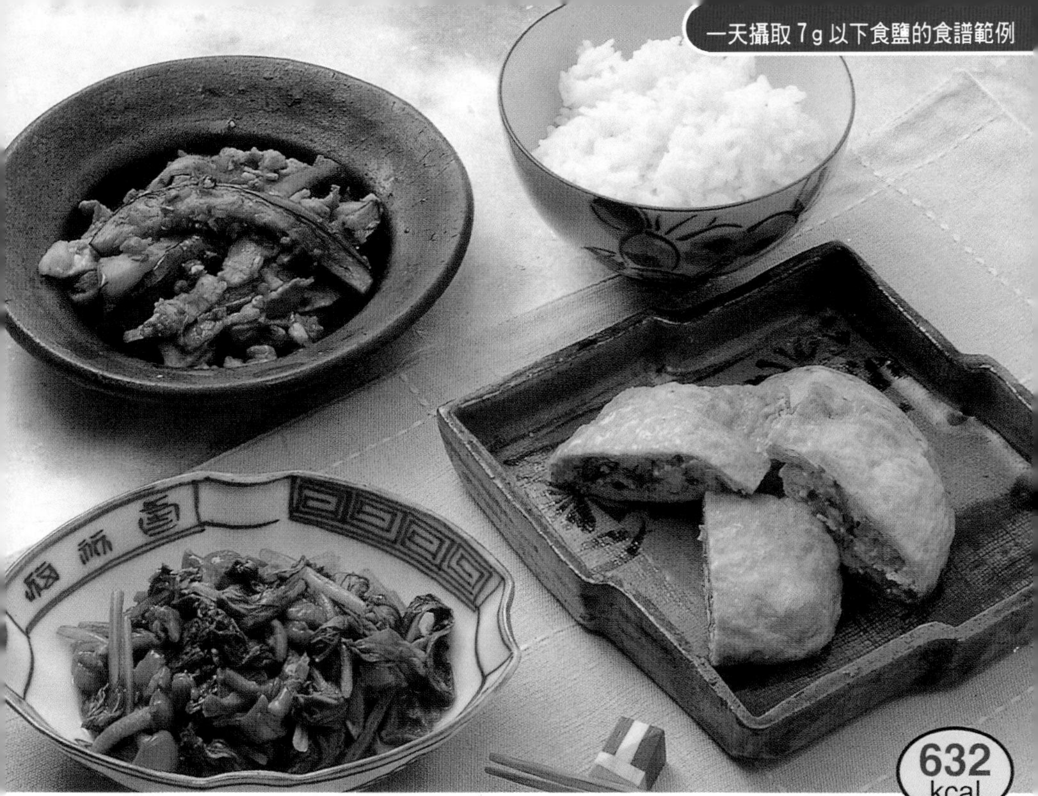

632 kcal

- 茄子炒豬肉
- 福袋煮
- 菠菜拌滑子菇
- 飯(165g)

醣類	71.2g
蛋白質	25.1g
脂肪	26.8g
食鹽相當量	1.9g
鉀	952mg
鈣	208mg
鎂	112mg
食物纖維	6.6g

第4天 晚餐

茄子炒豬肉

材料 茄子…100g 炸油…適量 薄片豬腿肉…30g 蔥…10g 薑…2g 蒜…1g 紅辣椒…少許 麻油、砂糖…各½小匙 醬油…1小匙 鹽…0.1g

作法
❶茄子對半縱切後略炸。
❷蔥、薑、蒜切碎。辣椒對半切開。
❸❷炒香後加入1㎝寬的豬肉續炒，再加入❶與調味料拌炒。

福袋煮

材料 油豆腐皮…1片 傳統豆腐…30g 紅蘿蔔、新鮮香菇…各5g 乾木耳…1g 白果…2g 山藥…12g 蛋…10g 高湯…100cc 砂糖、醬油…各½小匙

作法
❶用棒子敲打油豆腐皮去除油分，從較長的一邊對半切開，變成袋子。
❷用脫水紙包住豆腐擠壓。紅蘿蔔切絲。香菇去軸，切成薄片。
❸木耳浸泡還原後略煮，切絲。白果去殼，邊煮邊去除薄皮。山藥去皮、擦碎。
❹將❷❸與蛋混合，塞入❶中。用牙籤封住袋口。加入調味料，加蓋煮10分鐘。

菠菜拌滑子菇

材料 菠菜…80g 滑子菇…30g 醋…½大匙 砂糖…½小匙 醬油…⅕小匙 鹽…0.2g

作法
❶菠菜煮過，切成5㎝長。
❷滑子菇用滾水燙過，瀝乾水分。
❸混合調味料，拌❶❷。

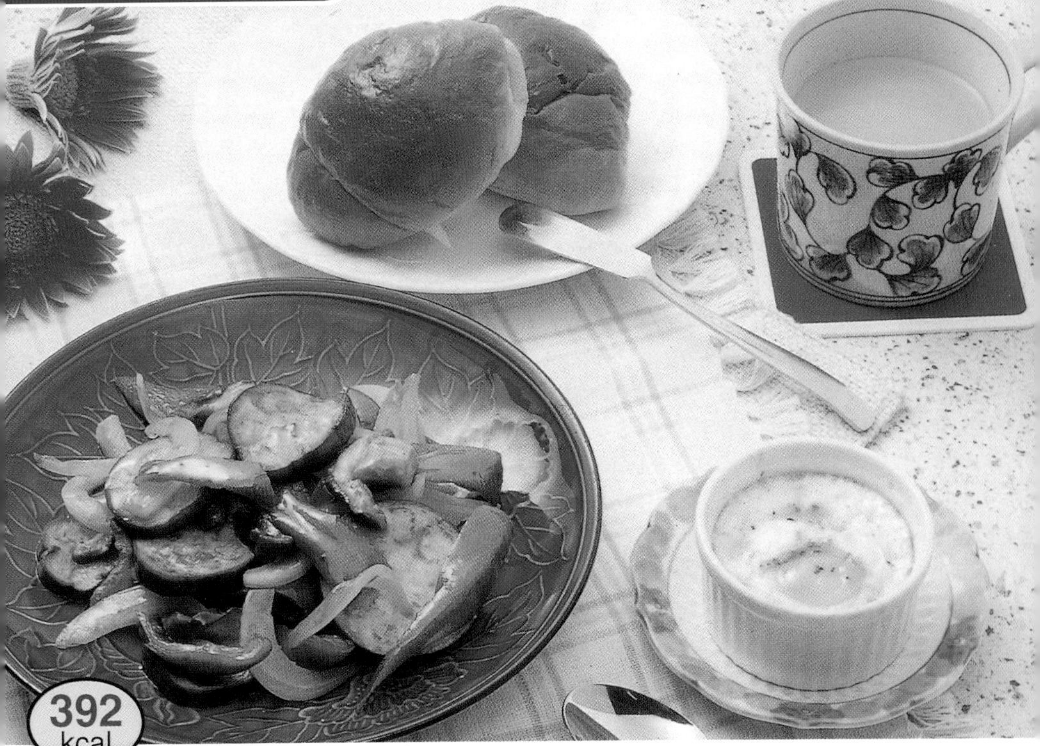

392 kcal

第5天 早餐

烤蛋

材料 蛋1個…50g　奶油…½小匙　鹽…0.3g　胡椒…少許

作法
❶耐熱容器內側塗上一層薄薄的奶油，蛋打入。
❷撒上鹽、胡椒，放入烤箱烤5~6分鐘，直到熟了為止。

番茄醬炒蔬菜

材料 青椒…25g　香菇…10g　茄子…40g　洋蔥…50g　沙拉油…1小匙　番茄醬…½大匙　白葡萄酒…½大匙　胡椒…少許

作法
❶青椒去蒂和籽，切成4瓣。
❷茄子切成7㎜厚圓形。洋蔥切成梳形。
❸香菇去蒂，斜切。
❹煎鍋中熱沙拉油，依序加入青椒、茄子、洋蔥與香菇，迅速拌炒。
❺全部炒熟後加入番茄醬與白葡萄酒。依照個人喜好可以撒上胡椒，盛盤。

麵包捲（60g）

咖啡牛奶

材料 咖啡…½杯　牛奶…¼杯　砂糖…3g

作法
❶咖啡多放一些，加入熱牛奶。
❷在❶中加入砂糖。

- 烤蛋
- 番茄醬炒蔬菜
- 麵包捲
- 咖啡牛奶

醣類	45.3g
蛋白質	14.6g
脂肪	16.1g
食鹽相當量	1.4g
鉀	483mg
鈣	91mg
鎂	78mg
食物纖維	4.6g

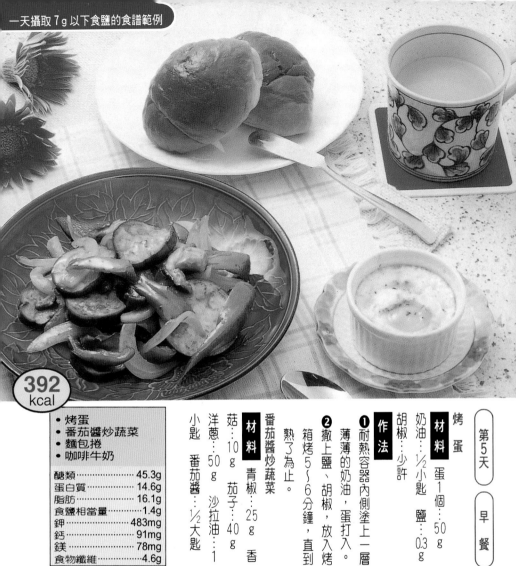

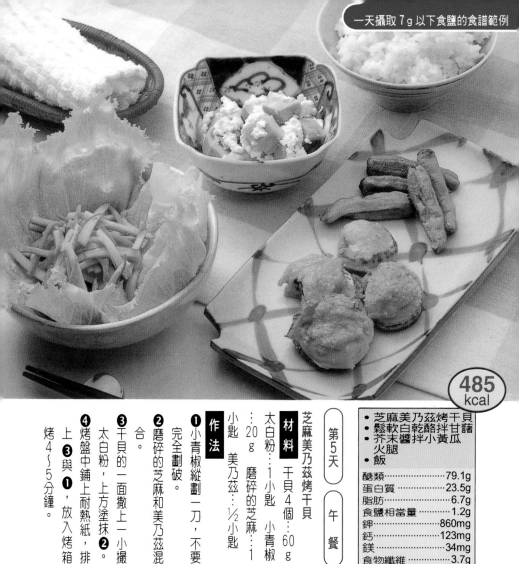

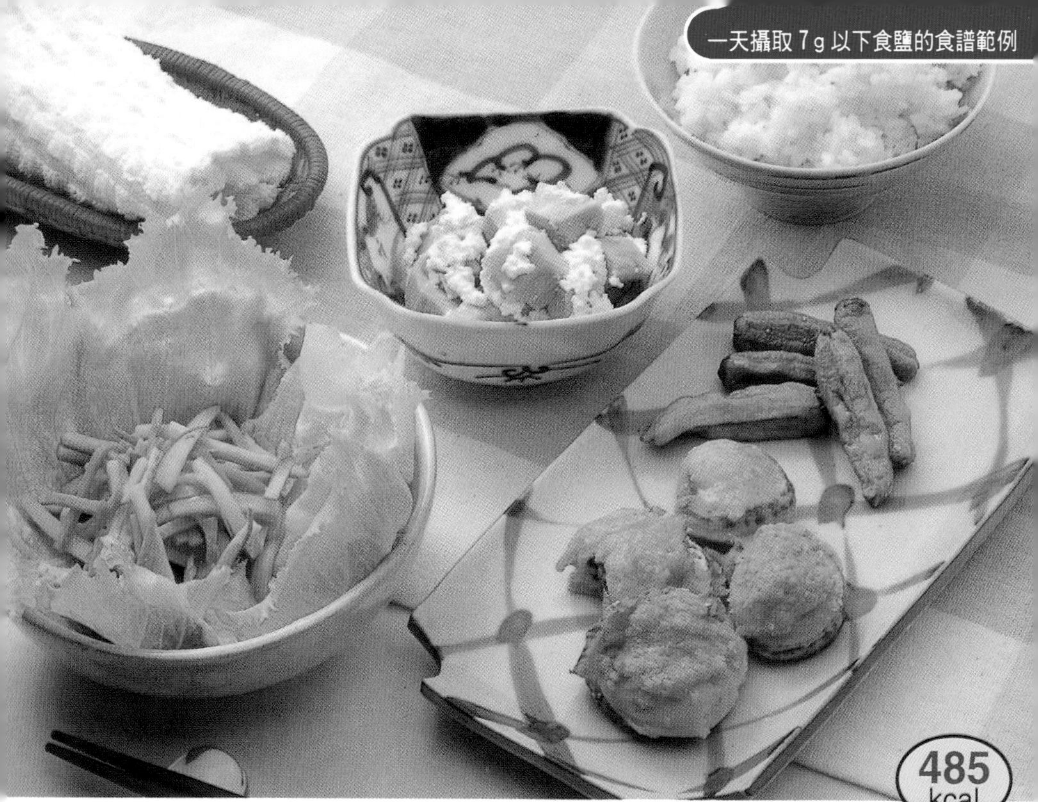

485 kcal

- 芝麻美乃茲烤干貝
- 鬆軟白乾酪拌甘藷
- 芥末醬拌小黃瓜火腿
- 飯

醣類	79.1g
蛋白質	23.5g
脂肪	6.7g
食鹽相當量	1.2g
鉀	860mg
鈣	123mg
鎂	34mg
食物纖維	3.7g

第5天 午餐

芝麻美乃茲烤干貝

材料 干貝4個…60g 太白粉…1小匙 小青椒…20g 磨碎的芝麻…1小匙 美乃茲…½小匙

作法

❶小青椒縱劃一刀，不要完全劃破。

❷磨碎的芝麻和美乃茲混合。

❸干貝的一面撒上一小撮太白粉，上方塗抹❷。

❹烤盤中鋪上耐熱紙，排上❸與❶，放入烤箱烤4～5分鐘。

鬆軟白乾酪拌甘藷

材料 甘藷…70g 鬆軟白乾酪…2小匙

作法

❶甘藷去皮，切成2cm正方形。用水略洗，去除澀液。用保鮮膜包起，放入微波爐加熱1～2分鐘，軟化後冷卻。

❷搗碎拌勻鬆軟白乾酪，涼拌甘藷。

芥末醬拌小黃瓜火腿

材料 小黃瓜…30g 火腿…15g 醬油…⅓小匙 芥末醬…⅕小匙 萵苣…30g

作法

❶小黃瓜與火腿切成3～4cm長的細絲。

❷醬油與芥末醬混合。

❸用❷拌小黃瓜與火腿。添上萵苣。

飯（165g）

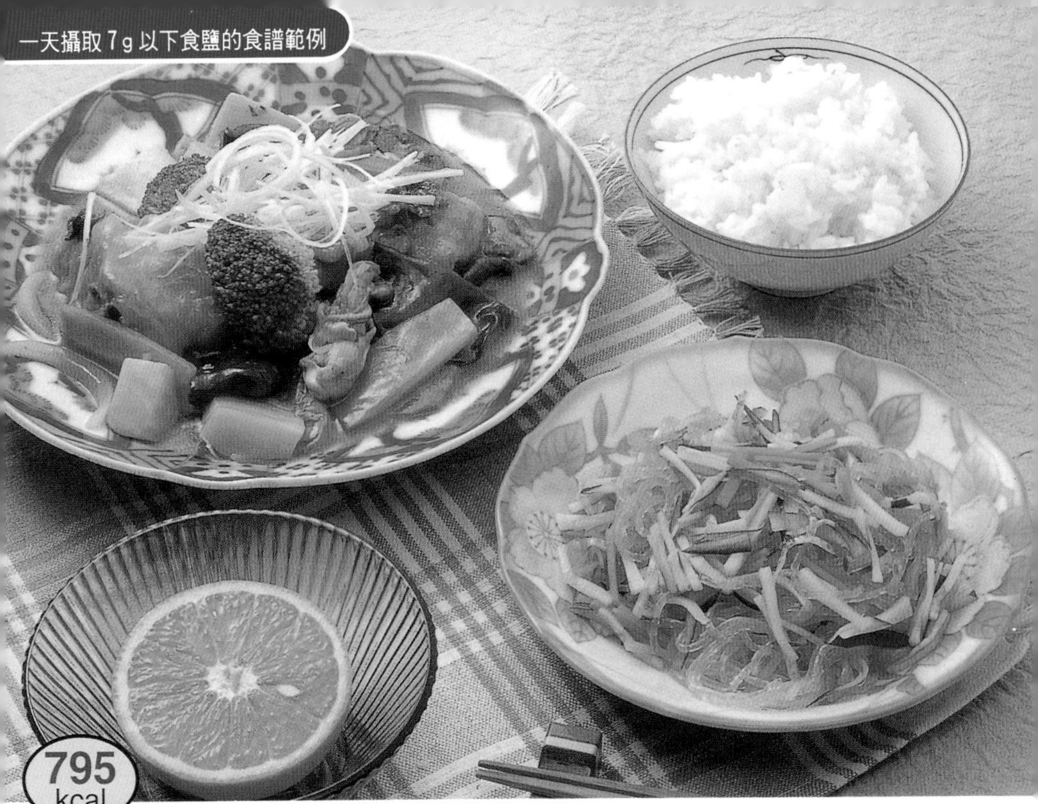

795 kcal

- 煮雞肉牡蠣
- 粉絲沙拉
- 飯(165g)
- 水果、柳橙(100g)

醣類	100.0g
蛋白質	37.2g
脂肪	26.7g
食鹽相當量	2.5g
鉀	1315mg
鈣	151mg
鎂	115mg
食物纖維	9.2g

第5天 晚餐

煮雞肉牡蠣

材料 帶骨雞腿肉…120g 牡蠣…40g 新鮮香菇、紅蘿蔔…各20g 熟竹筍、洋蔥、花椰菜…各30g 乾木耳…2g 蒜、薑…各5g 蔥…15g 炸油…適量 太白粉、麻油、蠔油、醬油…各1小匙

作法

❶雞肉切塊，撒上一層薄薄的太白粉，放入160℃的油中炸。

❷牡蠣放入簍子裏洗淨，瀝乾水分。

❸香菇傘切成3瓣。竹筍切成一口大小。紅蘿蔔切成短條狀。洋蔥切成梳形。

❹花椰菜煮過。浸泡還原的木耳每朵切成2半。蒜、薑切碎。蔥切絲，泡入水中。

❺爆香薑、蒜，依序加入洋蔥、紅蘿蔔、竹筍、香菇拌炒。加入❶與木耳，倒入50cc的水。

❻煮滾後加入❷，煮熟後加入花椰菜，再加入蠔油與醬油調味。

❼用太白粉水勾芡，關火，撒上蔥絲。

粉絲沙拉

材料 乾冬粉…20g 小黃瓜…30g 紅蘿蔔…10g 醋…⅔大匙 醬油…½小匙 辣油…少許 磨碎的芝麻…1小匙

作法

❶冬粉煮過，切成易吃的長度。

❷小黃瓜與紅蘿蔔去皮，切成3㎝長的細絲。

❸調味料與芝麻混合，做成調味醬拌❶、❷。

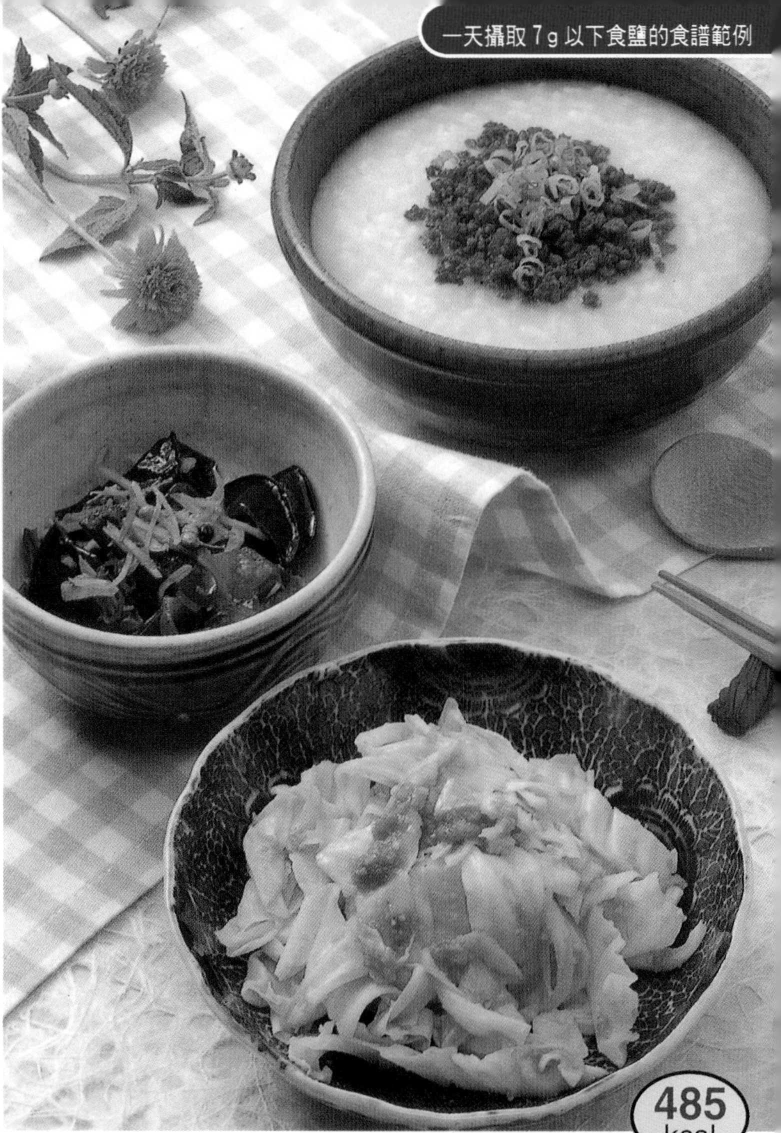

485 kcal

第6天 早餐

辣味噌肉粥

材料 米…60g 中式高湯…300cc 蔥花…少許 辣味肉味噌（豬瘦肉絞肉…20g 蝦米…1g 沙拉油…½匙 甜麵醬、醬油、酒…各⅓小匙 醋…¼小匙 胡椒、辣油…各少許）

作法
❶米和高湯煮滾，用木片混合，小火煮45分鐘。
❷蝦米用滾水燙過，切成5㎜大小，炒過後加入絞肉、甜麵醬拌炒，加入其他調味料，小火煮到汁收乾為止。鋪在❶上。
❸❷撒上蔥花。

高麗菜拌花生醬

材料 高麗菜…80g 花生醬…15g 醬油…⅔小匙 砂糖、高湯…各½小匙

木耳炒花椒

材料 浸泡還原的木耳…60g 紅辣椒…½根 薑絲…10g 花椒…2～3粒 沙拉油、老酒（紹興酒）…各½大匙 醬油、醋…各⅔小匙

作法
❶木耳切成適當大小。
❷紅辣椒去籽，斜切。
❸小火炒花椒，加入❶、❷與薑，用調味料調味。

- 辣味噌肉粥
- 高麗菜拌花生醬
- 木耳炒花椒

醣類	66.4g
蛋白質	15.9g
脂肪	11.7g
食鹽相當量	2.2g
鉀	578mg
鈣	84mg
鎂	82mg
食物纖維	4.7g

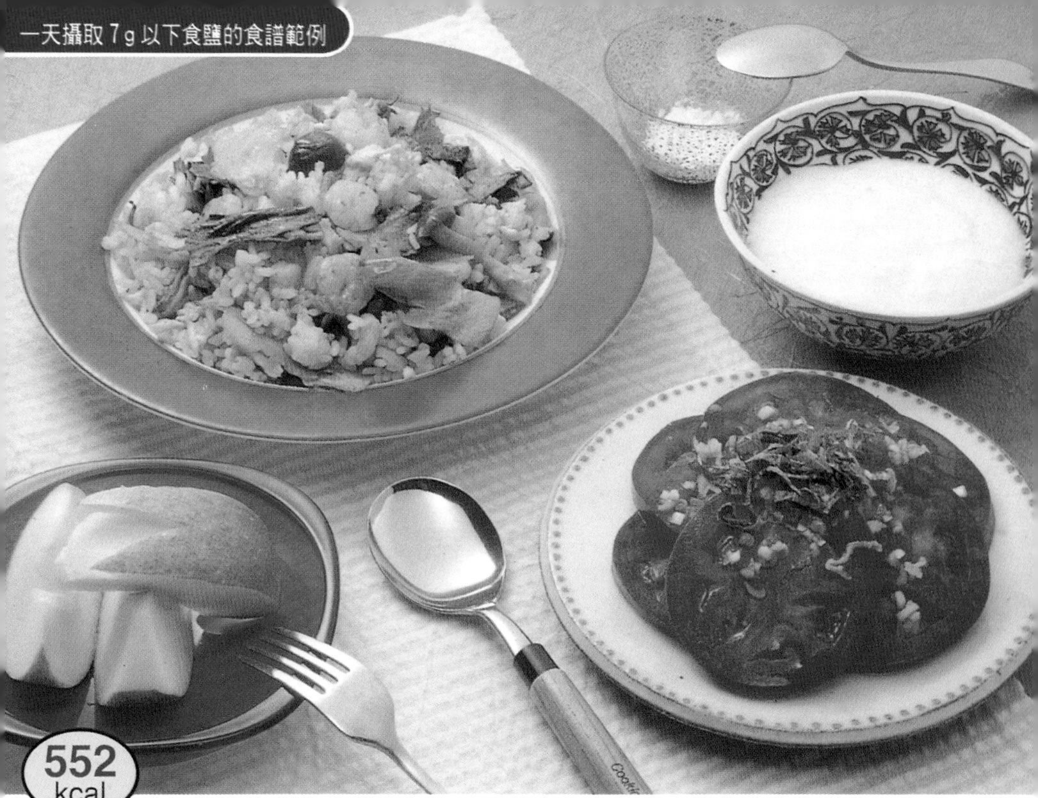

552 kcal

- 萵苣炒飯
- 番茄沙拉
- 優格
- 水果、蘋果(80g)

醣類	81.9g
蛋白質	20.7g
脂肪	16.5g
食鹽相當量	2.1g
鉀	1111mg
鈣	224mg
鎂	64mg
食物纖維	5.9g

第6天　午餐

萵苣炒飯

材料　飯…165g　蛋…25g　蝦仁、萵苣…各40g　玉蕈…50g　蔥…35g　薑…1片　沙拉油…1×2小匙　鹽…0.6g　胡椒…少許　醬油…½小匙

作法

❶蛋打散。蝦去除泥腸，切成適當大小。萵苣撕開。玉蕈去蒂，分為小株。蔥切成蔥花。薑切碎。

❷加熱不沾鍋，放入沙拉油，鍋過油後倒入蛋混合，做成炒蛋取出。

❸加入剩下的油，炒蝦、玉蕈、蔥、薑，加入飯拌炒。

❹飯炒散後混合炒蛋，用鹽、胡椒、醬油調味，最後加入萵苣拌炒。

番茄沙拉

材料　番茄…150g　蔥…3g　青紫蘇…2g　調味醬（醋…½小匙　醬油…⅔小匙　麻油…¼小匙）

作法

❶番茄切成圓片。

❷蔥切碎。青紫蘇切絲。

❸混合調味醬材料。

❹番茄擺入盤中，撒上❷，淋上調味醬。

優格

材料　原味優格…100g　砂糖粉…3g

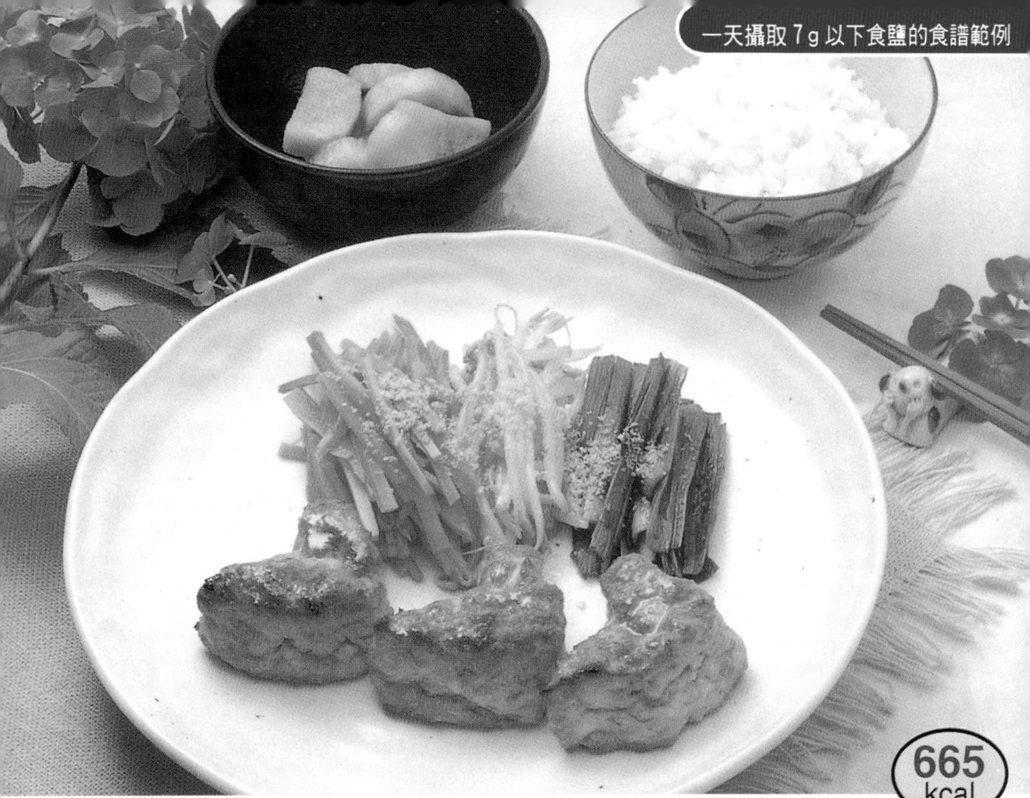

665 kcal

- 豆腐漢堡
- 煮山藥
- 三色涼拌菜
- 飯(120g)

醣類	75.4g
蛋白質	40.6g
脂肪	18.9g
食鹽相當量	2.6g
鉀	1467mg
鈣	279mg
鎂	120mg
食物纖維	5.8g

第6天　晚餐

豆腐漢堡

材料 豆腐…半塊　牛瘦肉絞肉…30g　味噌…2/3小匙　酒、麵包粉…各1小匙　蛋…12g　太白粉…1大匙　沙拉油…1/3小匙

作法

❶豆腐鋪在廚房紙巾上去除水分。絞肉中加入味噌、酒、蛋、太白粉，充分混合直到產生黏性。豆腐捏碎加入其中。加入半量麵包粉與油繼續混合。

❷將❶鋪平，撒上剩下的麵包粉，放入烤箱中烤15分鐘。

煮山藥

材料 山藥…100g　高湯…100cc　酒…1小匙　料理米酒…2/3大匙　鹽…1/4小匙　醬油…1/3小匙　醋…少許

作法

❶山藥切成1.5cm厚的半月形。

❷滾水中加入少許醋煮❶，洗淨去除黏滑。

❸❷、高湯、調味料與酒煮滾，小火煮15分鐘。

三色涼拌菜

材料 豆芽菜、紅蘿蔔…各50g　A（醬油…1/10小匙　醋…1/2小匙　沙拉油…1/4小匙　胡椒…少許）B（醋…1/2小匙　砂糖…1/3小匙　鹽…0.1g）韮菜…30g　C（醬油…1/2小匙　沙拉油…1/3小匙　胡椒…少許）　炒過的白芝麻…1/4小匙

作法

❶豆芽菜燙過，放入簍子瀝乾水分。

❷紅蘿蔔切成4cm細絲，略燙，放入簍子瀝乾水分。

❸韮菜燙過，切成4cm長。

❹混合A，拌❶。混合B，拌❷。混合C，拌❸。一起盛盤，撒上芝麻。

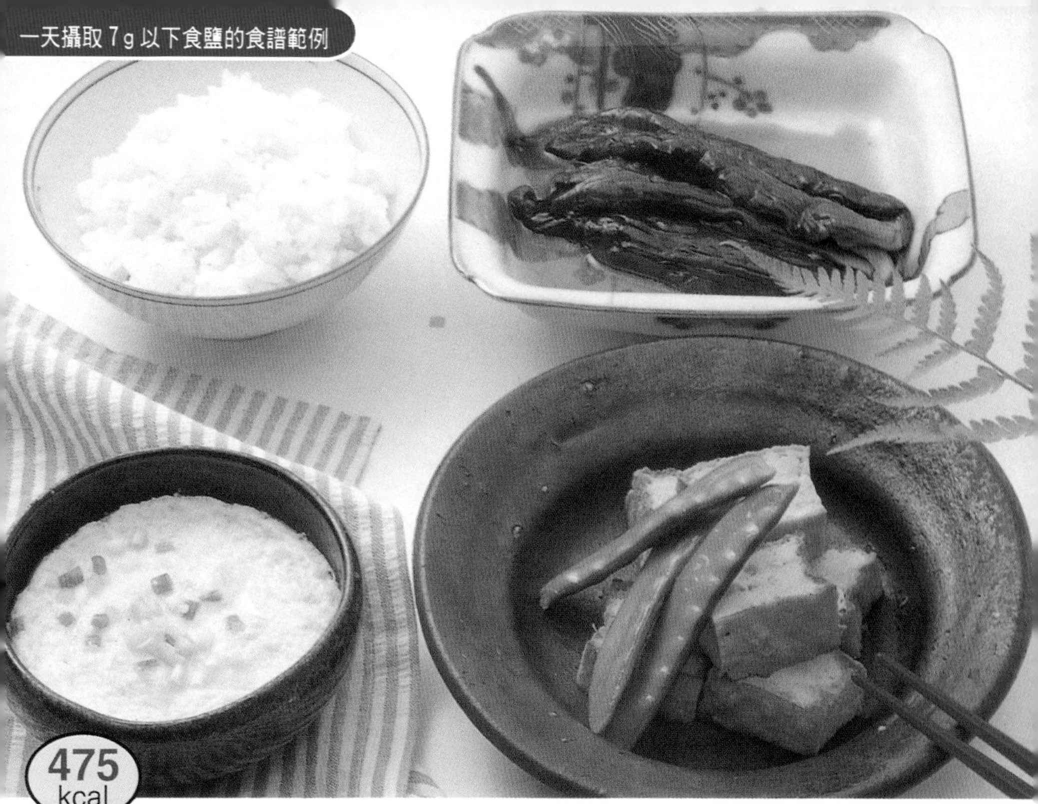

475 kcal

- 中式蒸蛋
- 蠔油煮油豆腐塊
- 涼拌茄子
- 飯(140g)

醣類	52.9g
蛋白質	19.4g
脂肪	18.0g
食鹽相當量	2.8g
鉀	447mg
鈣	227mg
鎂	40mg
食物纖維	3.5g

第7天 早餐

中式蒸蛋

材料 蛋…25g 中式高湯…$\frac{1}{3}$杯 老酒（紹興酒）…$\frac{2}{3}$小匙 麻油…$\frac{1}{2}$小匙 鹽…0.4g 罐頭干貝…10g 蔥花…1小匙

作法

❶蛋打散，加入高湯、老酒、麻油與鹽混合。

❷干貝與❶靜靜倒入器皿中，撈除表面的泡沫。

❸將❷放入熱蒸籠中，蓋上用布包住的鍋蓋，大火蒸1～2分鐘，再用小火蒸15分鐘，最後撒上蔥花。

蠔油煮油豆腐塊

材料 油豆腐塊…75g 豌豆片…10g 沙拉油、酒…各$\frac{1}{2}$小匙 中式高湯…2大匙 蠔油…$\frac{2}{3}$小匙 醬油、砂糖…各$\frac{1}{3}$小匙

作法

❶油豆腐塊去除油分，對半縱切後切成小段，再切成1㎝寬。

❷豌豆片去筋。

❸炒❶，放入❷續炒，加入調味料混合，煮到汁收乾為止。

涼拌茄子

材料 茄子…80g 芝麻醬、醋…各1小匙 醬油…$\frac{2}{3}$小匙 麻油…$\frac{1}{3}$小匙 辣油…少許

作法

❶茄子放入熱的蒸器中蒸15分鐘，直到竹籤能刺穿為止。縱撕成4～6瓣。

❷芝麻醬中加入其他調味醬，調勻後淋在茄子上。

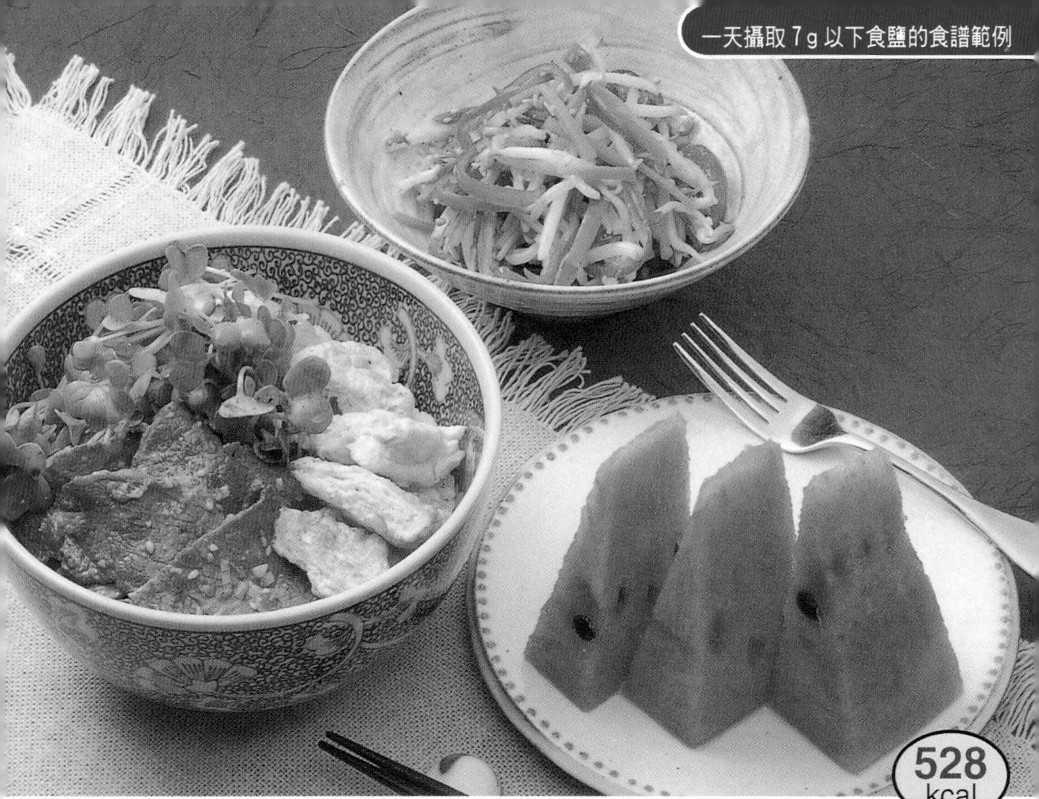

528 kcal

- 燒肉蓋飯
- 涼拌菜
- 水果

醣類	65.1g
蛋白質	25.2g
脂肪	18.8g
食鹽相當量	1.8g
鉀	765mg
鈣	146mg
鎂	88mg
食物纖維	5.7g

第7天 午餐

燒肉蓋飯

材料 飯…140g 薄片牛瘦肉…40g A（蔥花…1⅔小匙 蒜泥…1g 白碎芝麻…1小匙 醬油…⅔小匙 砂糖…¼小匙 麻油…½小匙 胡椒…少許） 蛋…1個 鹽…0.1g 沙拉油…½小匙 蘿蔔苗…15g 辣椒粉…少許

作法

❶牛肉切成易吃的大小。
❷混合A，拌❶擱置10分鐘。用不沾鍋兩面煎過。
❸蛋打散，撒上鹽、胡椒調味，做成煎蛋。
❹蘿蔔苗切除根部，對半切斷。
❺飯盛入大碗中，鋪上❷❸❹，撒上辣椒粉。

涼拌菜

材料 黃豆芽、青椒…各50g 紅蘿蔔…20g 炒過的白芝麻…½小匙 醬油…1小匙 麻油…⅔小匙

作法

❶豆芽菜去除根部。青椒去籽和蒂，切絲。紅蘿蔔切絲。芝麻稍微磨碎。
❷紅蘿蔔、黃豆芽、青椒依序加入煮滾的鹽水中，略燙後撈起放入簍子瀝乾水分。放入大碗中，趁熱加入芝麻、醬油、麻油混合使其入味。

水果・西瓜（150g）

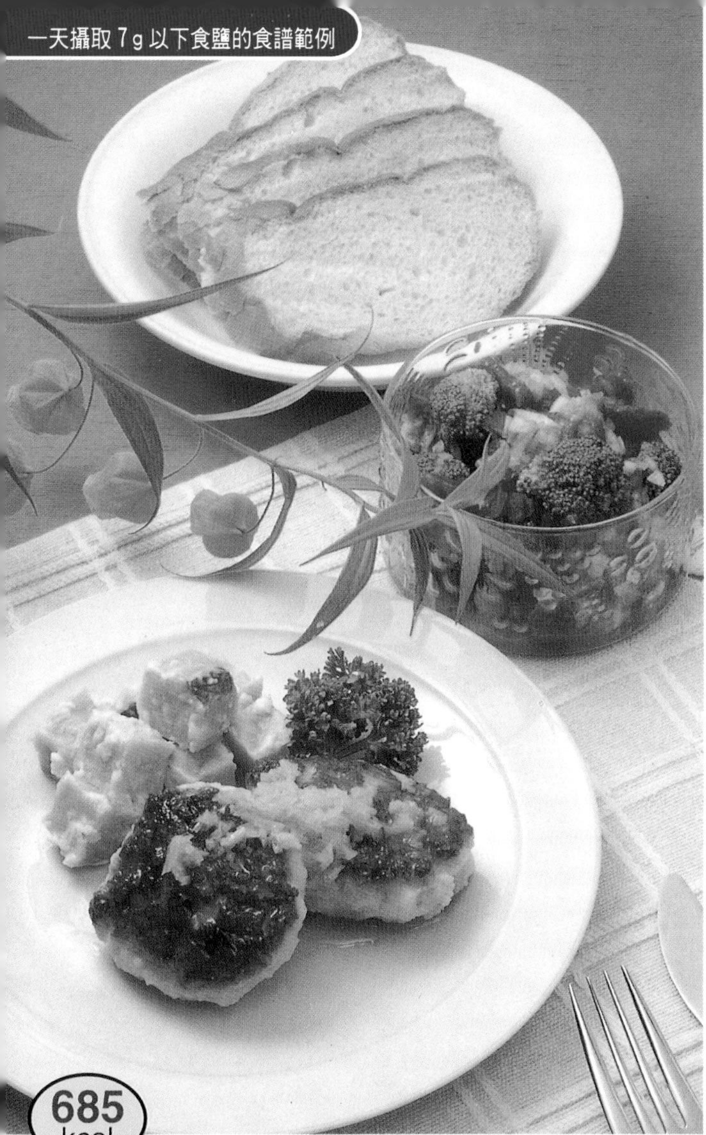

第7天 晚餐

魚堡

材料 花枝…50g　連殼蝦子…40g　鱈魚塊、洋蔥…各25g　麵粉…½大匙　麵包粉…2大匙　蛋白…½個份　沙拉油…1小匙　奶油…½小匙　蒜末…¼片　白葡萄酒…⅛杯　荷蘭芹…少許

作法

❶蝦去除泥腸，剝殼。

❷用研缽將花枝、蝦和去皮的鱈魚研碎成泥狀。

❸將❷與切碎的洋蔥、麵粉、麵包粉、蛋白充分混合，分為2等分，做成圓形，兩面煎過。

❹奶油炒蒜，加入葡萄酒煮。

❺將❹淋在❸上，添上荷蘭芹。

花椰菜沙拉

材料 花椰菜…80g　洋蔥…20g　番茄…25g　沙拉油、醋…各½大匙　鹽…0.2g　胡椒…少許

作法

❶花椰菜分為小株，煮過。番茄用滾水燙過，去皮、切丁。

❷油與調味料混合，加入切碎的洋蔥、番茄混合。

❸將❷淋在花椰菜上。

牛乳煮甘藷

材料 甘藷…65g　牛乳…¼杯　奶油…½小匙　砂糖…½大匙　鹽…0.3g

作法

❶甘藷切成2㎝正方形，泡在水中去除澀液。

❷將❶與牛乳、奶油、其他調味料加入鍋中煮，煮到汁收乾為止。

685 kcal

- 魚堡
- 花椰菜沙拉
- 牛乳煮甘藷
- 法國麵包(60g)

醣類	80.1g
蛋白質	37.8g
脂肪	20.5g
食鹽相當量	2.4g
鉀	1554mg
鈣	163mg
鎂	105mg
食物纖維	8.3g

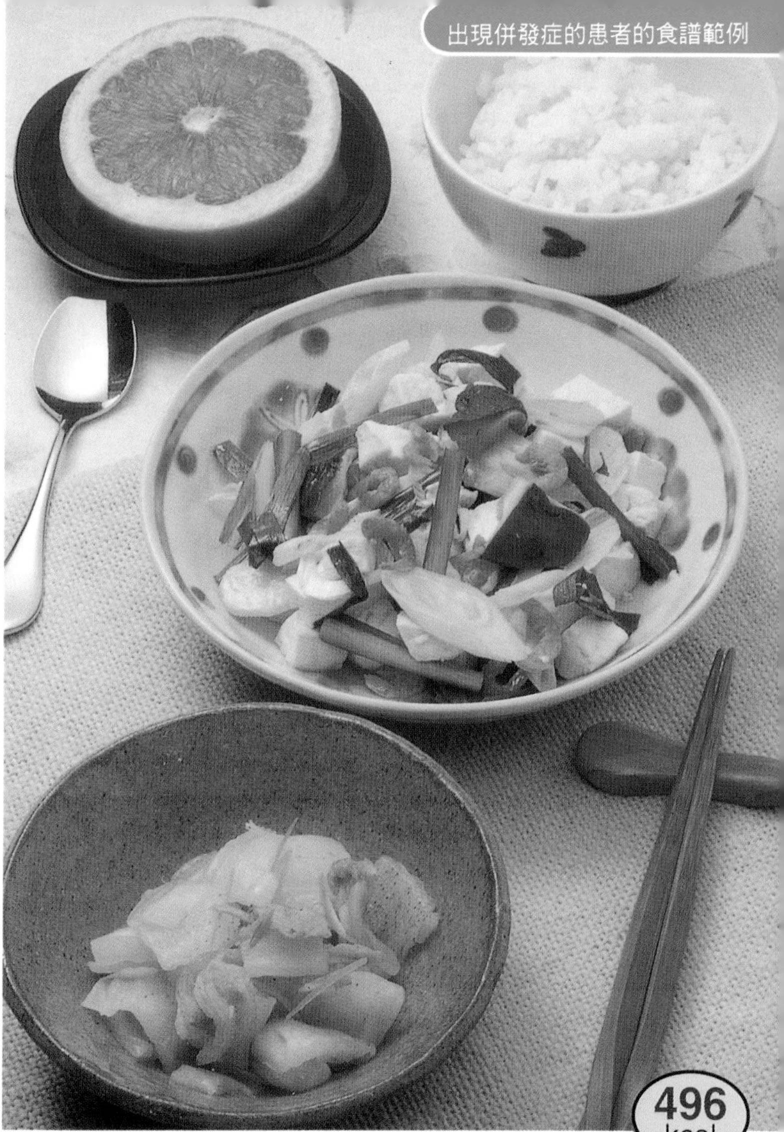

第1天　早餐

炒豆腐

材料　傳統豆腐…150g　乾蝦、醬油、酒…各1小匙　蔥…20g　薑…2g　韮菜…25g　新鮮香菇…10g　沙拉油…$\frac{2}{3}$小匙　麻油…$\frac{1}{4}$小匙

作法
❶傳統豆腐對半縱切，再切成1cm寬度。蝦浸泡還原，剝殼。
❷蔥斜切成5mm寬。
❸薑切成薄片。韮菜切成5cm長。新鮮香菇切成適當大小。
❹混合沙拉油與麻油，放入薑、蝦與蔥拌炒，再放入豆腐煎。
❺加入新鮮香菇、韮菜拌炒，用調味料調味。

柳橙拌白菜

材料　白菜…100g　柳橙…20g　醬油…$\frac{1}{2}$小匙

作法
❶白菜切成適當大小，煮過，放入簍子瀝乾水分。
❷柳橙擠汁，皮斜切成細絲。
❸擠乾❶的白菜水分，加入醬油、柳橙汁和皮涼拌。

飯（165g）

水果•葡萄柚（150g）

496 kcal

- 炒豆腐
- 柳橙拌白菜
- 飯
- 水果

醣類	73.7g
蛋白質	19.8g
脂肪	12.7g
食鹽相當量	1.5g
鉀	888mg
鈣	312mg
鎂	108mg
食物纖維	5.0g

•膽固醇…5mg

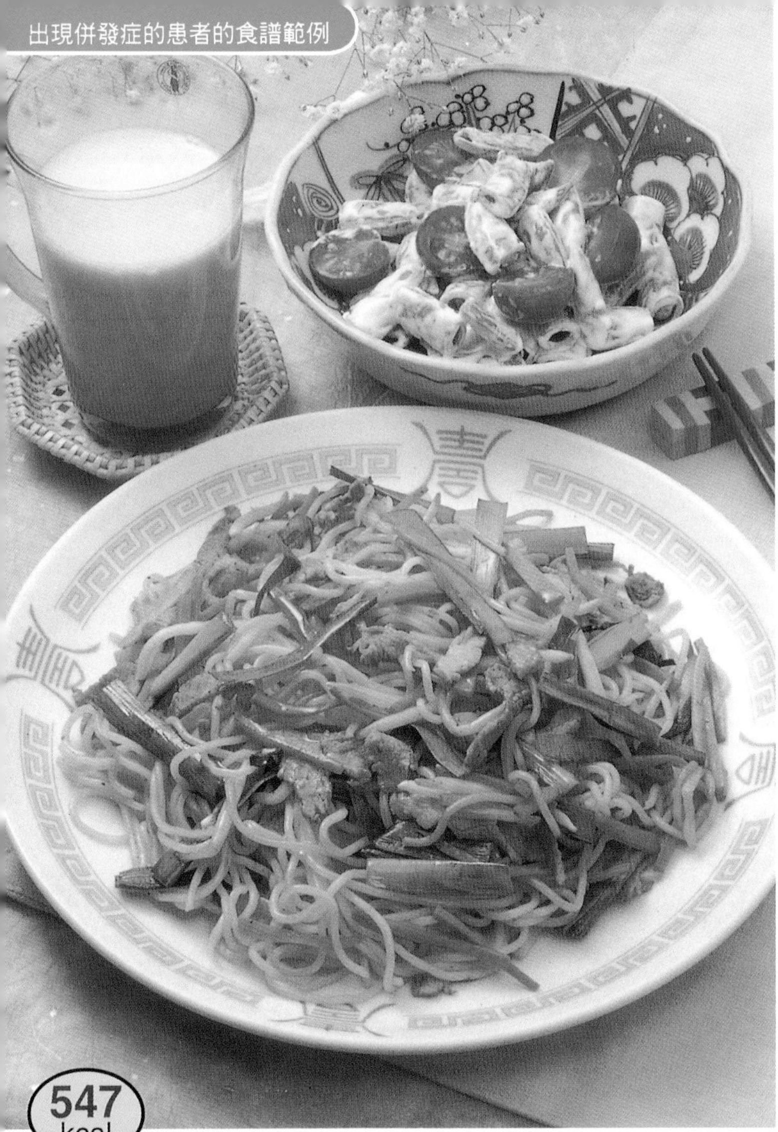

第1天　午餐

炒麵（沙茶醬口味）

材料　煮過的細麵1糰…120g　薄片豬腿肉、豆芽菜、韮菜…各50g　紅蘿蔔…30g　沙拉油…½大匙　沙茶醬、醬油…各1小匙　鹽…0.5g　胡椒…少許

作法　❶麵撥散。豬肉切成5㎜寬。豆芽菜洗淨，放入簍子裏，去除根與芽。韮菜切成5㎝長。紅蘿蔔切絲。

❷炒豬肉，依序加入紅蘿蔔、韮菜與豆芽菜，然後加入麵，一邊撥散一邊炒，最後用調味料調味。

摩洛哥四季豆沙拉

材料　四季豆（也可以使用豌豆片）…60g　小番茄3個…30g　美乃茲…1大匙

作法　❶四季豆去蒂，用鹽水煮過，切成3~4段長。

❷小番茄對半切開。

❸用美乃茲涼拌❶，盛盤，添上小番茄裝飾。

奶茶

材料　紅茶…¾杯　牛乳…¼杯

547 kcal

- 炒麵(沙茶醬口味)
- 摩洛哥四季豆沙拉
- 奶茶

醣類	58.1g
蛋白質	25.1g
脂肪	22.5g
食鹽相當量	2.8g
鉀	1017mg
鈣	155mg
鎂	74mg
食物纖維	5.9g

• 膽固醇…44mg

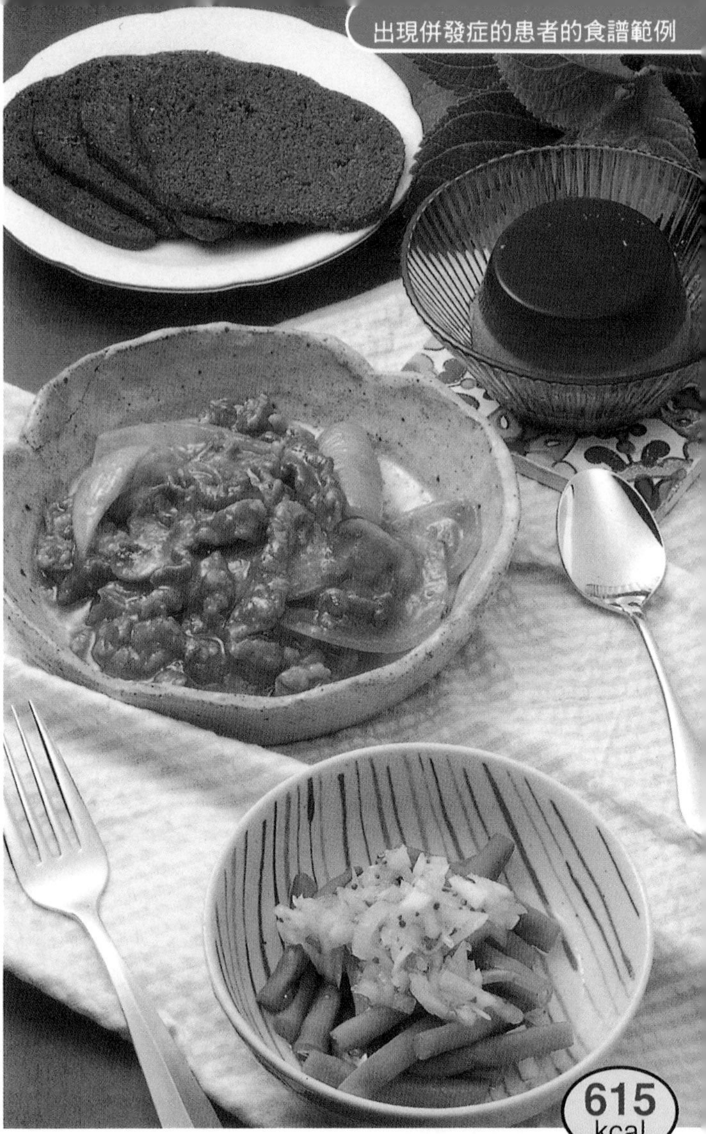

第1天 晚餐

洋蔥炒煮牛肉

材料 牛腿肉…55g 黑胡椒粒…少許 鹽…0.2g 麵粉…½大匙 洋蔥…50g 蘑菇…25g 沙拉油…½大匙 紅葡萄酒、番茄醬、優格…各1大匙

作法
❶牛肉切成適當大小，撒上鹽和黑胡椒，10分鐘後撒上麵粉。
❷洋蔥對半縱切，切成5㎜寬。蘑菇切成薄片。
❸炒❶，再從鍋中取出。
❹用同一個鍋子炒洋蔥，加入蘑菇拌炒。
❺❹中加入葡萄酒與番茄醬，煮4~5分鐘，倒回❸，加入優格煮5分鐘。

615 kcal

- 洋蔥炒煮牛肉
- 四季豆沙拉
- 葡萄果凍
- 黑麵包(90g)

醣類	77.8g
蛋白質	28.9g
脂肪	20.0g
食鹽相當量	2.2g
鉀	986mg
鈣	96mg
鎂	67mg
食物纖維	5.9g

• 膽固醇…33mg

四季豆沙拉

材料 四季豆…50g 洋蔥…15g 沙拉油、醋…各½小匙 芥末粒…¼小匙

作法
❶四季豆煮過，瀝乾水分。
❷洋蔥切碎，用布包起放入冷水中。混合調味料，加入擠乾的洋蔥，淋在❶上。

葡萄果凍

材料 明膠…1.5g 水…8cc＋25cc 砂糖…10g 葡萄汁…50cc 檸檬汁…1/10個份

作法
❶明膠加水泡脹，擱置待用。
❷用25cc的水煮砂糖，混合❶，完全煮溶後加入葡萄汁和檸檬汁冷卻。
❸將半量倒入模型中。
❹剩下的用打蛋器混合，擺在❸上，冷卻凝固。

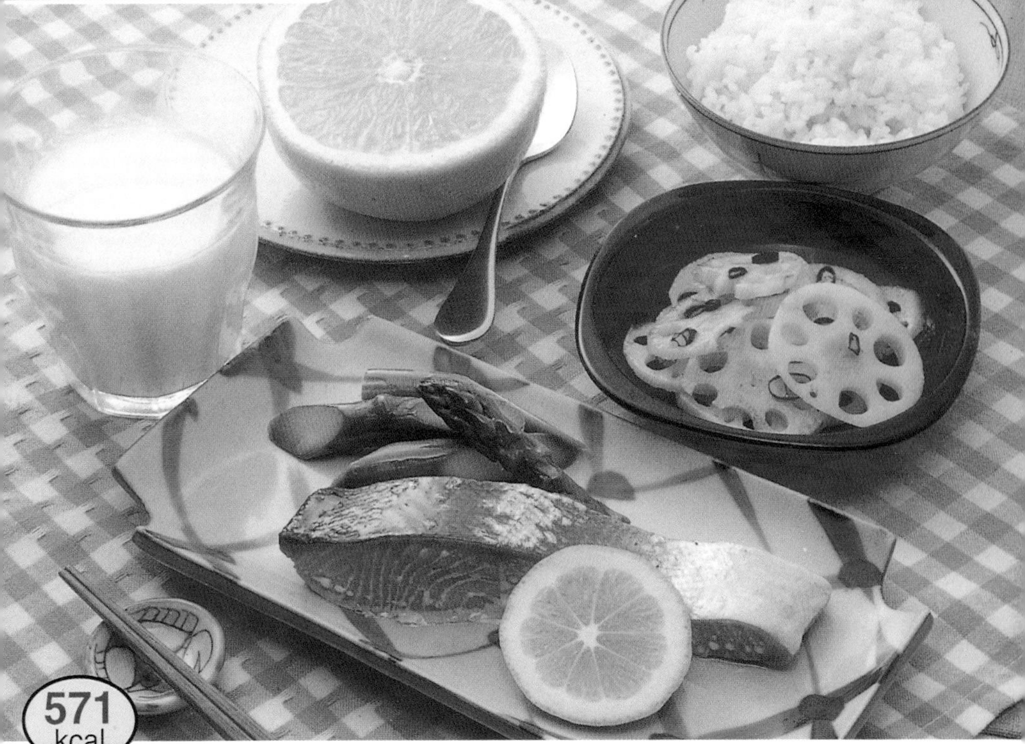

第2天　早餐

柳橙香燒鮭魚

材料　鮭魚…60g　柳橙…10g　醬油…⅔小匙　酒…½小匙　綠蘆筍…30g

作法

❶柳橙切出1片圓片，剩餘的擠汁。柳橙汁、醬油與酒混合做成醃料，加入鮭魚醃15分鐘。

❷綠蘆筍去除根部較硬的部分，切成兩段。

❸將❷由根部放入大量滾水中，再放入穗尖，充分煮過後移入冷水中，撈起瀝乾水分，擱置待用。

❹烤盤鋪上鋁箔紙，擺上❶烤6分鐘。

❺鮭魚擺入器皿中，用柳橙圓片裝飾，添上綠蘆筍（沒有柳橙可用檸檬代替）。

金平蓮藕

材料　蓮藕…60g　紅辣椒…少許　沙拉油…½小匙　高湯…2大匙　醬油…⅔小匙　醋…少許

作法

❶蓮藕切成圓片，泡入醋水中去除澀液，撈起瀝乾水分，擱置待用。

❷紅辣椒去籽、切絲。

❸鍋中熱沙拉油，炒蓮藕和紅辣椒，加入少許高湯，蓮藕柔軟後用大火炒煮到汁收乾為止，用醬油調味。

飯（165g）

牛乳（200cc）

水果・葡萄柚（120g）

571 kcal

- 柳橙香燒鮭魚
- 金平蓮藕
- 飯
- 牛乳・水果

醣類	83.9g
蛋白質	27.5g
脂肪	12.4g
食鹽相當量	1.5g
鉀	1157mg
鈣	249mg
鎂	84mg
食物纖維	4.0g

・膽固醇…58mg

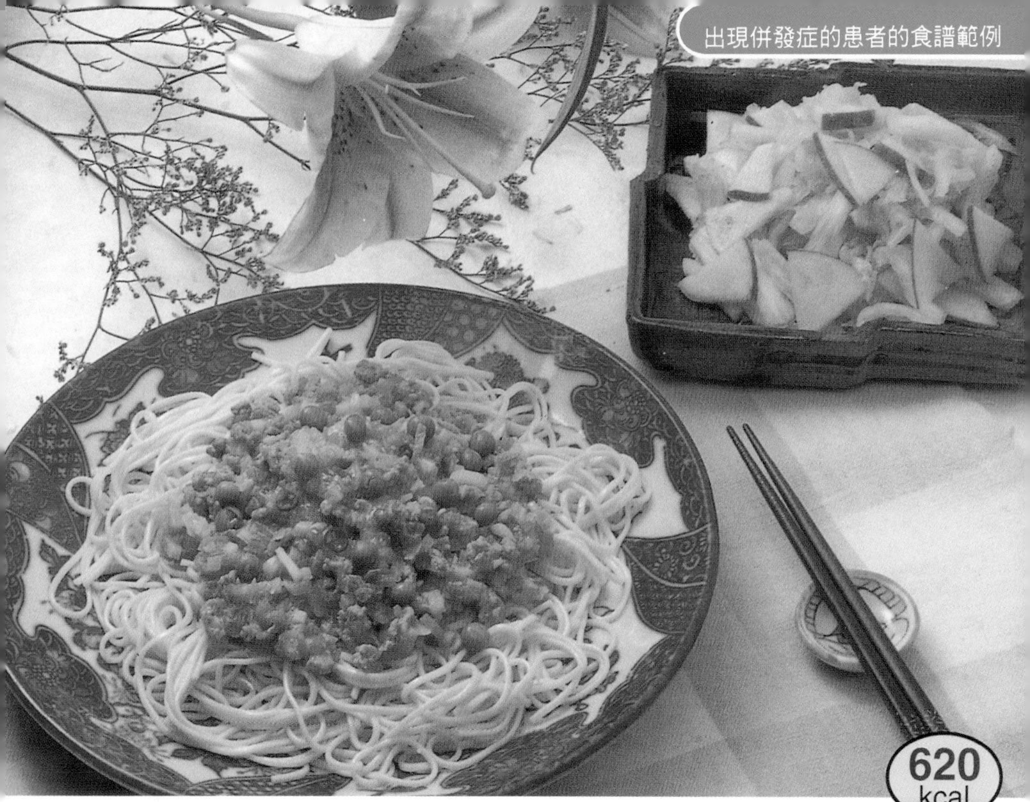

620 kcal

• 膽固醇…45mg

• 擔擔麵
• 白菜蘋果沙拉

醣類	75.4g
蛋白質	28.9g
脂肪	17.2g
食鹽相當量	2.1g
鉀	1378mg
鈣	193mg
鎂	66mg
食物纖維	9.8g

第2天 午餐

擔擔麵

材料 豬瘦肉絞肉…60g 紅蘿蔔、熟竹筍、蔥…各30g 蒜…少許 乾蝦…3g 紅辣椒…¼根 沙拉油…2小匙 冷凍青豆…20g 乾蝦浸泡汁＋水…½杯 味精…⅓小匙 酒…1大匙 味噌…½大匙 砂糖、太白粉…各1小匙 細麵…90g 麻油…½小匙

作法

❶乾蝦加入滾水浸泡還原（浸泡汁擱置待用），切碎。

❷紅蘿蔔、竹筍、蔥與蒜切碎。青豆用滾水燙過。

❸炒蔥、蒜，加入絞肉拌炒。

❹❸中加入味精、乾蝦浸泡汁和水、❶、紅蘿蔔、竹筍、青豆、紅辣椒與酒混合，小火煮5～10分鐘。

❺加入味噌、砂糖調味，倒入太白粉水勾芡。

❻麵煮過洗淨，瀝乾水分後撒上麻油，盛入器皿中，淋上❺。

白菜蘋果沙拉

材料 白菜…200g 鹽…0.5g 蘋果…50g 調味料（醋、沙拉油…各1小匙 胡椒…少許）

作法

❶白菜切細後撒上鹽，柔軟後擠乾水分。

❷蘋果切成薄銀杏形。

❸混合調味料材料，拌白菜與蘋果。

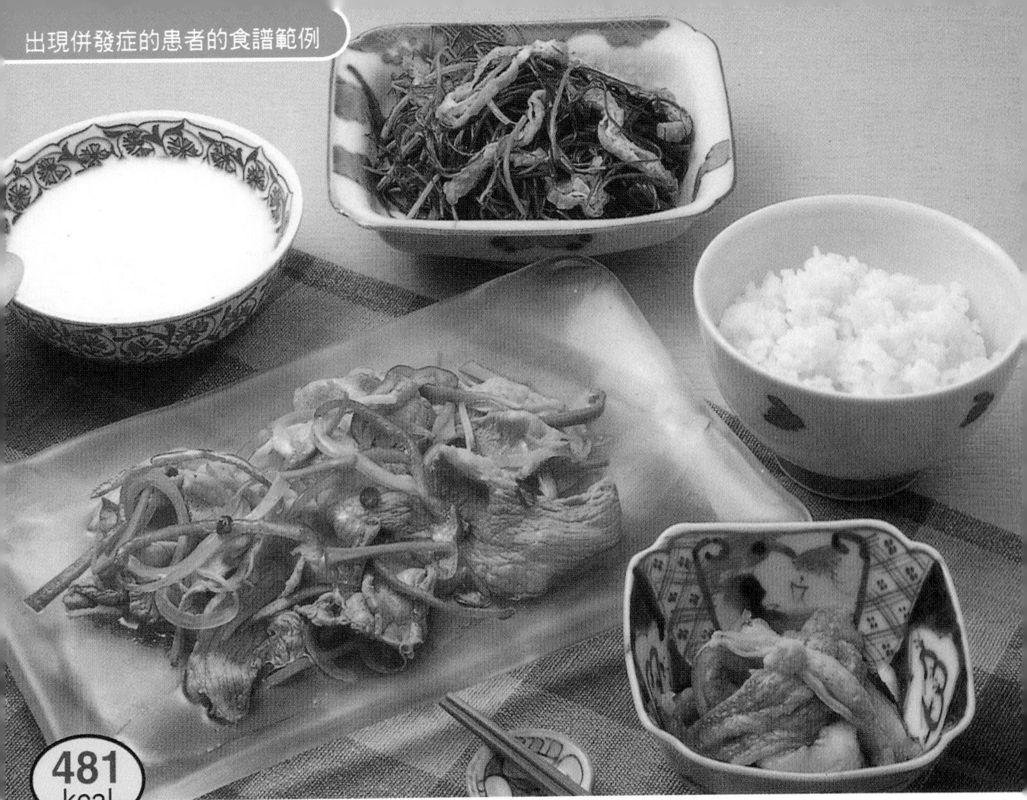

481 kcal

- 南蠻漬涮豬肉片
- 烤茄子
- 煮截果豬毛菜
- 優格
- 飯(165g)

醣類	69.2g
蛋白質	28.8g
脂肪	7.5g
食鹽相當量	2.3g
鉀	1238mg
鈣	277mg
鎂	91mg
食物纖維	5.1g

• 膽固醇…59mg

第2天　晚餐

南蠻漬涮豬肉片

材料
涮涮鍋用豬腿肉…80g　洋蔥、青椒、紅蘿蔔…各10g　薑…2g
高湯…50cc　醋…1/2大匙
醬油、酒、砂糖…各1小匙　紅辣椒…少許

作法
❶洋蔥切成薄片。青椒去籽、切絲。紅蘿蔔與薑切絲。
❷混合高湯、醋、醬油、酒、砂糖與切成小段的紅辣椒，略煮滾後醃漬洋蔥、紅蘿蔔與薑。
❸豬肉一片片放入滾水中，涮過後取出。
❹青椒與❸泡在❷中，入味後盛盤。

烤茄子

材料
茄子…60g　薑…2g
醬油…1/2小匙

作法
❶茄子略烤後撕開盛盤。鋪上薑泥，淋上醬油。

煮截果豬毛菜

材料
截果豬毛菜…80g　油豆腐皮…5g　料理米酒…1/4小匙　淡味醬油…2/3小匙　高湯…50cc

作法
❶截果豬毛菜去除根部，切成4cm長。油豆腐皮用滾水澆淋去除油分，切成細絲。
❷煮滾高湯、醬油、料理米酒與油豆腐皮，加入截果豬毛菜混合，略煮即可。

優格（100cc）

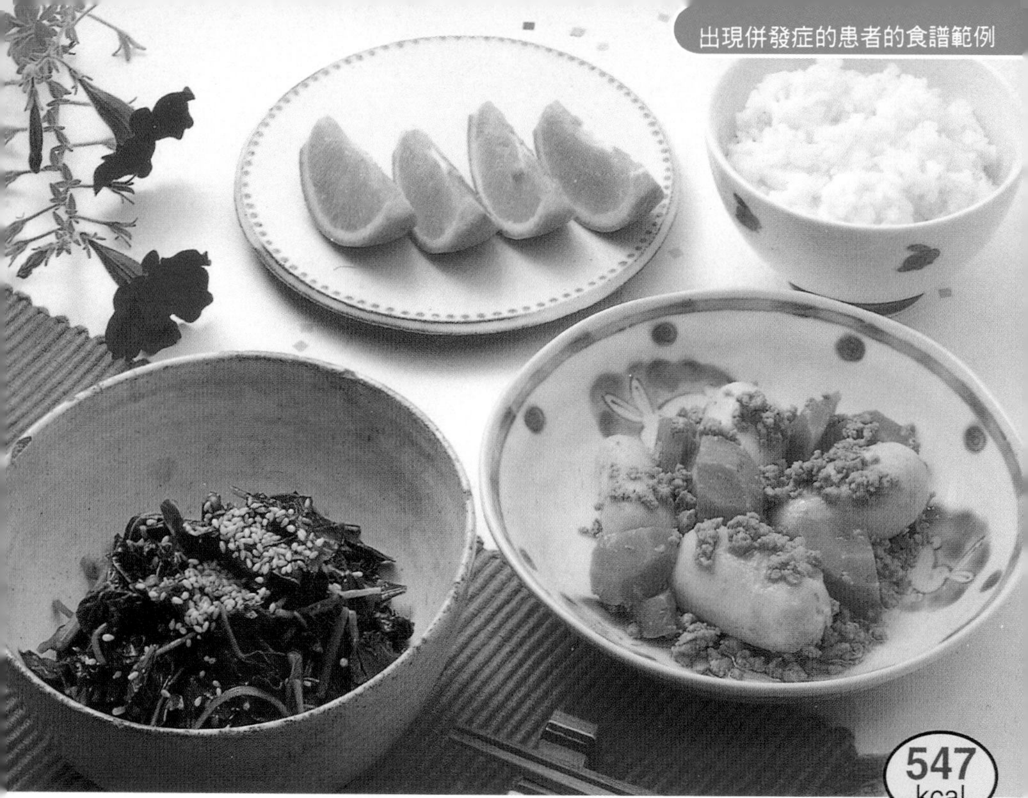

547 kcal

- 絞肉煮小芋頭
- 芥末醋拌埃及皇宮菜
- 飯　• 水果

醣類	85.4g
蛋白質	22.5g
脂肪	12.6g
食鹽相當量	1.7g
鉀	1513mg
鈣	356mg
鎂	110mg
食物纖維	11.0g

• 膽固醇…24mg

第3天　早餐

絞肉煮小芋頭

材料　小芋頭…80g　紅蘿蔔…20g　四季豆…10g　豬絞肉…40g　沙拉油…2小匙　砂糖…1小匙　醬油…1＋1/3小匙

作法

❶小芋頭去皮，用大量水煮2～3分鐘，用水洗淨去除黏滑。

❷紅蘿蔔切塊。

❸四季豆用滾水略燙，切成易吃的長度。

❹鍋中熱沙拉油，放入豬絞肉拌炒。

❺絞肉炒散後加入❶的小芋頭和❷的紅蘿蔔。

❻將❺加水蓋滿材料，加入砂糖和醬油，煮軟為止，最後加入❸。

芥末醋拌埃及皇宮菜

材料　埃及皇宮菜…100g　砂糖…2/3小匙　醋…4/5小匙　醬油…1/2小匙　芥末醬…1/4小匙　白芝麻…1＋1/2小匙（3g）

作法

❶埃及皇宮菜放入滾水中燙過，取出泡入冷水中，撈起擠乾水分，切成易吃的大小。

❷充分混合砂糖、醋、醬油與芥末醬。

❸將❷淋在❶上混合。

❹盛盤，撒上炒過的芝麻。

飯（165g）

水果・橘子（100g）

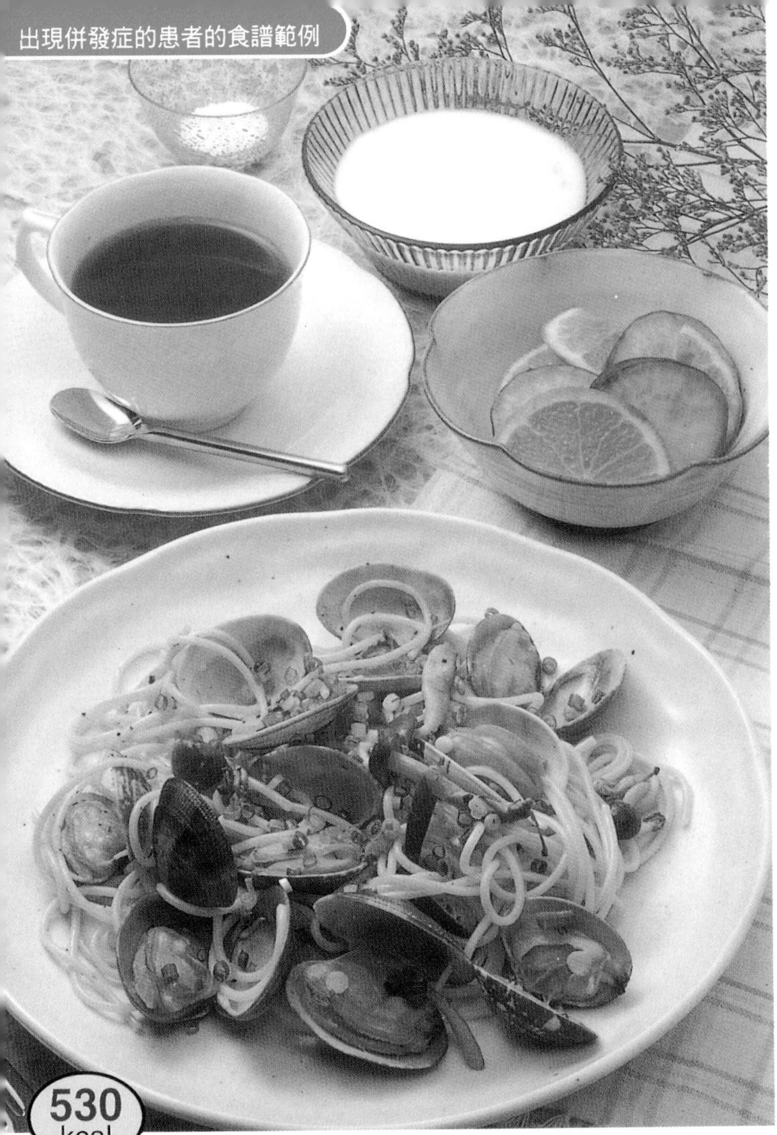

第3天 午餐

海鮮義大利麵

材料 乾義大利麵…60g 帶殼蛤仔…140g 蒜…½片 紅辣椒…½根 蔥…10g 玉蕈…25g 橄欖油、白葡萄酒…各⅔大匙 鹽…1g 胡椒…少許

作法

❶煮義大利麵。
❷蛤仔泡入鹽水中，吐沙後洗淨。
❸蒜拍碎。紅辣椒劃開，去籽。
❹蔥切成小段。
❺玉蕈分為小株。
❻用橄欖油炒蒜，加入紅辣椒、玉蕈與蛤仔拌炒，蓋上蓋子略燜。
❼加入白葡萄酒，用1g的鹽與胡椒調味，加入❶迅速混合，撒上蔥花。

甘藷煮橘子

材料 甘藷…70g 橘子…30g 砂糖…1小匙 水…¼杯

作法

❶甘藷切成1cm厚圓片，泡在水中。橘子洗淨皮，切成5mm厚圓片。
❷鍋中放入❶、水與砂糖，加蓋煮久一點。

530 kcal

• 膽固醇…50mg

- 海鮮義大利麵
- 甘藷煮橘子
- 優格(原味優格100g＋砂糖 3g)
- 紅茶(1 杯)

醣類	80.0g
蛋白質	19.2g
脂肪	19.2g
食鹽相當量	1.8g
鉀	882mg
鈣	215mg
鎂	102mg
食物纖維	4.3g

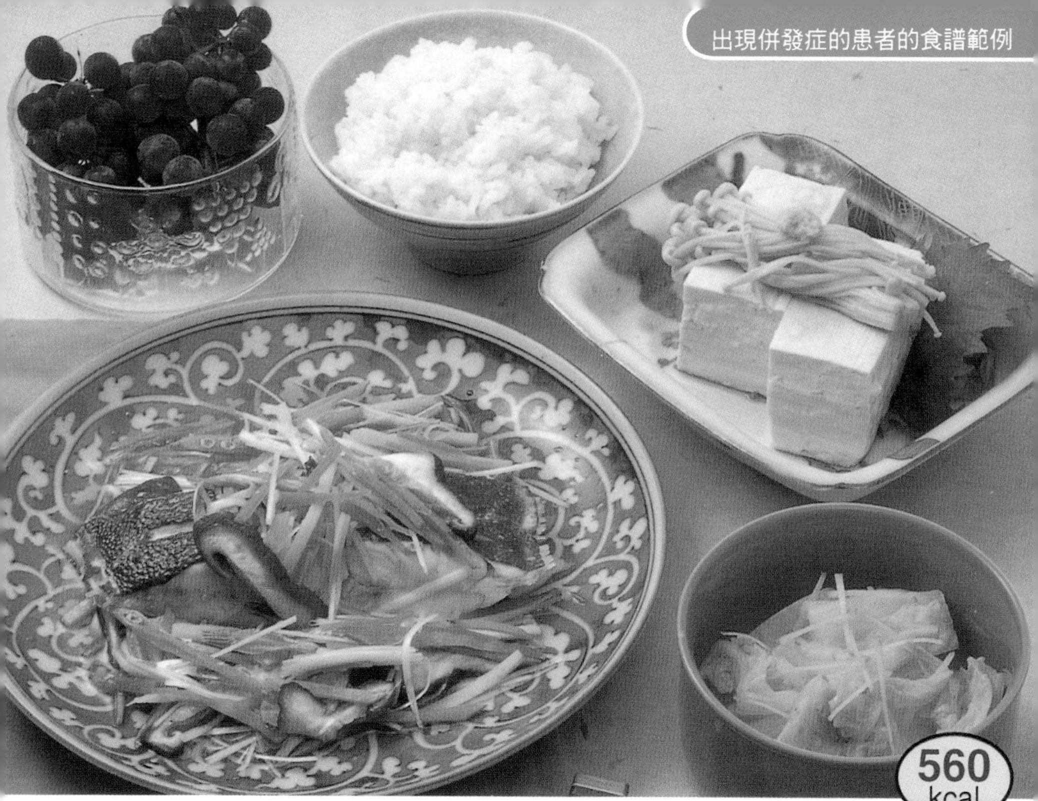

•膽固醇…56mg

- 中式蒸魚
- 涼拌豆腐
- 糖醋白菜
- 飯　•水果

醣類	76.7g
蛋白質	33.6g
脂肪	33.6g
食鹽相當量	2.8g
鉀	1012mg
鈣	261mg
鎂	114mg
食物纖維	4.5g

第3天　晚餐

中式蒸魚

材料　鰈魚…80g　紅蘿蔔、罐頭竹筍、蔥、新鮮香菇、豌豆片…各10g　薑…2g　沙拉油…½小匙　醬油…½大匙　酒…1小匙

作法

❶紅蘿蔔切成4~5㎝細絲。

❷竹筍用滾水燙過，切絲。

❸蔥切成4~5㎝細絲。薑切絲。香菇去蒂、切絲。

❹豌豆片燙過、切絲。

❺大碗中擺上魚，蒸7分鐘，鋪上❶❷❸❹。

❻沙拉油、醬油與酒混合，淋在❺上，用大火蒸。

涼拌豆腐

材料　豆腐…150g　金菇…20g　薑泥…2g　紫蘇葉…1片　醬油…1小匙弱　醋…⅗小匙

作法

❶豆腐切成2塊。金菇去除根部，用滾水燙過後冷卻。

❷器皿中盛上豆腐與紫蘇葉、金菇，添上薑，淋上醋醬油。

糖醋白菜

材料　白菜…70g　薑…2g　醋…½大匙弱　砂糖…⅔小匙　鹽…0.3g

作法

❶白菜切成5㎝短條狀，煮過後冷卻。薑切絲。

❷混合醋、砂糖、鹽與薑，涼拌❶。

飯（165g）

水果•葡萄（100g）

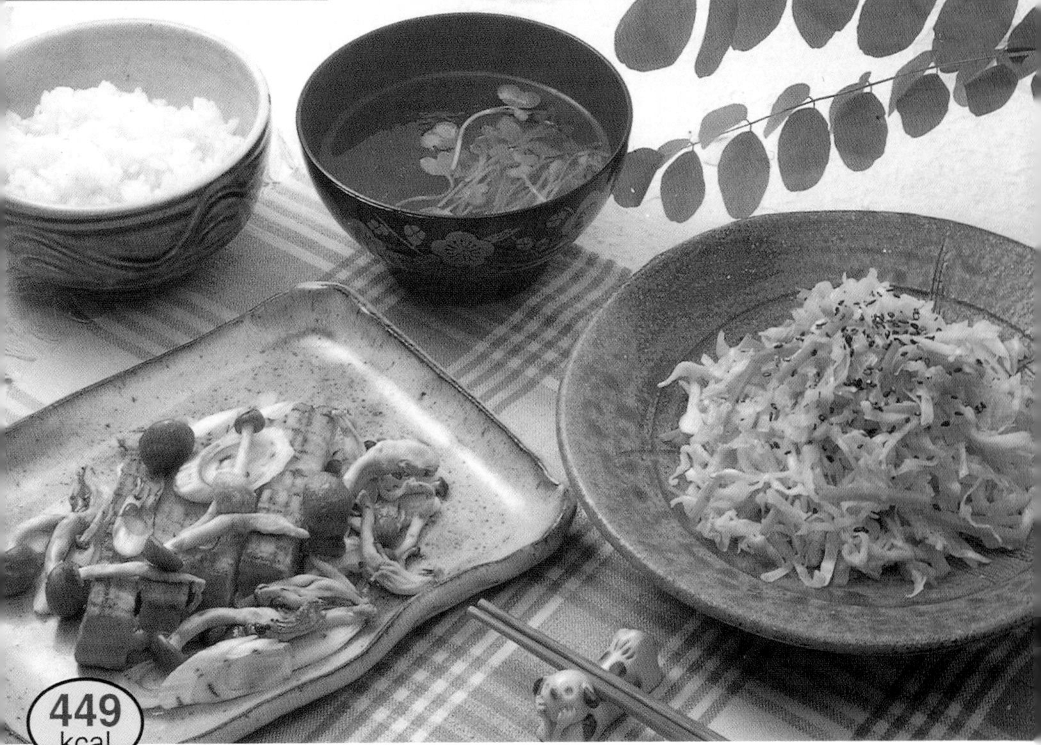

449 kcal

第4天 早餐

烤油豆腐

材料 油豆腐½塊…100g 玉蕈、蔥…各30g 薑…5g 醬油…1小匙

作法

❶玉蕈去蒂，分為小株。蔥斜切為5㎜寬。薑擦碎。

❷油豆腐放入簍子，用滾水澆淋去除油分，瀝乾水分。

❸將油豆腐、玉蕈、蔥鋪在鐵絲網上，兩面都烤成金黃色。

❹烤好的油豆腐切成1.5㎝寬，和玉蕈、蔥一起盛盤，鋪上薑泥，淋上醬油。

高麗菜沙拉

材料 高麗菜…80g 紅蘿蔔…30g 調味料（醋…1小匙 沙拉油…½小匙 醬油…⅓小匙） 炒過的黑芝麻…½小匙

作法

❶高麗菜、紅蘿蔔各自切成4~5㎝長的細絲。

❷混合調味料。拌❶的高麗菜和紅蘿蔔，撒上黑芝麻。

細海帶絲湯

材料 細海帶絲…5g 蘿蔔苗…5g 醬油…½小匙 滾水…½杯

作法

❶蘿蔔苗對半切開。

❷細海帶絲和蘿蔔苗放入碗中，倒入滾水，淋上醬油，充分混合即可食用。

飯（150g）

- 烤油豆腐
- 高麗菜沙拉
- 細海帶絲湯
- 飯

醣類	60.0g
蛋白質	19.0g
脂肪	15.5g
食鹽相當量	1.6g
鉀	881mg
鈣	361mg
鎂	91mg
食物纖維	5.8g

• 膽固醇…0mg

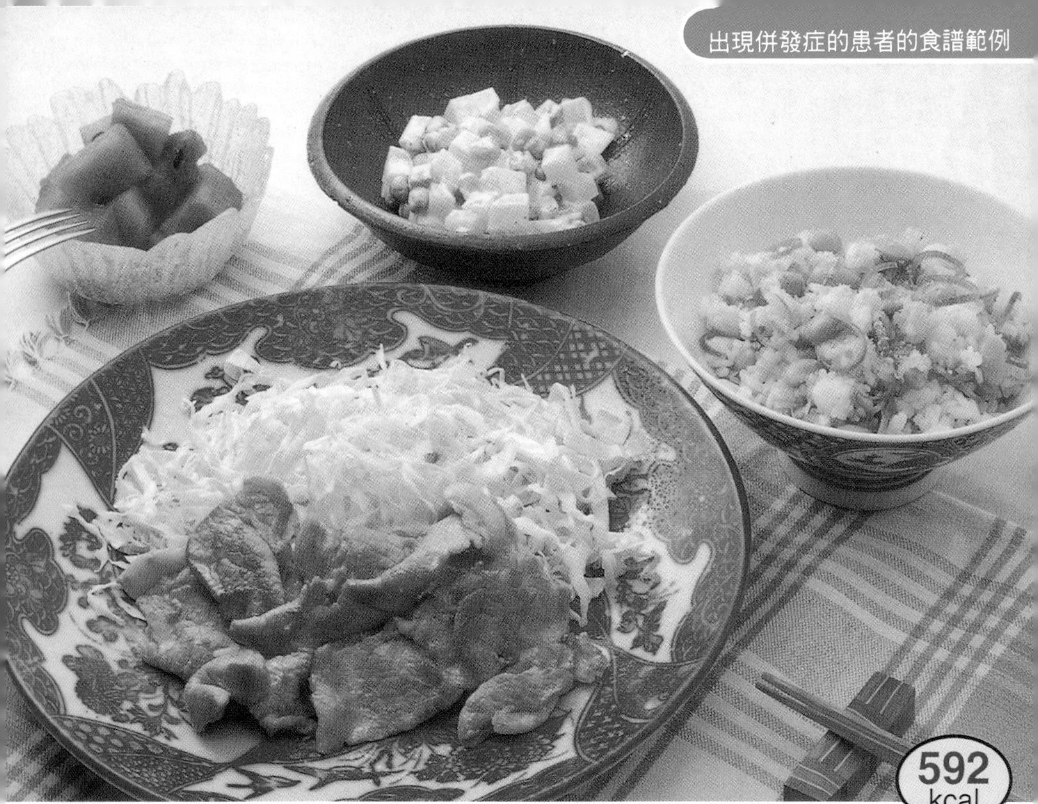

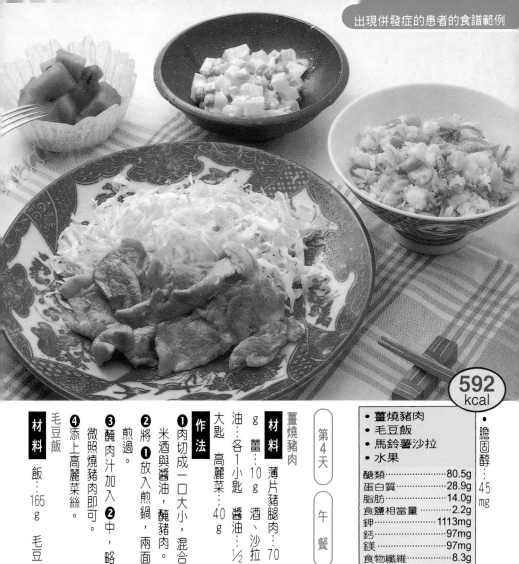

592 kcal

- 薑燒豬肉
- 毛豆飯
- 馬鈴薯沙拉
- 水果

醣類	80.5g
蛋白質	28.9g
脂肪	14.0g
食鹽相當量	2.2g
鉀	1113mg
鈣	97mg
鎂	97mg
食物纖維	8.3g

• 膽固醇…45mg

第4天 午餐

薑燒豬肉

材料 薄片豬腿肉…70g　薑…10g　酒、沙拉油…各1小匙　醬油…½大匙　高麗菜…40g

作法

❶肉切成一口大小，混合米酒與醬油，醃豬肉。

❷將❶放入煎鍋，兩面煎過。

❸醃肉汁加入❷中，略微照燒豬肉即可。

❹添上高麗菜絲。

毛豆飯

材料 飯…165g　毛豆豆莢…70g　蘘荷…5g　炒芝麻、醬油…各½小匙

作法

❶毛豆煮過，從豆莢中取出，去除薄皮。蘘荷切成小段。

❷❶和炒芝麻、醬油混合，再加入飯混合。

馬鈴薯沙拉

材料 馬鈴薯…50g　紅蘿蔔、玉米粒、冷凍青豆…各10g　美乃茲…1小匙　醋…⅔大匙　鹽…0.2g　胡椒…少許

作法

❶馬鈴薯、紅蘿蔔去皮，切成1㎝正方形，各自加水煮軟用後去除水分。

❷取出罐頭玉米粒，瀝乾水分。青豆用滾水略燙，瀝乾水分。

❸美乃茲與調味料混合，再加入馬鈴薯、紅蘿蔔、玉米粒與青豆涼拌。

水果•西瓜（可食部100g）

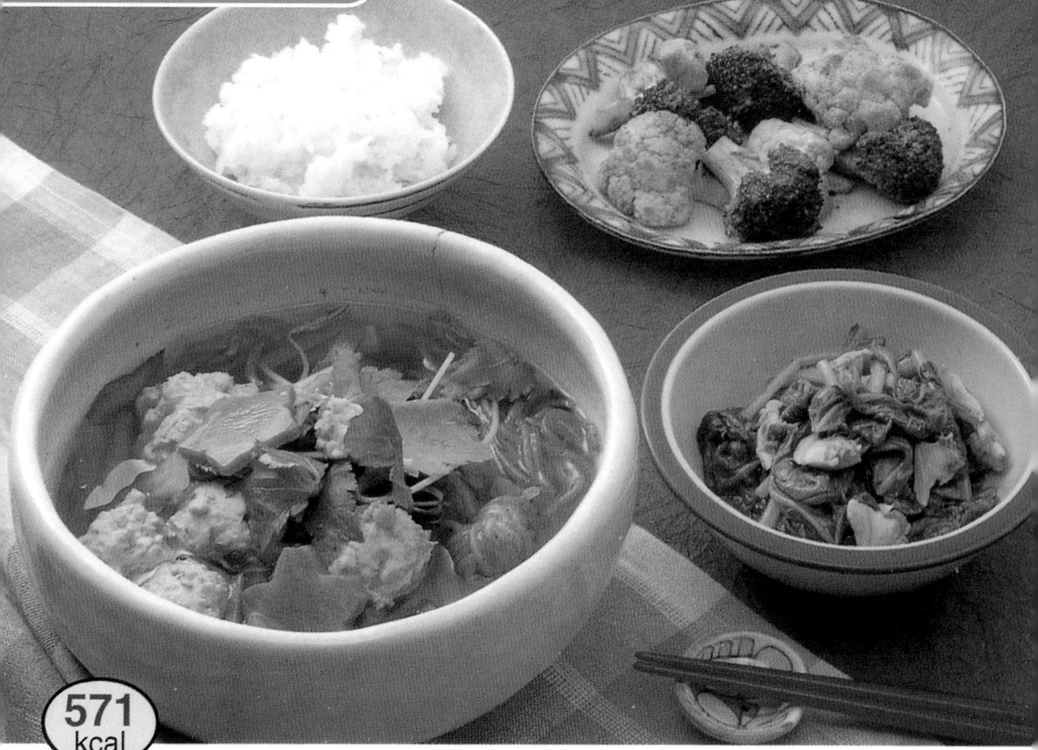

第4天　晚餐

雞肉丸子蔬菜鍋

材料　雞絞肉…85g　白蘿蔔…100g　蔥、蛋…各15g　紅蘿蔔…20g　細蔥、芹菜、牛蒡…各25g　蒟蒻絲…50g　高湯…150cc　薑泥…2g　A（酒…⅔小匙　鹽…0.2g）　B（醬油、酒…各½大匙　料理米酒…⅔小匙　砂糖…1.5g）

作法

❶絞肉和A與切碎的蔥、蛋充分混合。

❷白蘿蔔、紅蘿蔔切成5cm細絲。細蔥與芹菜切成5cm長。

❸牛蒡斜切成絲，浸泡醋水去除澀液。蒟蒻燙過。

❹高湯中加B，再加入薑泥，煮滾後用湯匙將❶撈起放入湯中，煮熟後加入蔬菜。

芥末拌菠菜蛤仔

材料　菠菜…80g　蛤仔肉…20g　酒…⅔小匙　高湯…1小匙　醬油…⅔小匙　芥末醬…¼小匙

作法

❶菠菜燙過，切成5cm長。

❷蛤仔用鹽水洗淨，加酒，炒煮到汁收乾為止。

❸混合高湯、醬油與芥末醬，拌❶與❷。

咖哩炒花菜與花椰菜

材料　花椰菜、花菜…各50g　沙拉油、咖哩粉…各½小匙　白葡萄酒…½大匙　鹽…0.1g　胡椒…少許

作法

❶花菜、花椰菜分為小株，煮過後再炒。

❷❶中加入調味料即可。

571 kcal

- 雞肉丸子蔬菜鍋
- 芥末拌菠菜蛤仔
- 咖哩炒花菜與花椰菜
- 飯(165g)

醣類	79.8g
蛋白質	33.1g
脂肪	11.1g
食鹽相當量	2.7g
鉀	2000mg
鈣	237mg
鎂	153mg
食物纖維	13.7g

• 膽固醇…151mg

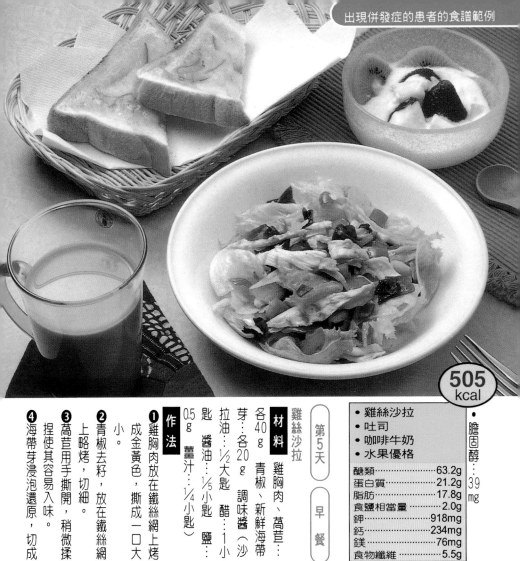

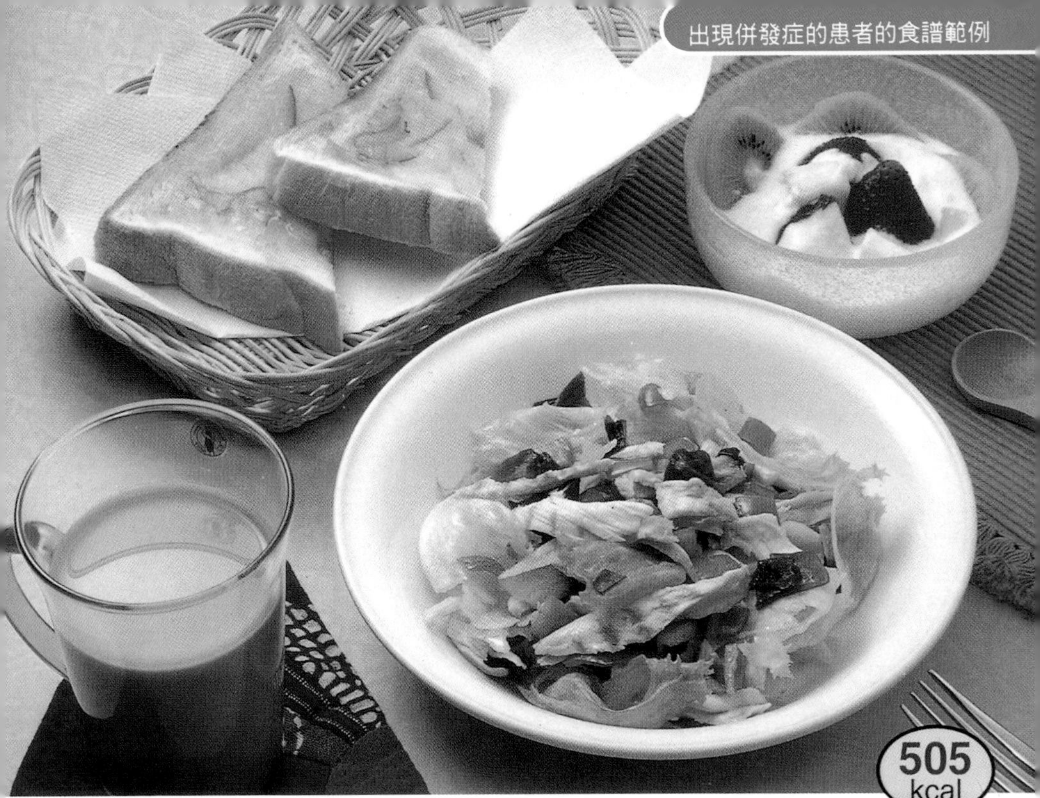

505 kcal

- 雞絲沙拉
- 吐司
- 咖啡牛奶
- 水果優格

醣類	63.2g
蛋白質	21.2g
脂肪	17.8g
食鹽相當量	2.0g
鉀	918mg
鈣	234mg
鎂	76mg
食物纖維	5.5g
膽固醇	39mg

第5天 早餐

雞絲沙拉

材料 雞胸肉、萵苣…各40g 青椒、新鮮海帶芽…各20g 調味醬（沙拉油…½大匙 醋…1小匙 醬油…⅕小匙 鹽…0.5g 薑汁…¼小匙）

作法

❶雞胸肉放在鐵絲網上烤成金黃色，撕成一口大小。
❷青椒去籽，放在鐵絲網上略烤，切細。
❸萵苣用手撕開，稍微揉捏使其容易入味。
❹海帶芽浸泡還原，切成一口大小。
❺調味料放入大碗中，用打蛋器混合，加入❶❷❸❹涼拌。

吐司

材料 切成6片的吐司麵包1片…60g 乳瑪琳…1小匙 橘子醬…1大匙

咖啡牛奶

材料 咖啡…½杯 牛乳…¼杯

水果優格

材料 奇異果…25g 草莓…30g 蘋果…50g 檸檬汁…1小匙 原味優格…100cc

作法

❶草莓洗淨、去蒂，切成易吃的大小。奇異果去皮，切成圓片。
❷蘋果去皮，切成一口大小，撒上檸檬汁避免變色。
❸將❶❷的水果放入器皿中，淋上優格。

第5天 午餐

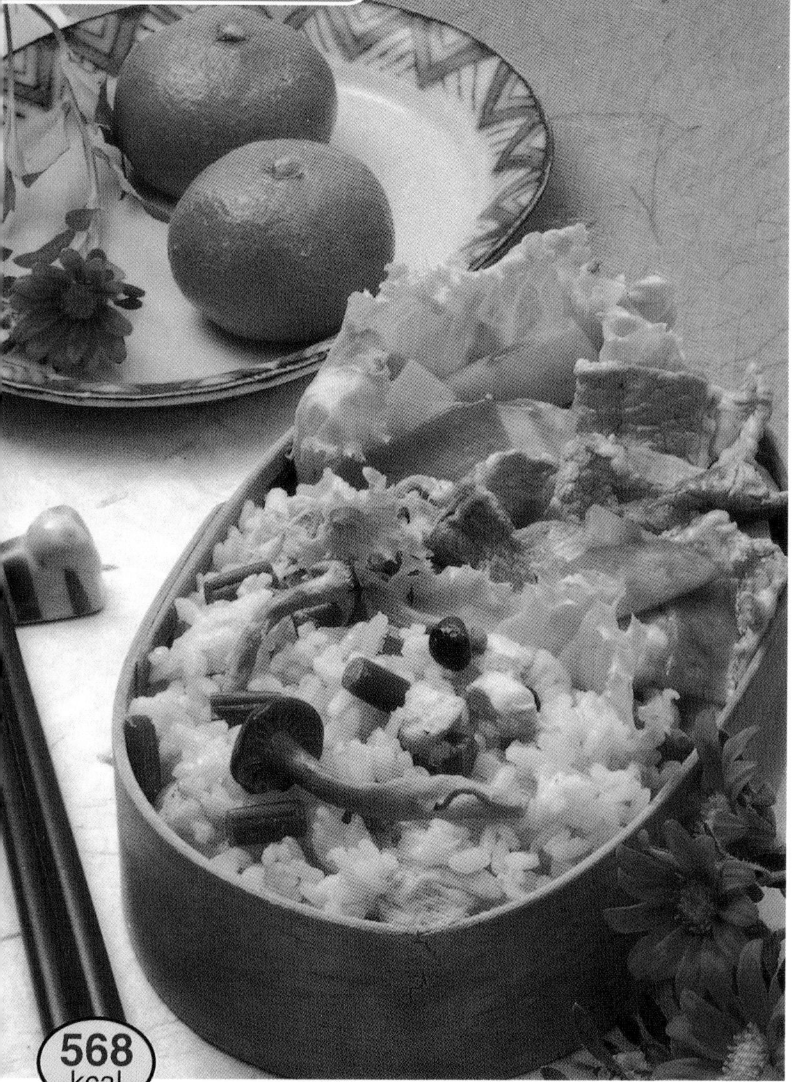

菇類飯

材料 米…90g 水…90cc 鮑茸（環帶乾酪菌）…15g 雞胸肉…40g 蒜苔…20g A（蠔油…1小匙 醬油…$\frac{1}{3}$小匙 麻油…$\frac{1}{2}$小匙 水…1大匙）

作法 ❶米洗淨，泡在水中30分鐘。

❷鮑茸切成適當大小。

❸雞胸肉去筋，對半縱切，從一端開始切成5mm寬。蒜苔切成2cm長。

❹混合A，再混入❷❸，擱置15分鐘。❶連水一起煮。

梅子醬拌煮豬肉蔬菜

材料 涮涮鍋用豬腿肉…60g 白蘿蔔…30g 紅蘿蔔…20g 萵苣…15g 梅子醬（梅肉、沙拉油…各1小匙 山葵泥…$\frac{1}{4}$小匙 醋…2小匙 醬油…$\frac{1}{5}$小匙）

作法 ❶將豬肉攤開，放入滾水涮一下，變白後取出，泡在冰水中冷卻，放入簍子瀝乾水分。

❷白蘿蔔、紅蘿蔔切成5cm薄片。

❸混合調味料，拌❶❷。塞入萵苣隔開菇類飯與肉。

568 kcal

- 菇類飯
- 梅子醬拌煮豬肉蔬菜
- 水果、橘子2個(100g)

醣類	87.4g
蛋白質	32.7g
脂肪	9.0g
食鹽相當量	2.2g
鉀	968mg
鈣	65mg
鎂	88mg
食物纖維	6.2g

• 膽固醇…58mg

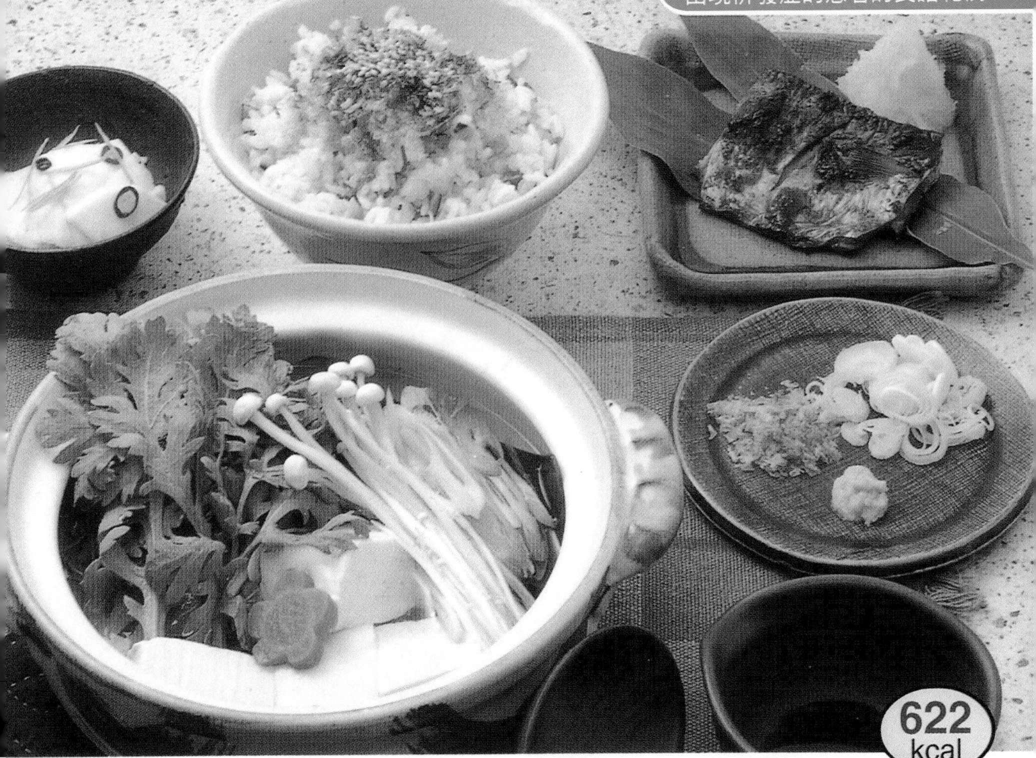

622 kcal

- 鹽燒鯖魚
- 湯豆腐
- 海帶芽飯
- 糖醋蕪菁

醣類	80.6g
蛋白質	34.0g
脂肪	17.0g
食鹽相當量	3.0g
鉀	601mg
鈣	299mg
鎂	148mg
食物纖維	6.7g

• 膽固醇…55mg

第5天 晚餐

鹽燒鯖魚

材料 鯖魚…70g 鹽…1/10小匙 烤魚醬（酒…1/5小匙 醬油…1小匙）白蘿蔔…30g

作法
❶鯖魚撒上鹽，劃開表皮，塗抹烤魚醬烤。
❷添上白蘿蔔泥。

湯豆腐

材料 嫩豆腐…100g 茼蒿…30g 金菇、蔥…各20g 紅蘿蔔…5g 海帶、蔥花…各2g 薑泥、柴魚片…各3g 醬油…1/2小匙

作法
❶豆腐切成適當大小。茼蒿去軸，金菇切掉根部。蔥斜切。紅蘿蔔切成花形。
❷煮滾海帶與七分滿的水後，加入❶煮熟為止。

海帶芽飯

材料 飯…220g 蔥花…5g 紅蘿蔔…10g 乾香菇…2g 魩仔魚…2.5g 新鮮海帶芽…15g 酒…1/5小匙 A（炒過芝麻、綠紫菜粉…各1g 柴魚片…2g）

作法
❶香菇浸泡還原，去軸。紅蘿蔔切碎。魩仔魚用滾水澆淋。海帶芽切成適當大小。
❷炒蔥與❶，放入飯，加入酒炒，淋上A。

糖醋蕪菁

材料 蕪菁…30g 醋…1/2小匙 砂糖…1/3小匙 鹽…0.1g 柳橙皮、紅辣椒…各少許

作法
❶蕪菁去皮，分為4瓣，切成薄片。柳橙、紅辣椒切細。
❷混合調味料，加入柳橙與紅辣椒，醃漬蕪菁。

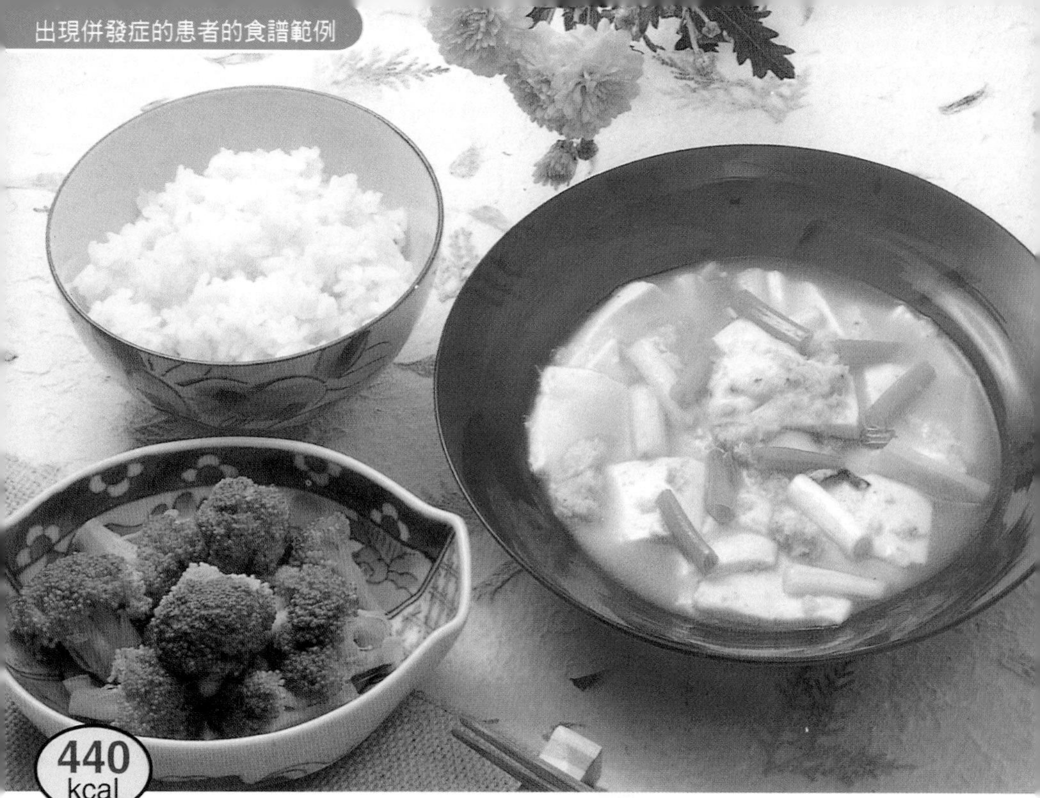

440 kcal

- 蟹肉豆腐
- 花椰菜拌芥末
- 飯

醣類	63.2g
蛋白質	20.9g
脂肪	10.1g
食鹽相當量	2.1g
鉀	724mg
鈣	203mg
鎂	88mg
食物纖維	5.1g

• 膽固醇…15mg

第6天 早餐

蟹肉豆腐

材料 嫩豆腐半塊…150g 罐頭蟹肉…30g 細蔥2根…10g 沙拉油…1小匙 中式高湯…1/3小杯 酒…1/2大匙 鹽…0.7g 胡椒…少許 太白粉…1/2小匙 水…1小匙

作法

❶豆腐對半縱切後，從一端開始切成5㎜寬。

❷去除罐頭蟹肉的汁液及軟骨，略微撕碎。

❸細蔥切成3～4㎝長。

❹煎鍋中熱沙拉油，放入❷的蟹肉略炒，再加入高湯與豆腐。

❺搖動鍋子，汁液沾滿材料後撒上細蔥。

❻於❺中加入酒、鹽、胡椒調味，煮到豆腐熟了為止。

❼加入太白粉水勾芡。

花椰菜拌芥末

材料 花椰菜…80g 芥末醬…1/4小匙 醬油…1小匙 高湯…1小匙

作法

❶花椰菜分為小株，煮過，放入簍子瀝乾水分。

❷芥末醬中加入醬油、高湯調勻。

❸用❷拌❶後盛盤。

飯（165g）

第6天　午餐

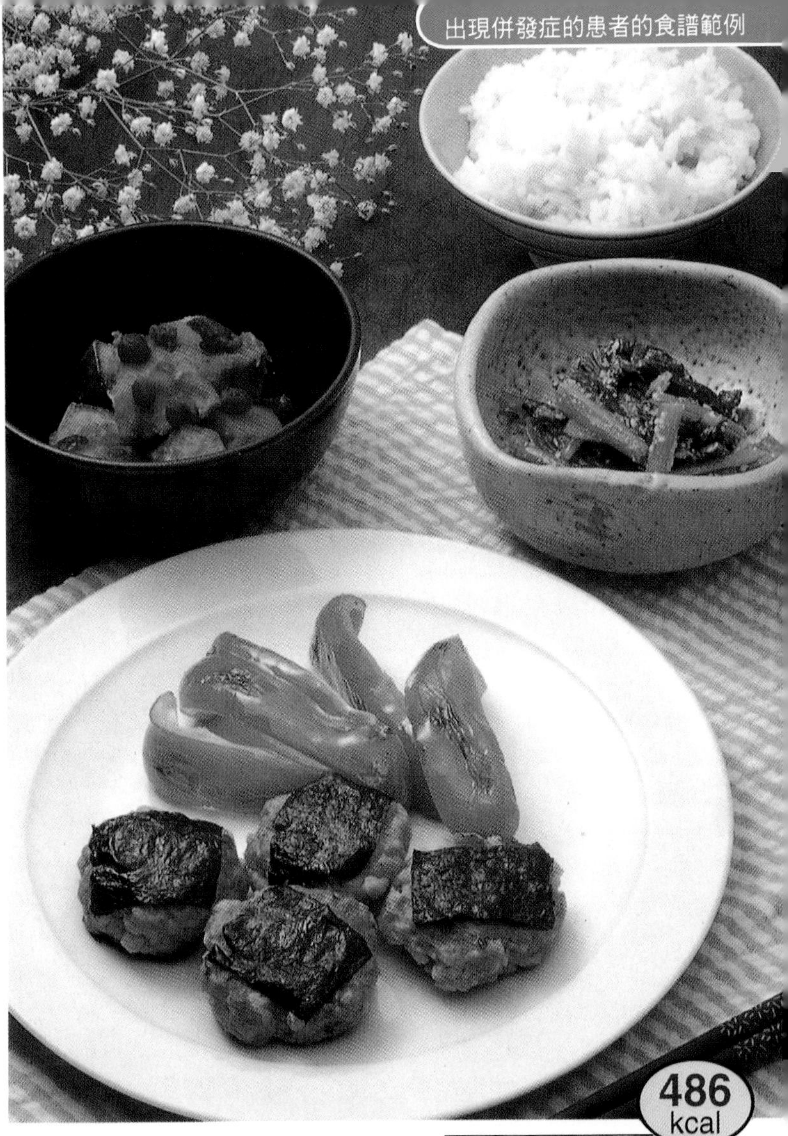

煎魚肉山芋餅

材料 豬瘦肉絞肉…60g　魚肉山芋餅…30g　酒、太白粉…各½小匙　海苔2cm正方形…8片　青椒…30g　沙拉油…⅓小匙

作法
❶青椒縱切成4瓣。
❷絞肉調勻。魚肉山芋餅搗碎後加入絞肉中，加入酒、太白粉充分混合。分為4等分，捏成圓形，兩面貼上海苔後兩面煎過。
❸添上炒青椒。

486 kcal

- 煎魚肉山芋餅
- 南瓜煮小紅豆
- 小油菜乳酪沙拉
- 飯(飯165g＋炒過的黑芝麻1/4小匙)

醣類	72.8g
蛋白質	25.7g
脂肪	8.6g
食鹽相當量	1.0g
鉀	904mg
鈣	285mg
鎂	69mg
食物纖維	6.2g

• 膽固醇…44mg

南瓜煮小紅豆

材料 南瓜…80g　熟小紅豆（罐頭）…10g

作法
❶南瓜切成易吃的大小，放入微波爐加熱1～2分鐘。
❷加入熟小紅豆混合。

小油菜乳酪沙拉

材料 小油菜…70g　乳酪調味醬（乳酪粉…1＋½小匙　檸檬汁、沙拉油…各½小匙）

作法
❶小油菜燙過，切成3cm長。
❷混合乳酪粉、檸檬汁與沙拉油，做成調味醬。
❸用❷涼拌❶。

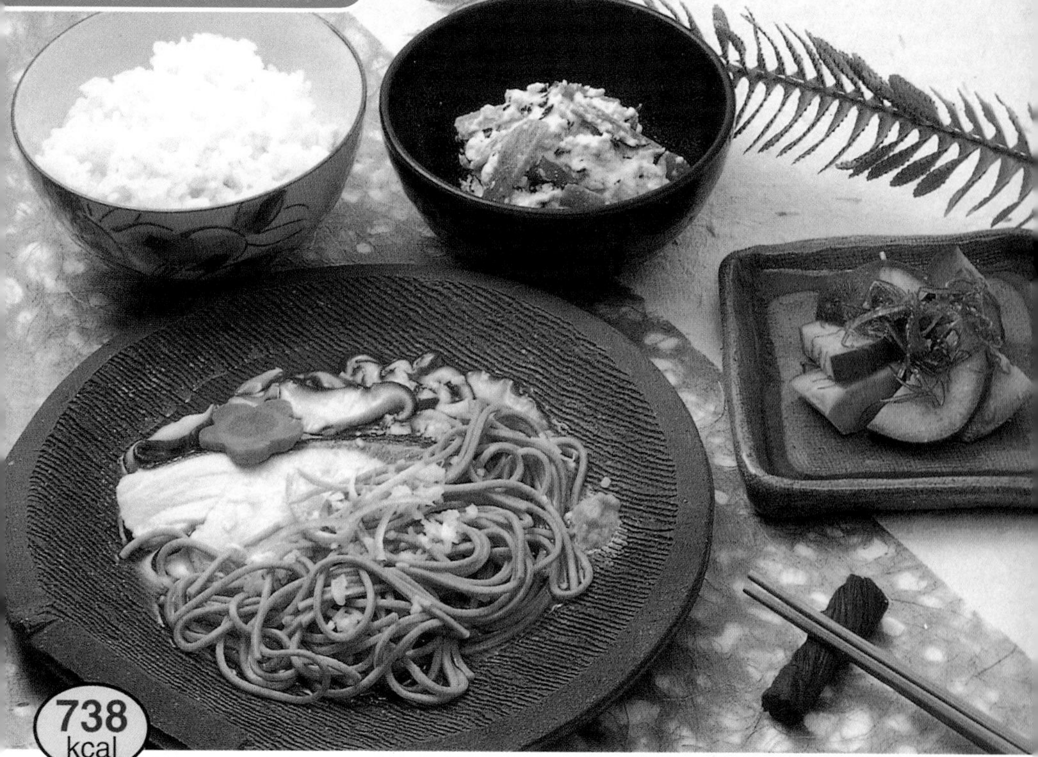

738 kcal

第6天 晚餐

魚蒸麵

材料 鰤魚…70g 酒、料理米酒、醬油…各1小匙 乾蕎麥麵、新鮮香菇…各20g 紅蘿蔔、蔥…各5g 柳橙皮、山葵醬…各少許 高湯…50cc

作法

❶鰤魚撒上酒。蕎麥麵煮過。香菇去蒂，紅蘿蔔切成花形。蔥切成蔥花，柳橙皮切絲。

❷深碗中加入鰤魚、香菇、紅蘿蔔，大火蒸8分鐘，再放入蕎麥麵蒸2分鐘。

❸煮滾高湯、料理米酒與醬油，淋在❷上，添上蔥、柳橙皮和山葵醬。

糖醋羊栖菜

材料 乾羊栖菜…4g 紅蘿蔔、芝麻…各5g 蒟蒻…20g 砂糖…1小匙 鹽…$\frac{1}{10}$小匙 醋…$\frac{1}{2}$小匙 碎豆腐…50g

作法

❶羊栖菜浸泡還原，用滾水燙過。紅蘿蔔、蒟蒻切成短條狀。

❷煮❶的材料。

❸用研缽研磨芝麻、砂糖與鹽，加入豆腐與醋繼續研磨。

❹將❷加入❸中混合。

甘藷炒煮海帶絲

材料 甘藷…50g 海帶絲…3g 油、酒、砂糖…各1小匙 醬油…$\frac{1}{2}$小匙

作法

❶甘藷切塊。海帶絲泡水（浸泡汁擱置待用）。

❷炒海帶絲，放入❶的浸泡汁，煮軟為止。加入甘藷、調味料再煮。

- 魚蒸麵
- 糖醋羊栖菜
- 甘藷炒煮海帶絲
- 飯(140g)

醣類	105.8g
蛋白質	33.7g
脂肪	27.5g
食鹽相當量	2.4g
鉀	1236mg
鈣	328mg
鎂	162mg
食物纖維	7.0g

- 膽固醇…49mg

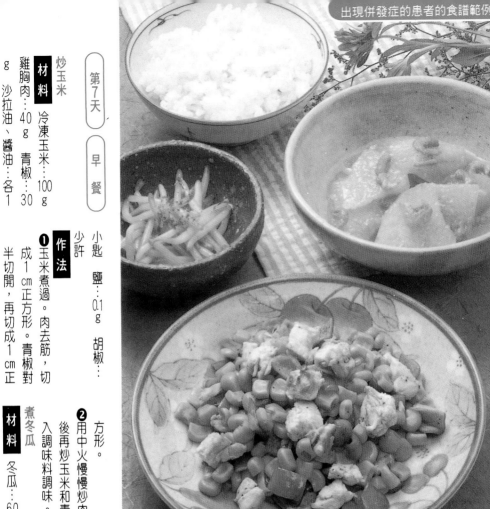

第7天 早餐

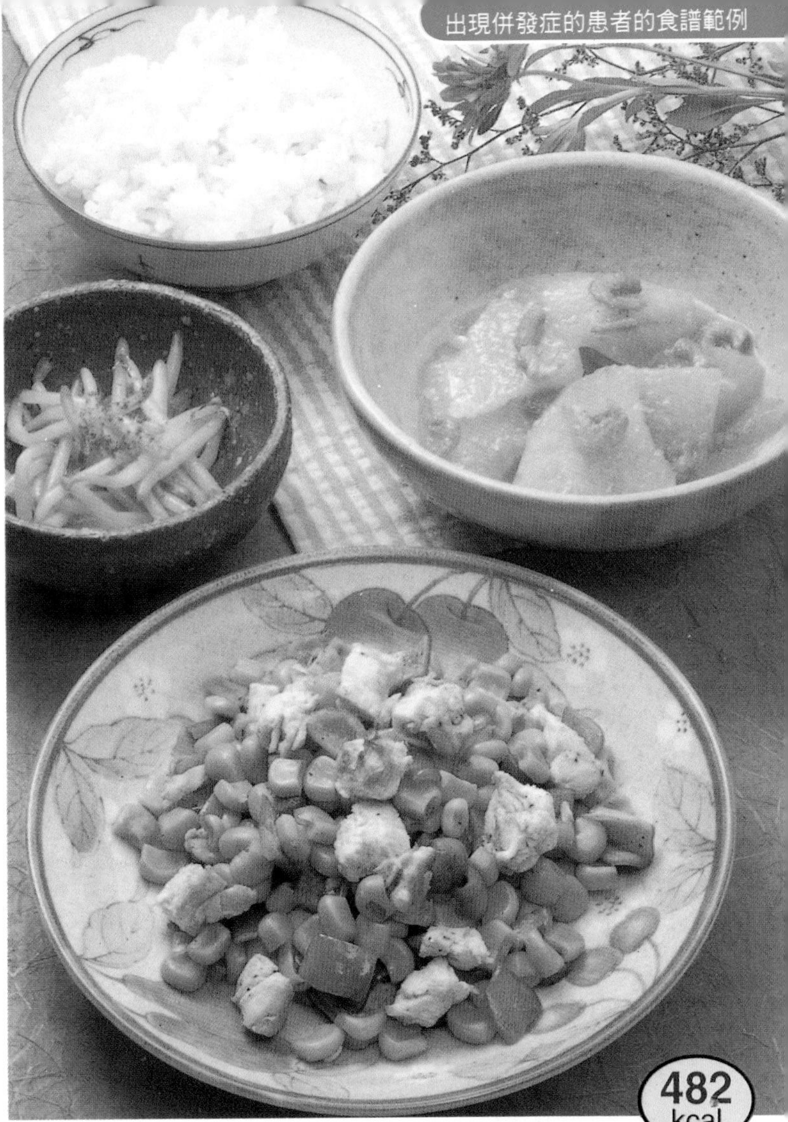

炒玉米

材料 冷凍玉米…100g　雞胸肉…40g　青椒…30g　沙拉油、醬油…各1小匙　鹽…0.1g　胡椒…少許

作法
❶玉米煮過。肉去筋，切成1cm正方形。青椒對半切開，再切成1cm正方形。
❷用中火慢慢炒肉，肉熟後再炒玉米和青椒。加入調味料調味。

煮冬瓜

材料 冬瓜…60g　乾蝦…2g　沙拉油、酒…各1小匙　中式高湯…1/2杯　鹽…0.3g

作法
❶冬瓜切成5mm厚銀杏形。蝦用溫水浸泡還原。
❷炒❶加入調味料，煮滾後關小火再煮10分鐘。

芥末拌豆芽

材料 黃豆芽…40g　芥末醬…1/3小匙　醬油…2/3小匙　醋…1小匙　麻油…1/4小匙　辣椒粉…少許

作法
❶乾炒黃豆芽。
❷混合調味料，拌❶，撒上辣椒粉。

482 kcal

- 炒玉米
- 煮冬瓜
- 芥末拌豆芽
- 飯(140g)

醣類	68.8g
蛋白質	21.2g
脂肪	11.4g
食鹽相當量	1.5g
鉀	806mg
鈣	77mg
鎂	81mg
食物纖維	6.2g

• 膽固醇…27mg

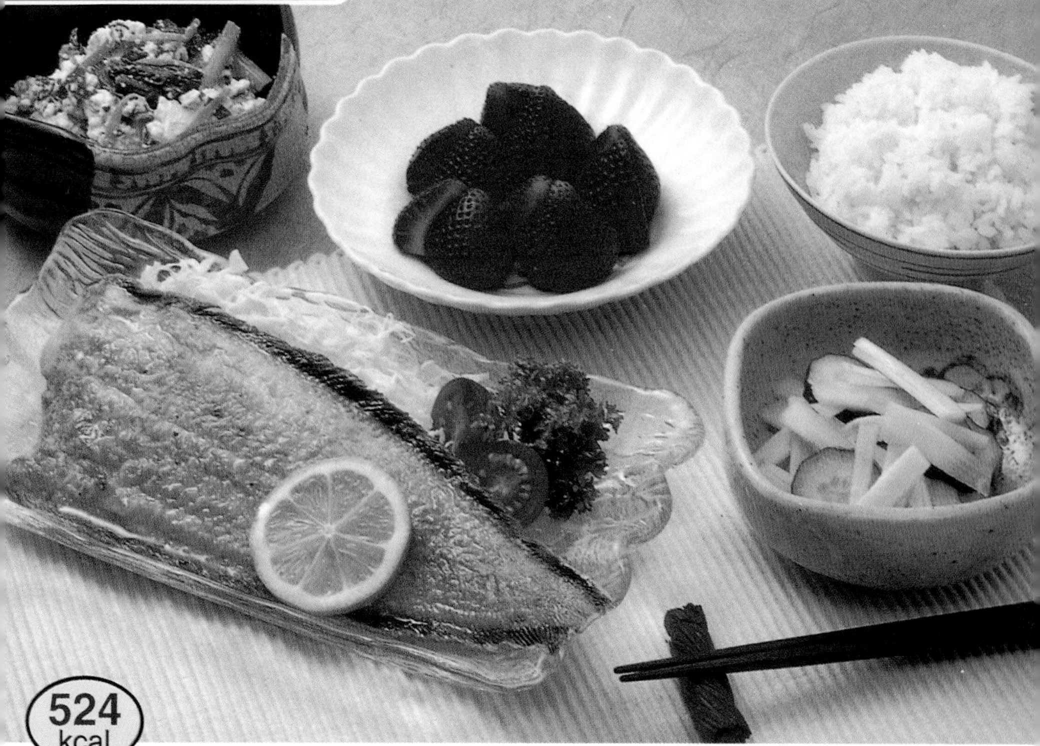

524 kcal

第7天 午餐

煎箬鰨魚

材料 箬鰨魚…80g 胡椒…少許 鹽…0.5g 麵粉…1+⅓小匙 奶油…1小匙 高麗菜、小番茄…各20g 檸檬…10g 荷蘭芹…2g

作法

❶箬鰨魚去皮，去除不需要的部分，兩面撒上胡椒、鹽擱置，5～6分鐘後沾麵粉。

❷盛盤時擺在表面的一側先開始用奶油煎，最初20秒用大火煎，再用小火邊翻動邊煎2分鐘，背面也以同樣方式煎。

❸將❷鋪在高麗菜絲上，添上薄片檸檬，再添上小番茄與荷蘭芹。

- 煎箬鰨魚
- 白色涼拌菜
- 二杯醋小黃瓜土當歸
- 飯(165g)
- 水果・草莓(100g)

醣類	75.7g
蛋白質	28.8g
脂肪	11.6g
食鹽相當量	2.0g
鉀	1033mg
鈣	296mg
鎂	106mg
食物纖維	5.7g

• 膽固醇…60mg

白色涼拌菜

材料 傳統豆腐…70g 紅蘿蔔…5g 乾香菇…1g 小油菜…30g 木耳…1.5g 白芝麻…1+⅔小匙 淡味醬油…½小匙 砂糖…3g

作法

❶豆腐用布包住，壓上重石擠乾水分。

❷浸泡還原的香菇和紅蘿蔔剁碎，各自略炒。

❸小油菜燙過，切成3cm長。

❹木耳浸泡還原，用滾水澆淋，去除硬的部分，切細。

❺炒芝麻放入研缽研碎，加入❶再研磨，加入❷❸調味料混合，拌❹。

二杯醋小黃瓜土當歸

材料 小黃瓜…40g 土當歸…10g 醋…⅖小匙 醬油…½小匙

作法

❶土當歸切成4cm長，去皮，切成短條狀，泡入醋水中去除澀液。

❷醋和醬油混合，拌❶及小黃瓜片。

第7天 晚餐

豆腐煮魚

材料 傳統豆腐…150g 新鮮鱈魚…70g 茼蒿…50g 蔥、新鮮香菇…各20g 辣椒粉…少許 高湯…1+1/3杯 低鹽味噌…9g 豆瓣醬…1/4小匙 酒、麻油…各1小匙 炒過的白芝麻…1/2小匙

作法

❶豆腐用脫水紙包住，去除水分，切成3cm×1cm方形。

❷魚切成適當大小。茼蒿可食部切成2段。蔥斜切。香菇傘對切後斜切。

❸煮滾高湯，加入味噌、豆瓣醬、酒、麻油混合，放入❶與魚煮4分鐘，加入蔥和香菇，最後放入茼蒿。

❹在❸撒上辣椒粉和芝麻。

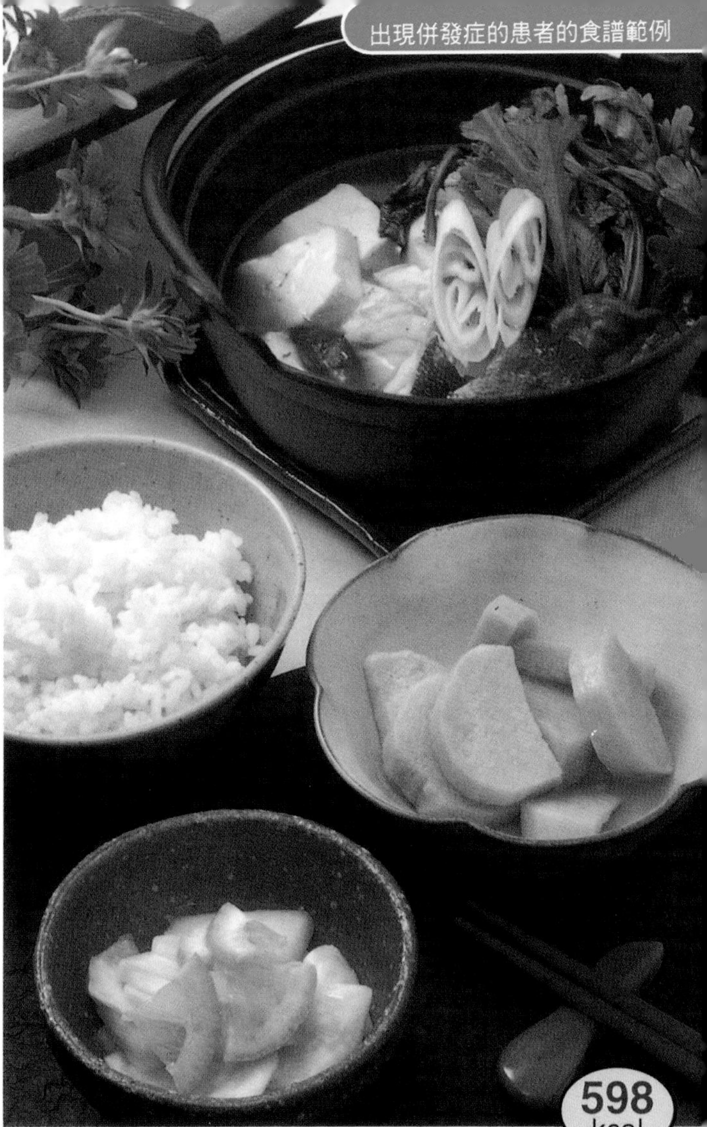

煮山藥

材料 山藥…80g 高湯…2/3杯 鹽…0.5g 砂糖…2/3大匙

作法

❶山藥去皮，切成1cm厚半月形，浸泡在醋水中。

❷煮滾❶與高湯，小火煮5分鐘。加入調味料，再煮10～15分鐘。

風味蕪菁

材料 蕪菁…50g 鹽…0.1g 檸檬…1/8個 醋、砂糖、麻油…各1小匙 鹽…0.3g

作法

❶蕪菁切成薄半月形，撒上0.1g鹽，泡軟後擠乾汁液。檸檬切成銀杏形。

❷混合調味料，拌❶。

598 kcal

- 豆腐煮魚
- 煮山藥
- 風味蕪菁
- 飯(165g)

醣類	82.6g
蛋白質	31.6g
脂肪	14.8g
食鹽相當量	1.5g
鉀	1440mg
鈣	346mg
鎂	128mg
食物纖維	6.8g

• 膽固醇…42mg

第2章

對高血壓與動脈硬化非常有效的手工料理

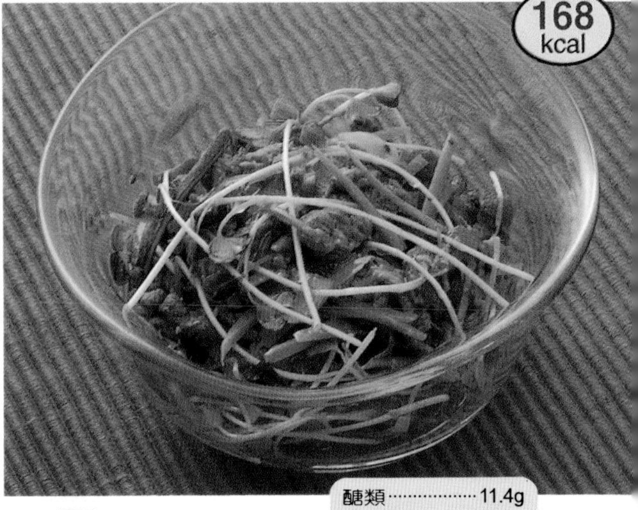

牛肉海帶日式沙拉

材料　烤肉用牛肉…50g　海帶…1/3片　小黃瓜…1/3根　蘿蔔苗、紅蘿蔔…各10g　酒、醋…各1/3小匙　醬油、沙拉油…各1/4小匙　鹽…0.1g　芥末汁（芥末醬…1/4小匙　醬油…1/2小匙　沙拉油…2小匙　醋…1大匙　高湯…1/2大匙　胡椒…少許）

作法

❶牛肉切絲，炒過，滴幾滴酒和醬油。

❷海帶煮過，滴幾滴醋和醬油，再混合1/4小匙沙拉油。

❸小黃瓜切成適當大小，用鹽揉搓，清洗後擠乾水分。蘿蔔苗切掉根部。紅蘿蔔切絲。

❹大碗中混合芥末汁材料。

❺將❶❷❸加入❹中混合。

醣類	11.4g
蛋白質	13.9g
脂肪	12.0g
食鹽相當量	2.5g
鉀	1348mg
鈣	106mg
鎂	36mg
食物纖維	1.1g

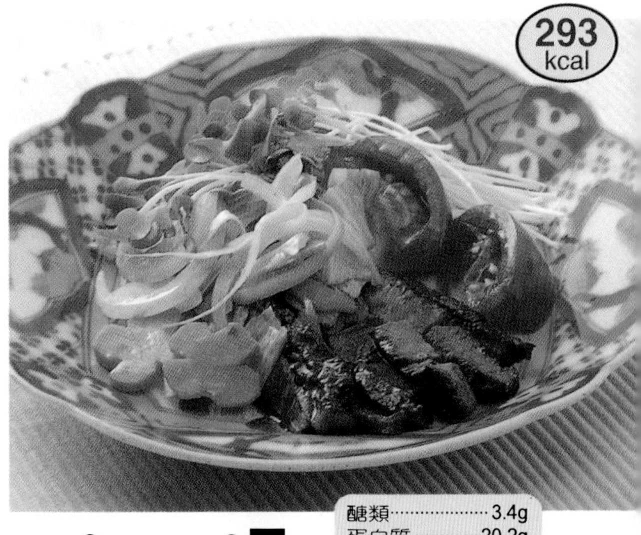

簡式煎牛肉

材料　牛裏脊肉…100g　鹽…1g＋0.5g　沙拉油…1小匙弱　白葡萄酒…1大匙　蘿蔔苗…10g　番茄…70g　芥末粒…少許　蔬菜（洋蔥、高麗菜、紅蘿蔔等）…計30g

作法

❶牛肉加入1g鹽揉搓，用綿線綁成美麗的形狀。

❷用煎鍋煎肉的周圍，撒上葡萄酒，將蔬菜鋪在肉上，用大碗蓋起來，小火煎15分鐘，再切成薄片。

❸用剩下的鹽調理煎汁的味道，做成調味醬。

❹器皿中盛入煎牛肉，淋上調味醬，擺上蘿蔔苗和番茄，添上芥末粒或薑泥。

醣類	3.4g
蛋白質	20.2g
脂肪	19.9g
食鹽相當量	1.6g
鉀	512mg
鈣	17mg
鎂	28mg
食物纖維	0.7g

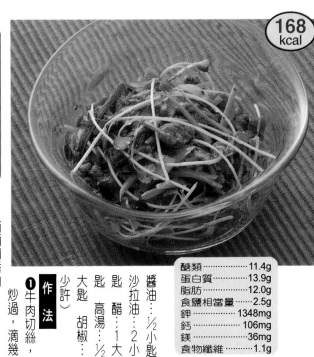

豬肉淋咖哩調味醬

162 kcal

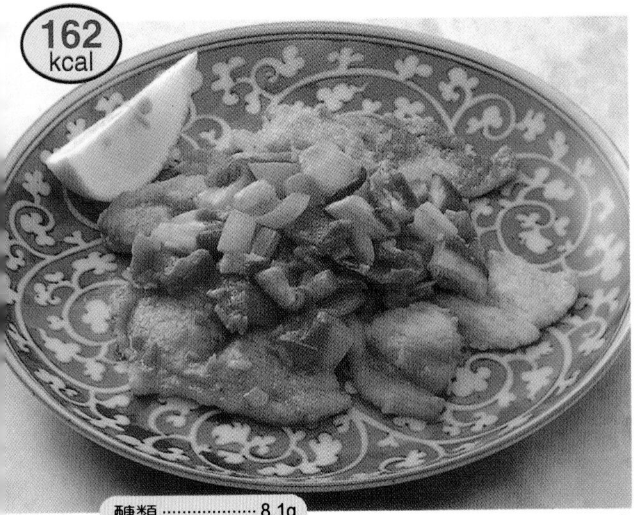

材料 豬腿瘦肉…60g 鹽…0.5g＋0.3g 胡椒…少許 麵粉…1小匙 沙拉油…¾小匙 蒜…1g 蔥、番茄…各30g 青椒、西洋芹、新鮮香菇、檸檬…各10g 乳瑪琳…3g 咖哩粉…½小匙

作法

❶豬肉撒上鹽（0.5g）與胡椒，沾麵粉，用沙拉油兩面煎過。

❷加熱乳瑪琳炒蒜末，再加入切成1㎝正方形的洋蔥、番茄、青椒、西洋芹與香菇拌炒，撒上咖哩粉、鹽（0.3g）與胡椒。

❸器皿中鋪上豬肉，淋上❷的蔬菜、調味醬，添上切成梳形的檸檬。

醣類	8.1g
蛋白質	14.1g
脂肪	7.7g
食鹽相當量	0.4g
鉀	356mg
鈣	17mg
鎂	23mg
食物纖維	1.5g

芝麻炸豬肝

231 kcal

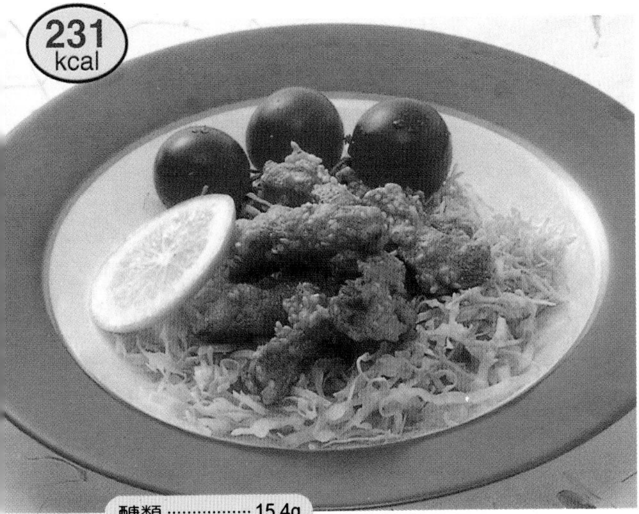

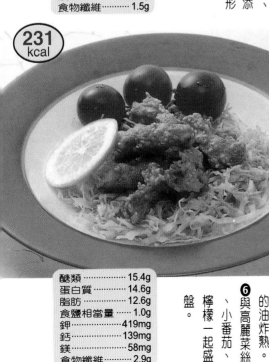

材料 豬肝、高麗菜…各50g 醃料（醬油…1小匙 料理米酒…½小匙 砂糖…⅓小匙 薑末、蒜末…各少許） 麵粉…⅔大匙 水…½大匙 芝麻…1大匙 炸油…適量 小番茄…3個 檸檬…5g

作法

❶豬肝切成棒狀，放入水中去除血液。

❷混合醃汁材料。

❸將瀝乾水分的❶醃在❷中，擱置30分鐘以上。

❹麵粉與水混合，撒在❸的豬肝上，撒上芝麻。

❺將❹用160℃的油炸熟。

❻與高麗菜絲、小番茄、檸檬一起盛盤。

醣類	15.4g
蛋白質	14.6g
脂肪	12.6g
食鹽相當量	1.0g
鉀	419mg
鈣	139mg
鎂	58mg
食物纖維	2.9g

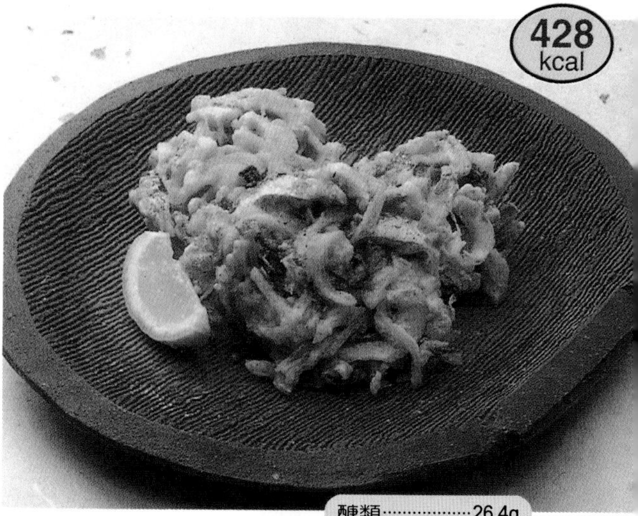

428 kcal

炸沙丁魚

材料

沙丁魚1尾…70g　洋蔥…50g　麵衣（蛋…12g　水…30cc　麵粉…25g）　鴨兒芹…10g　白蘿蔔泥…30g　薑…3g　炸油…15g　檸檬…10g　鹽…0.3g

作法

❶沙丁魚切成3片，去除腹骨，斜切成1cm寬細絲，略微撒上鹽。

❷洋蔥切成薄片。鴨兒芹略切。

❸將❶與❷混合，撒上麵粉擱置待用。

❹做麵衣，加入❸中，用杓子調整形狀，放入170℃的炸油中炸。

❺❹盛盤，添上檸檬。

醣類	26.4g
蛋白質	17.8g
脂肪	26.4g
食鹽相當量	1.0g
鉀	493mg
鈣	84mg
鎂	33mg
食物纖維	2.7g

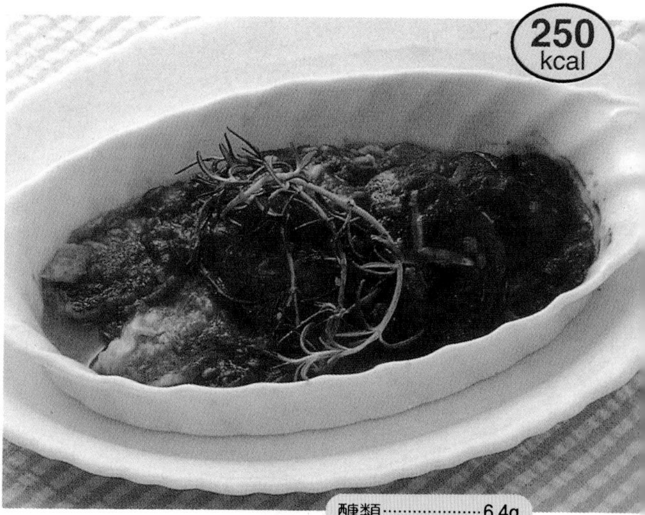

250 kcal

香草燒沙丁魚香菇

材料

沙丁魚…90g　麵粉、橄欖油…各1小匙　鹽…0.1g×2　胡椒…少許　新鮮香菇…20g　迷迭香…2根　番茄調味醬（罐頭水煮番茄…1/4杯　松香…1/8小匙　蒜末…1g　碎香菇…5g）

作法

❶去除沙丁魚的頭和內臟，再切成3片，去除水分，撒上鹽、胡椒及麵粉，用橄欖油煎。香菇也用橄欖油兩面煎過。

❷鍋中放入番茄調味醬材料，煮滾後再煮5~6分鐘，用鹽、胡椒調味。

❸鍋中排入沙丁魚，淋上❷，鋪上香菇和迷迭香，用烤箱烤5~6分鐘。

醣類	6.4g
蛋白質	18.6g
脂肪	16.7g
食鹽相當量	1.4g
鉀	480mg
鈣	70mg
鎂	39mg
食物纖維	1.5g

南蠻漬小竹筴魚

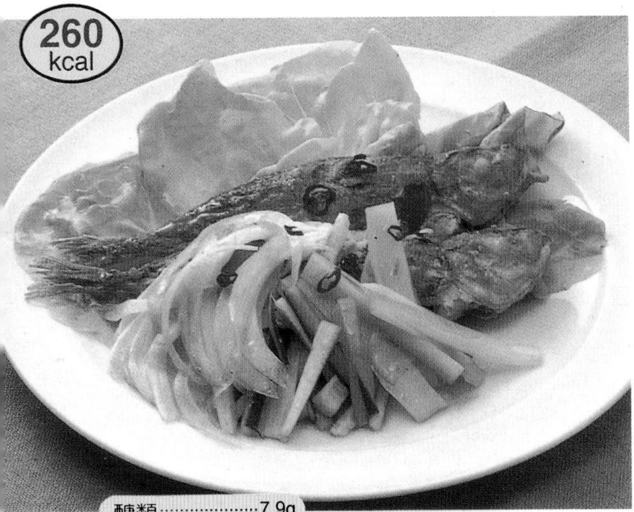

260 kcal

材料 小竹筴魚…90g　麵粉…$\frac{1}{2}$大匙　鹽、胡椒…少許　西洋芹…15g　洋蔥…10g　小黃瓜…20g　紅辣椒…$\frac{1}{3}$根　醃料（醋…1大匙　水…$\frac{2}{3}$大匙　醬油、砂糖…各1小匙　鹽…0.1g）　生菜…10g

作法

❶去除竹筴魚不需要的部分，洗淨，去除水分，撒上鹽、胡椒。

❷紅辣椒用滾水浸泡還原，切成2段、去籽，與醃料混合。

❸❶撒上一層薄薄的麵粉，放入170℃的油中慢慢炸，然後醃在❷中。

❹西洋芹、小黃瓜切絲。洋蔥切成薄片泡在冷水中，撈起瀝乾水分。

❺魚入味後加入❹，擺在鋪著生菜的器皿中。

醣類	7.9g
蛋白質	18.0g
脂肪	16.3g
食鹽相當量	1.5g
鉀	384mg
鈣	73mg
鎂	38mg
食物纖維	0.5g

煎竹筴魚包

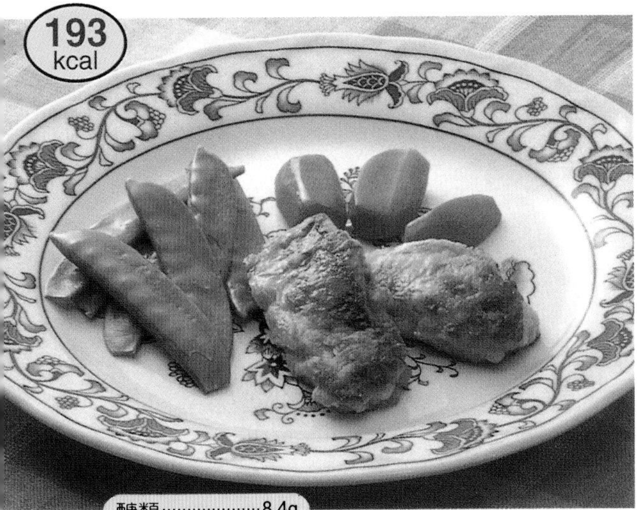

193 kcal

材料 竹筴魚…80g　胡椒…少許　洋蔥…10g　香菇…1g　紫蘇葉…1g　蛋黃…3g　芥末粉…1g　鹽…0.3g　麵粉…1小匙　沙拉油…$\frac{3}{4}$小匙　豌豆片…30g　紅蘿蔔…30g　砂糖…$\frac{2}{3}$小匙

作法

❶竹筴魚切成3片，撒上胡椒。

❷洋蔥、香菇、紫蘇葉切碎。蛋黃、芥末粉、鹽混合。

❸在竹筴魚的腹側塗上❷，將竹筴魚黏在一起。

❹❸裹上麵粉，用沙拉油炸出美麗的顏色。

❺煮過的豌豆片、用砂糖煮的甜紅蘿蔔和❹一起盛盤。

醣類	8.4g
蛋白質	17.1g
脂肪	9.6g
食鹽相當量	0.6g
鉀	469mg
鈣	90mg
鎂	38mg
食物纖維	2.0g

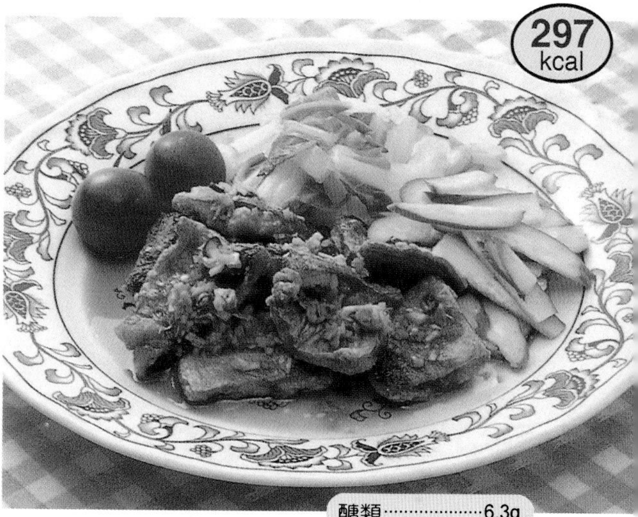

297 kcal

香漬秋刀魚

材料　秋刀魚3片…70g　酒…½小匙　薑汁…少許　麵粉…1小匙　炸油…8g　白菜…40g　小黃瓜…15g　小番茄…10g　醃料（醬油、酒、高湯…各1小匙　砂糖…⅓小匙　麻油…¼小匙　紅辣椒、薑、蒜…各少許　長蔥…5g）

作法

❶秋刀魚切成3~4片，放入酒、薑汁中醃過。

❷長蔥、薑、蒜與紅辣椒切碎，和醃料材料混合。

❸❶沾麵粉，放入170℃的油中炸，炸好後立刻放入❷中醃漬。

❹白菜燙過，切成短條狀。小黃瓜對半縱切，斜切成薄片。

❺與❸❹和小番茄一起盛盤。

醣類	6.3g
蛋白質	16.0g
脂肪	21.4g
食鹽相當量	1.0g
鉀	299mg
鈣	76mg
鎂	32mg
食物纖維	1.0g

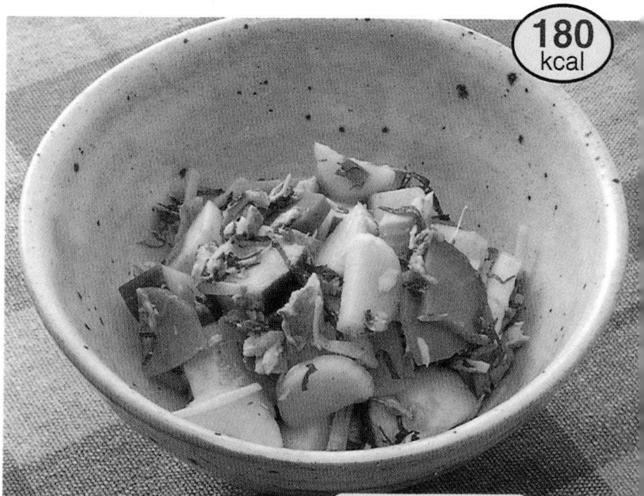

180 kcal

醋拌秋刀魚

材料　秋刀魚…70g　鹽…0.1g　小黃瓜…30g　紅蘿蔔…20g　土當歸…15g　紫蘇葉…1片　薑…少許　調味料（醋、高湯…各½大匙　鹽、砂糖…各⅛小匙）

作法

❶秋刀魚撒上鹽，烤過、掰碎。

❷小黃瓜、紅蘿蔔、土當歸切成短條狀。

❸紅蘿蔔略煮，冷卻。土當歸泡入醋水中去除澀液，瀝乾水分。

❹紫蘇葉切細。薑切絲。

❺混合調味料，涼拌秋刀魚、小黃瓜、紅蘿蔔、土當歸、紫蘇與薑。

醣類	2.5g
蛋白質	15.0g
脂肪	11.4g
食鹽相當量	0.8g
鉀	283mg
鈣	71mg
鎂	27mg
食物纖維	1.0g

牛乳什錦粥

297 kcal

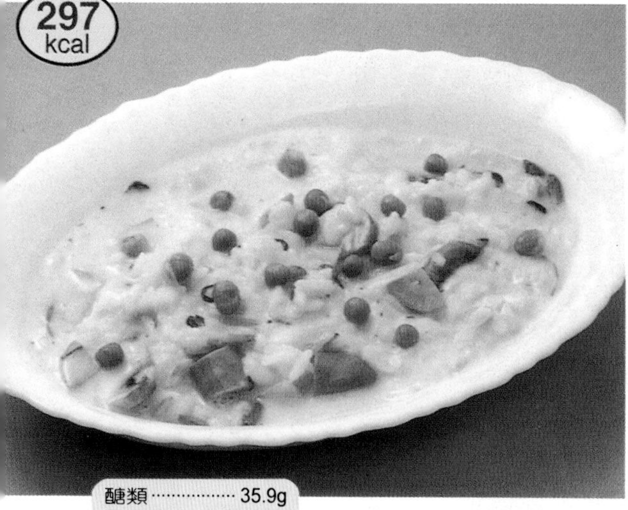

材料

胚芽米…25g　蒜…1/2片　紅辣椒…1/2根　洋蔥…50g　橄欖油…1/2大匙　牛乳…200cc　湯塊…1/4個　肉桂…1/2片　維也納香腸…15g　蘑菇…20g　青豆、紅蘿蔔…各10g　胡椒…少許

作法

❶蒜拍碎。洋蔥切碎。蘑菇切成薄片。紅蘿蔔切成銀杏形。維也納香腸切成2cm寬。

❷蒜、紅辣椒、洋蔥放入鍋中炒，加入米充分炒熟。

❸加入牛乳、1杯水、湯塊充分混合，放入肉桂時時混合，小火煮30分鐘，加入維也納香腸、蘑菇、青豆再煮一會兒，用胡椒調味。

醣類	35.9g
蛋白質	12.5g
脂肪	11.2g
食鹽相當量	1.2g
鉀	648mg
鈣	221mg
鎂	33mg
食物纖維	3.4g

中式奶油煮菜

341 kcal

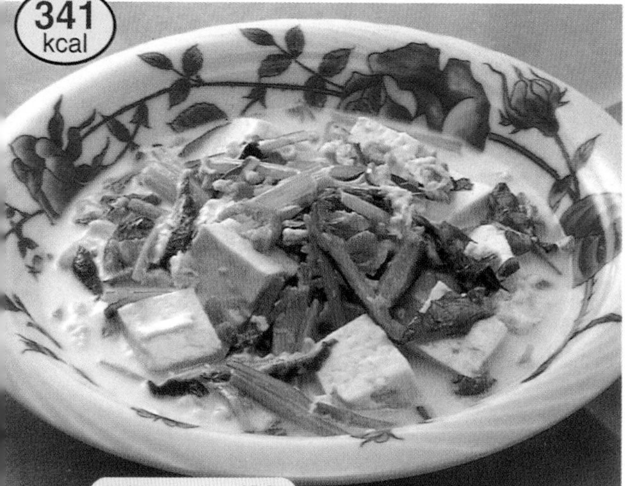

材料

乾蝦…10g　乾香菇…2朵　小油菜…70g　傳統豆腐…150g　A（蔥花…1大匙　薑…1小匙）　牛乳…3/4杯　湯…1/4杯　蛋…1/2個　B（酒…1大匙　鹽…0.1g　胡椒…少許）　油…2/3小匙

作法

❶蝦和香菇各自用溫水浸泡還原。香菇斜切成薄片。浸泡汁擱置待用。

❷小油菜切成4cm長。豆腐瀝乾水分、切丁。

❸用炒菜鍋炒A，香氣四溢後加入❶❷拌炒。全部過油後加入牛乳、湯、香菇汁一起煮。用B調味，打個蛋花即可。

醣類	15.2g
蛋白質	27.5g
脂肪	17.3g
食鹽相當量	1.5g
鉀	932mg
鈣	758mg
鎂	96mg
食物纖維	4.8g

糖醋炒蛋

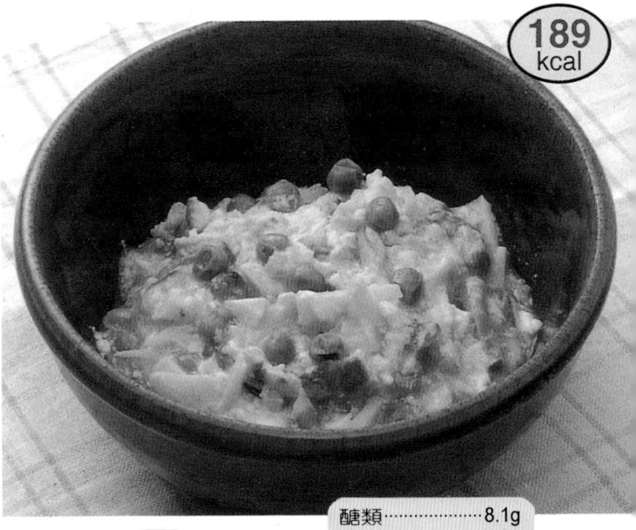

189 kcal

醣類	8.1g
蛋白質	7.8g
脂肪	13.7g
食鹽相當量	1.2g
鉀	215mg
鈣	43mg
鎂	13mg
食物纖維	2.1g

材料 蛋…50g　鹽…0.3g　胡椒…少許　熟竹筍…20g　乾香菇…2g　青豆…5g　沙拉油…½小匙＋½大匙　蔥…10g　糖醋醬【A（味精…1g　水…50cc　醬油、砂糖、酒…各½小匙）醋…⅔小匙　太白粉…⅓小匙　水…½小匙】

作法

❶蛋打散，撒上鹽與胡椒。

❷竹筍切細。香菇浸泡還原，切成適當大小。和青豆一起用沙拉油炒。

❸蔥切成蔥花。

❹將❷❸加入❶中混合。

❺鍋中炒❹，炒到八分熟時盛入器皿中。

❻煮滾糖醋醬A，加入醋，倒入太白粉水勾芡，淋在❺上。

蔬菜咖哩炒蛋

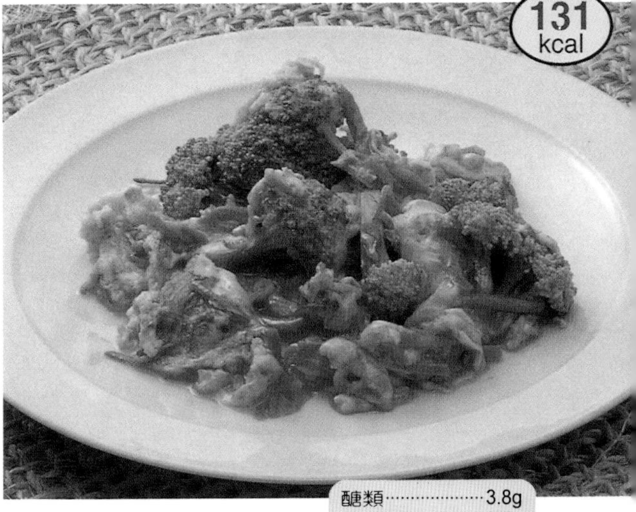

131 kcal

醣類	3.8g
蛋白質	8.7g
脂肪	8.8g
食鹽相當量	0.7g
鉀	313mg
鈣	313mg
鎂	18mg
食物纖維	2.1g

材料 蛋…1個　鹽…0.1g　胡椒…少許　花椰菜…40g　紅蘿蔔…10g　乳瑪琳…1小匙　鹽…0.3g　咖哩粉…⅕小匙

作法

❶蛋打散，加入鹽（0.1g）與胡椒混合。

❷花椰菜切成一口大小，放入加鹽（0.3g）的滾水中燙出美麗的顏色，瀝乾水分。紅蘿蔔切絲，用滾水略燙。

❸煎鍋中熱乳瑪琳，放入花椰菜、紅蘿蔔略炒，撒上剩下的鹽和咖哩粉使其入味。

❹略微混合❶的蛋，蛋熟後即可盛盤。

雪花鍋

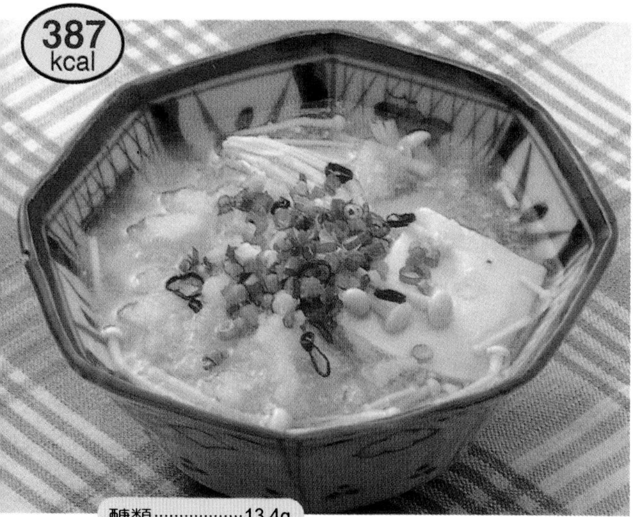

387 kcal

材料　豆腐1塊…250g　金菇…20g　白蘿蔔泥…¼杯（120g）　蔥…5g　海帶高湯…1杯　粥（料理米酒…1小匙　鹽…¼小匙　酒…1大匙　淡味醬油…1小匙　紅辣椒…少許）

作法

❶鍋中放入海帶高湯和粥的調味料煮滾。

❷豆腐和金菇切成易吃的大小，放入❶中。

❸豆腐加熱後加入白蘿蔔泥略煮即可。

❹將紅辣椒撒在❸中。

❺最後撒上蔥花提味。

醣類	13.4g
蛋白質	14.4g
脂肪	8.5g
食鹽相當量	2.3g
鉀	740mg
鈣	266mg
鎂	90mg
食物纖維	3.0g

蔬菜炸豆腐

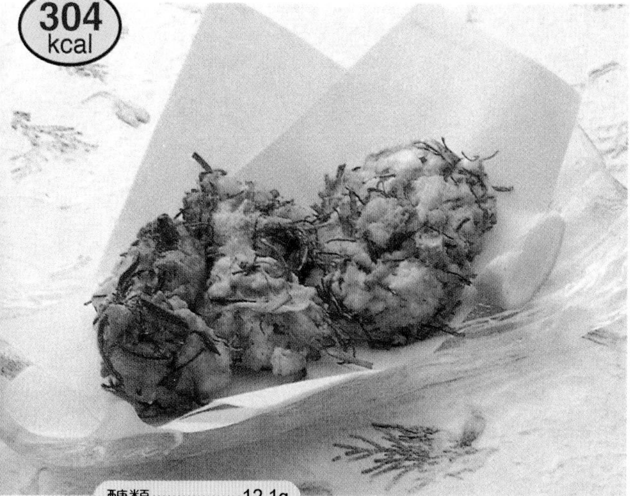

304 kcal

材料　豆腐…125g　小蝦…20g　截果豬毛菜…25g　紅蘿蔔…15g　浸泡還原的木耳…12g　長蔥、蛋黃…各5g　淡味醬油…¼小匙　鹽…0.1g　炸油…20g　檸檬…10g

作法

❶豆腐撥散，放入滾水中煮開，放入簍子冷卻後瀝乾水分。

❷小蝦去殼和泥腸，切成1㎝長。截果豬毛菜切成2㎝長。紅蘿蔔去皮，切成2㎝長細絲。木耳、蔥切絲。

❸將❶與蛋黃用研缽研碎，放入大碗中加入調味料。

❹加入❷，用湯匙舀出一口大小，放入170℃的油中炸。

❺炸好後盛盤，添上半月形檸檬。

醣類	12.1g
蛋白質	11.9g
脂肪	26.1g
食鹽相當量	0.6g
鉀	640mg
鈣	217mg
鎂	72mg
食物纖維	3.0g

日式豆腐漢堡

261 kcal

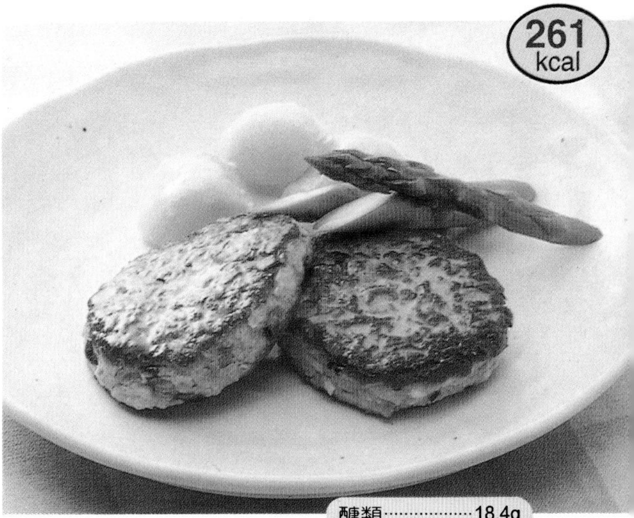

材料　傳統豆腐、馬鈴薯…各50g　乾香菇…2g　蔥、蛋…各10g　綠蘆筍…40g　豬腿絞肉…60g　牛乳…10cc　麵包粉…1大匙　太白粉、味噌、沙拉油…各1小匙　胡椒…少許

作法

❶豆腐略微擠乾水分、捏碎，擱置待用。

❷浸泡還原的香菇去軸、切碎。蔥剁碎。

❸綠蘆筍煮好。馬鈴薯做成粉炊芋。

❹肉中放入❶、❷、牛乳打濕的麵包粉、蛋、太白粉與味噌混合，撒上鹽，充分混合後做成小圓形。

❺煎鍋中熱油，煎❹。

❻❺盛盤，添上綠蘆筍和粉炊芋。

醣類	18.4g
蛋白質	21.3g
脂肪	10.8g
食鹽相當量	0.9g
鉀	638mg
鈣	102mg
鎂	64mg
食物纖維	3.6g

什錦豆腐淋銀汁

142 kcal

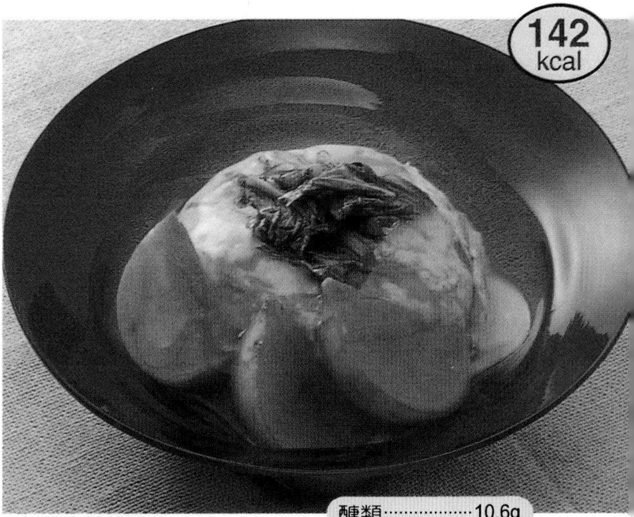

材料　傳統豆腐…100g　紅蘿蔔…10g　乾香菇…1g　四季豆…4g　A（高湯…50cc　砂糖…1小匙　醬油…½小匙）　蛋…13g　蕪菁…50g　蕪菁葉…20g　B（高湯…50cc　醬油…½小匙　砂糖…¼小匙）　銀汁（醬油…½小匙　太白粉…1g　高湯…50cc）

作法

❶豆腐煮過。紅蘿蔔、浸泡還原的香菇切細。四季豆煮過，斜切成薄片。

❷用A煮❶，加入蛋，倒入模型中，移入蒸籠中蒸10分鐘。

❸用B煮蕪菁。蕪菁葉切成3㎝長，用煮蕪菁的煮汁略煮。

❹做銀汁，淋在❷上，添上❸。

醣類	10.6g
蛋白質	10.4g
脂肪	6.6g
食鹽相當量	1.5g
鉀	384mg
鈣	200mg
鎂	52mg
食物纖維	2.3g

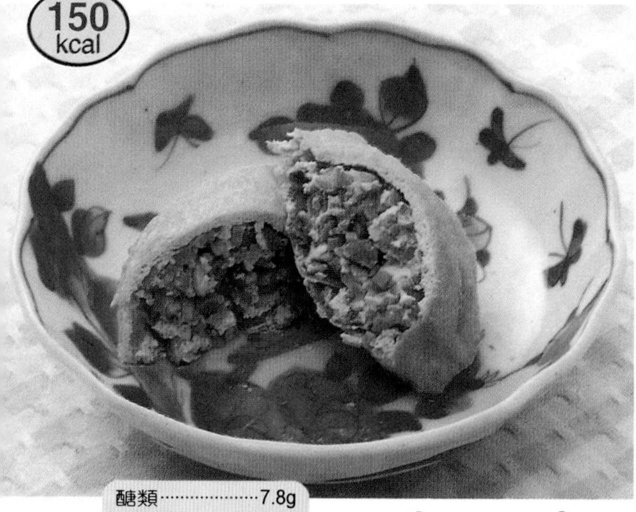

醣類	7.8g
蛋白質	8.0g
脂肪	8.5g
食鹽相當量	0.6g
鉀	170mg
鈣	88mg
鎂	22mg
食物纖維	1.1g

福袋

材料

油豆腐包、雞絞肉…各15g　酒…½小匙　薑…3g　傳統豆腐…25g　乾香菇…1g　紅蘿蔔、豌豆片…各10g　A（高湯…50cc　酒、料理米酒…各1小匙　醬油、砂糖…各⅔小匙）

作法

❶油豆腐包用熱水澆淋去除油分，切開一邊做成袋子。

❷傳統豆腐用布包住，稍微擠壓去除水分。雞肉中加入酒與薑汁調拌。

❸浸泡還原的香菇、紅蘿蔔、豌豆片切碎，與豆腐、雞肉混合，塞在❶中做成原先的四方形。

❹煮滾A，❸中火煮5分鐘，再用小火煮10分鐘。

❺切成三角形盛盤。

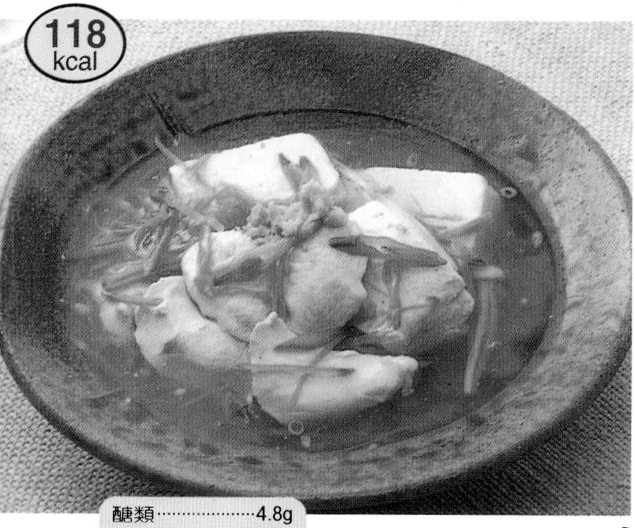

醣類	4.8g
蛋白質	14.9g
脂肪	3.5g
食鹽相當量	0.6g
鉀	392mg
鈣	104mg
鎂	42mg
食物纖維	1.1g

豆腐煮雞胸肉

材料

雞胸肉…40g　薑汁…少許　四季豆…10g　紅蘿蔔…15g　湯…¼杯（50cc）　酒…3g　豆腐…100g　鹽…0.5g　太白粉…⅔小匙（2g）

作法

❶雞胸肉斜切成薄片，撒上少許薑汁和酒。

❷四季豆、紅蘿蔔切細，煮過擱置待用。

❸豆腐切成易吃的大小，用滾水燙過，擱置待用。

❹煮滾湯。

❺將❶❷與❸放入❹中。

❻加入酒、鹽於❺調味，再加入太白粉水勾芡。

咖哩碎肉飯

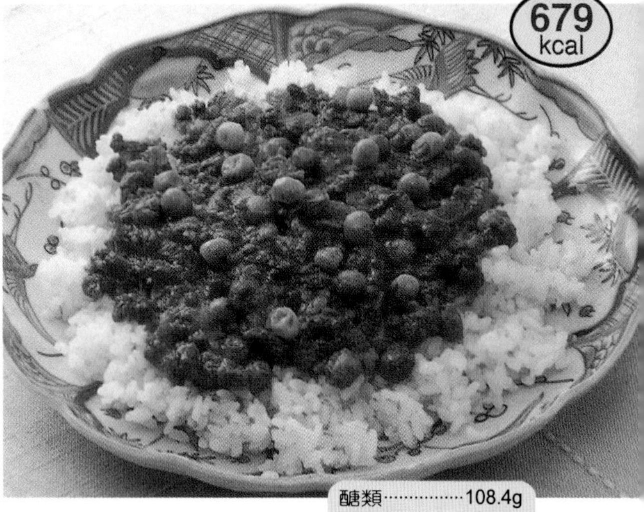

679 kcal

材料

雜糧飯（米…½杯　雜糧米…¼杯）豬牛絞肉…75g　薑末、蒜…各1g　洋蔥…70g　A（高湯…1杯　罐頭水煮番茄、青豆…各50g　紅辣椒…1個　去皮蘋果泥…40g　咖哩粉…1大匙　番茄醬…1＋½小匙　肉桂…⅓片　胡椒…少許）英國辣椒油…½小匙　鹽…0.1g　沙拉油…1小匙

作法

❶雜糧飯用165cc的水煮好。

❷鍋中放入大量水煮滾絞肉，小火再煮10分鐘。

❸炒蒜和薑，加入剁碎的洋蔥和❷。

❹加入A，小火煮20分鐘，用英國辣椒油和鹽調味。

醣類	108.4g
蛋白質	30.5g
脂肪	11.1g
食鹽相當量	1.1g
鉀	1032mg
鈣	65mg
鎂	109mg
食物纖維	9.1g

京都蕎麥麵

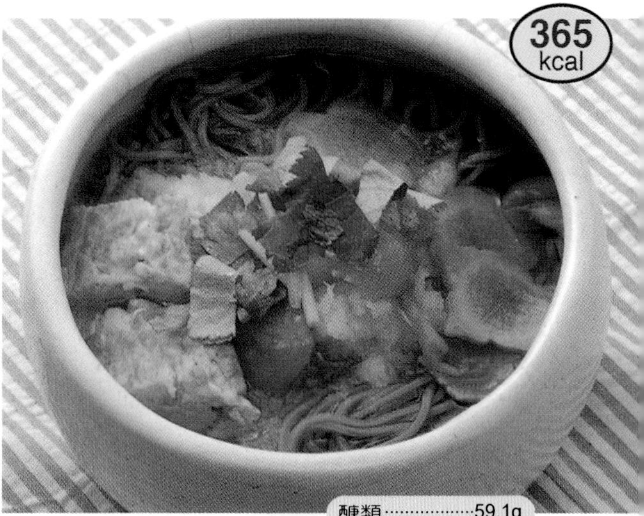

365 kcal

材料

乾蕎麥麵…70g　蛋…25g　高湯…½大匙　砂糖…⅓小匙　鹽…0.1g　沙拉油…½小匙　白蘿蔔…60g　滑子菇、紅蘿蔔…各10g　鴨兒芹…5g　山葵…½小匙　A（高湯…120cc　醬油、料理米酒…各⅔大匙）

作法

❶蛋、高湯、砂糖與鹽混合，做成厚煎蛋，斜切成數塊。

❷白蘿蔔擦碎成泥狀，略微擠乾水分。

❸滑子菇洗淨，去除黏滑。

❹紅蘿蔔切成3㎜厚，取花形煮過。鴨兒芹煮過，切成2㎝長。蕎麥麵煮過，去除水分。

❺煮滾A，加入蕎麥麵。

❻器皿中盛入蕎麥麵，鋪上❶～❹裝飾，倒入❺的熱湯，添上山葵。

醣類	59.1g
蛋白質	14.3g
脂肪	6.7g
食鹽相當量	2.0g
鉀	459mg
鈣	59mg
鎂	76mg
食物纖維	3.1g

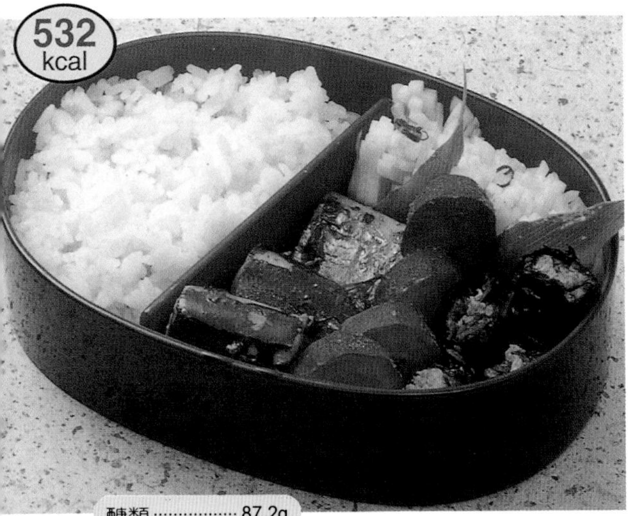

532 kcal

醣類	87.2g
蛋白質	19.4g
脂肪	11.4g
食鹽相當量	1.8g
鉀	1079mg
鈣	274mg
鎂	76mg
食物纖維	6.6g

秋刀魚有馬煮便當

材料 A秋刀魚有馬煮（秋刀魚…50g 佃煮花椒…5g 酒…1小匙）B炸甘藷（甘藷…65g 肉桂…0.5g 砂糖…3g 炸油…2g）C茼蒿黃菊磯邊卷（茼蒿…60g 黃菊…10g 醬油…½小匙 高湯…5cc 海苔…1g）D菊花蕪菁（蕪菁…50g 砂糖…6g 醋…½小匙 紅辣椒…適量）飯…165g

作法

❶A⇩材料、酒及多量的水放入鍋中，加蓋煮10～15分鐘。

❷B⇩炸切成圓片的甘藷，和肉桂、砂糖一起放入塑膠袋中混合。

❸C⇩燙過的茼蒿、黃菊加入醬油、高湯調味，用海苔捲起並切開。

❹D⇩蕪菁用濃度2%的鹽水泡20分鐘，再用砂糖和醋水醃漬。

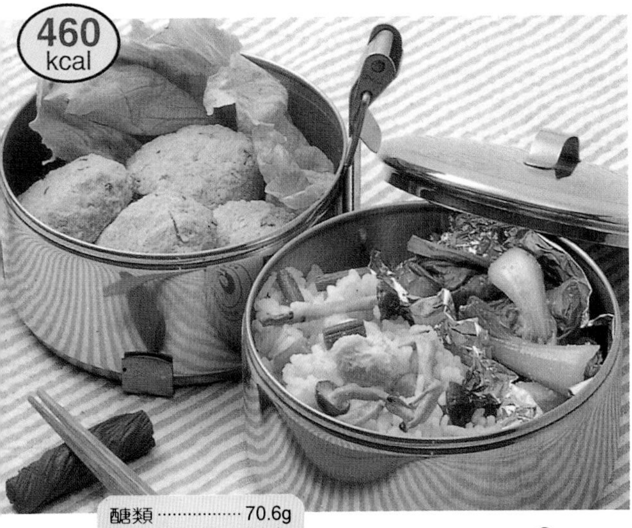

460 kcal

醣類	70.6g
蛋白質	24.4g
脂肪	8.5g
食鹽相當量	2.2g
鉀	1041mg
鈣	189mg
鎂	80mg
食物纖維	7.1g

菇類飯便當

材料 A菇類飯（飯…165g 新鮮香菇、玉蕈…各30g 油豆腐皮…5g 蔥…20g 麻油…½小匙 醬油…1小匙 鹽…0.1g 胡椒…少許）B蓮藕蒸絞肉（蓮藕、豬瘦肉絞肉…各60g 新鮮香菇…10g 醬油…⅔小匙 胡椒…少許 酒…1大匙 萵苣…20g）C芝麻拌青江菜（青江菜…80g 磨碎的白芝麻…½小匙 醬油、高湯…各½小匙 砂糖…1g）

作法

❶A⇩拌炒切成薄片的香菇、玉蕈、油豆腐皮、蔥花，調味，混入熱飯中。

❷B⇩擦碎的蓮藕、切碎的香菇和絞肉一起調拌，蒸10分鐘。

❸C⇩青江菜切成適當長度，煮過，混合調味料，拌青江菜。

蛋包飯便當

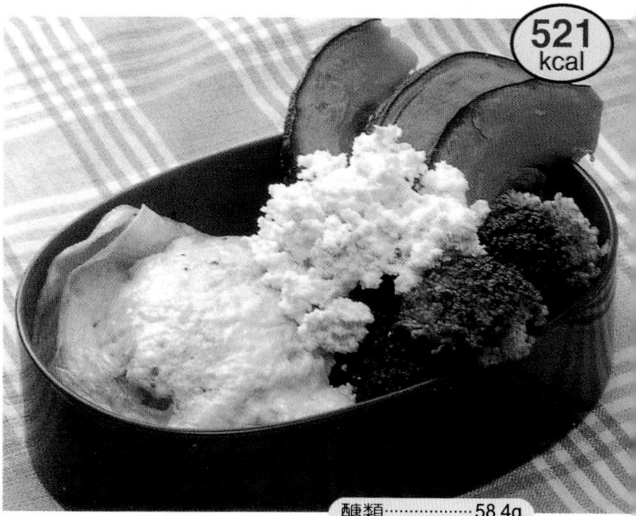

521 kcal

材料

A蛋包飯（飯…110g 洋蔥、蛋…各50g 雞翅肉…30g 玉蕈…20g 沙拉油…1小匙×2 番茄醬…1大匙 胡椒…少許）

B添上煮蔬菜（南瓜…100g 花椰菜…50g 鹽…0.3g 鬆軟白乾酪…30g 山葵…1/3小匙）

作法

❶A⇩切碎的洋蔥與切成1cm的肉、玉蕈一起炒，加入飯續炒，用番茄醬、胡椒調味。蛋撒上胡椒，做成蛋皮包住飯。

❷B⇩南瓜切成1cm厚，用保鮮膜包住，放入微波爐加熱2分鐘。花椰菜煮過，撒上鹽。鬆軟白乾酪中加入山葵，做成調味醬與蔬菜搭配。

醣類	58.4g
蛋白質	24.3g
脂肪	20.6g
食鹽相當量	1.6g
鉀	1034mg
鈣	117mg
鎂	57mg
食物纖維	7.3g

咖哩炒飯便當

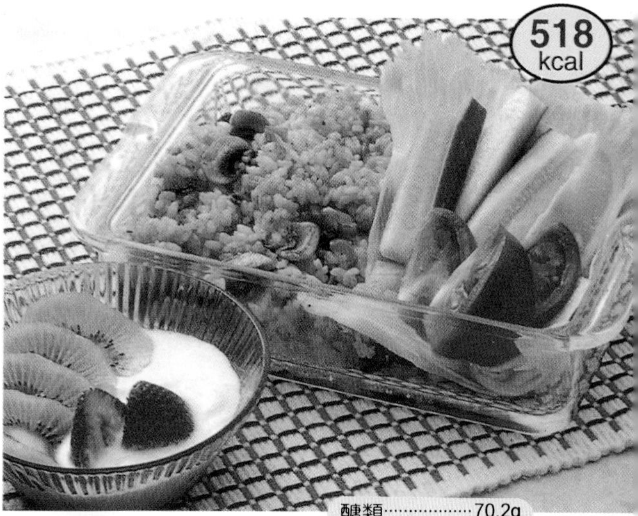

518 kcal

材料

A咖哩炒飯（飯…150g 青椒…20g 蘑菇、葡萄乾…各10g 蛋…1/2個 沙拉油…1大匙 咖哩粉…1小匙 鹽…0.5g 胡椒…少許）

B新鮮蔬菜（番茄…40g 小黃瓜、萵苣…各30g 檸檬…10g）

C水果優格（奇異果…30g 草莓…20g 原味優格…100g）

作法

❶A⇩青椒切成5mm正方形。蘑菇切成薄片炒過，加入飯一起炒，再加入用溫水泡過的葡萄乾略炒，用咖哩粉、鹽、胡椒調味。可以加上煮過、切成圓片的蛋裝飾。

❷B⇩梳形番茄、檸檬、小黃瓜棒和撕碎的萵苣一起盛盤。

醣類	70.2g
蛋白質	12.5g
脂肪	20.0g
食鹽相當量	1.7g
鉀	748mg
鈣	166mg
鎂	45mg
食物纖維	3.8g

梅肉拌茄子小黃瓜

12 kcal

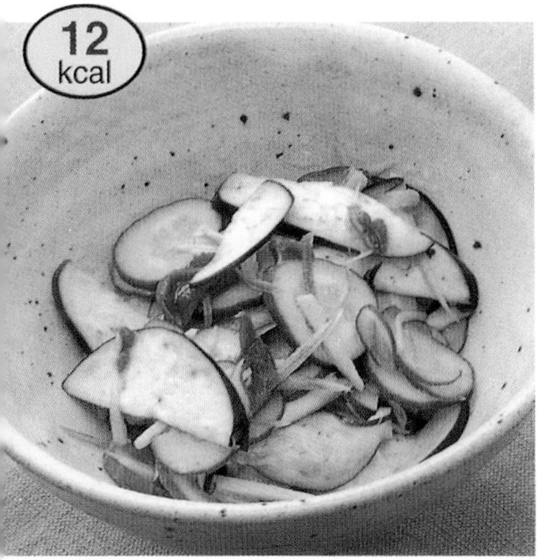

材料 茄子…40g 小黃瓜…30g 薑…1g 蘘荷…5g 醃鹹梅果肉…3g 鹽…0.1g×2

作法

❶茄子去蒂，對半縱切後斜切成薄片，撒上少許鹽，擱置待用。
❷小黃瓜切成薄片，撒上少許鹽。
❸薑和蘘荷切絲。
❹撕碎醃鹹梅果肉。
❺擠乾❶的茄子與❷的小黃瓜水分。
❻❺與❸的薑和蘘荷、❹的醃鹹梅果肉一起涼拌。

醣類	2.4g
蛋白質	0.8g
脂肪	0.1g
食鹽相當量	0.8g
鉀	176mg
鈣	16mg
鎂	11mg
食物纖維	1.1g

信田卷款冬

104 kcal

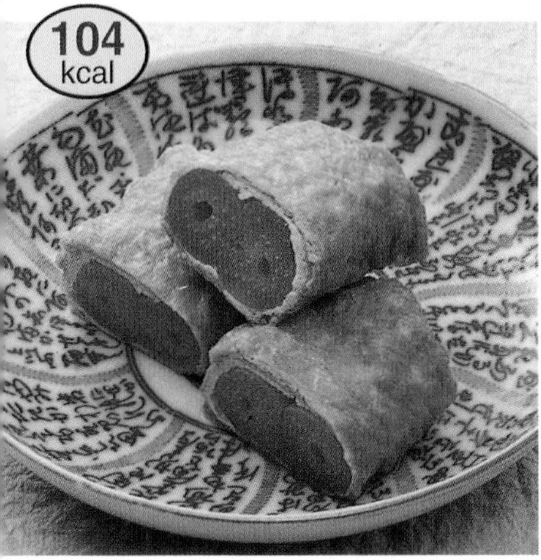

材料 款冬…100g 油豆腐皮1張…20g 高湯…1/4杯 醬油…2/3小匙 砂糖…1/2小匙 料理米酒…1/4小匙 鹽…0.5g

作法

❶款冬切成與油豆腐皮縱長相同的長度，放入加入鹽（0.5g）的水中煮過，用冷水冷卻去筋。
❷油豆腐皮用滾水澆淋，去除油分後用菜刀劃開。
❸在❷上鋪上2~3條款冬，由一端開始捲起，用牙籤固定。
❹淺鍋中加入高湯、調味料煮，再放入❸，小火煮到汁收乾為止。

醣類	5.8g
蛋白質	4.5g
脂肪	6.6g
食鹽相當量	0.7g
鉀	323mg
鈣	99mg
鎂	17mg
食物纖維	1.5g

炸綠蘆筍

99 kcal

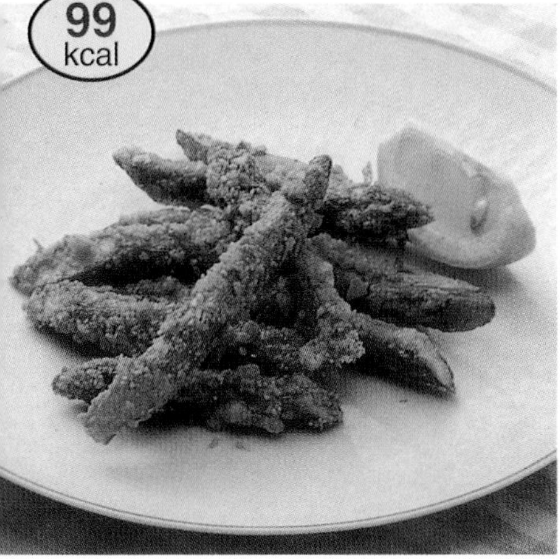

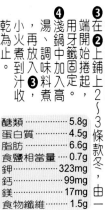

材料 綠蘆筍…50g 鹽…0.1g 麵粉…1/3小匙 蛋白…5g 油炸粉…5g 炸油…適量（7g） 檸檬…10g

作法

❶綠蘆筍煮過，切成2段，撒上鹽。
❷麵粉與蛋白混合，擱置待用。
❸綠蘆筍沾❷，再沾上油炸粉。
❹炸油加熱為170℃，放入❸油炸，炸好後添上檸檬。

醣類	6.5g
蛋白質	1.9g
脂肪	7.1g
食鹽相當量	0.1g
鉀	156mg
鈣	12mg
鎂	6mg
食物纖維	1.0g

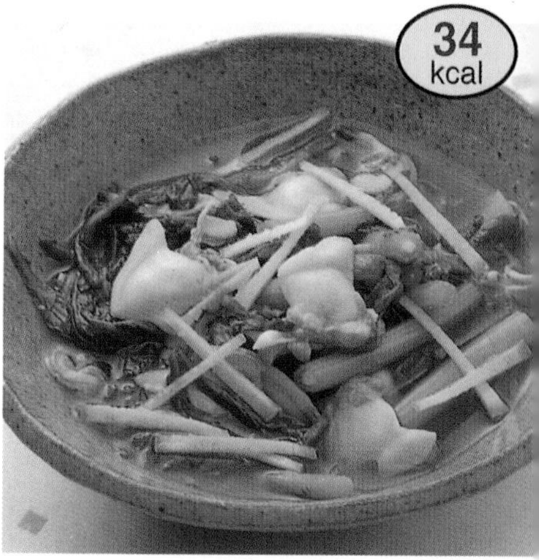

茼蒿煮蛤仔

材料
茼蒿…70g　蛤仔…20g　薑…少許　高湯…1/5杯（40cc）　醬油…1/2小匙　酒…1小匙

作法
1. 茼蒿洗淨，切成3cm長。
2. 蛤仔略洗，瀝乾水分。
3. 薑切絲。
4. 鍋中放入3、高湯與調味料，煮滾後依序加入茼蒿莖、蛤仔、茼蒿葉，煮3～4分鐘。

醣類	3.7g
蛋白質	3.9g
脂肪	0.3g
食鹽相當量	0.7g
鉀	488mg
鈣	80mg
鎂	23mg
食物纖維	1.8g

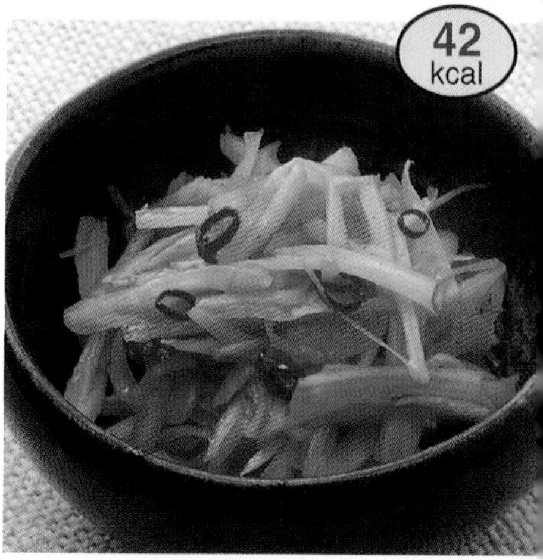

金平西洋芹

材料
西洋芹…40g　紅辣椒…少許　沙拉油…1/2小匙　砂糖…1/2小匙　醬油…1/2小匙　麻油…1/6小匙

作法
1. 西洋芹去筋，切成4cm長，縱切成薄片，再疊起來切絲。
2. 紅辣椒去籽，切成小段。
3. 鍋中熱沙拉油，炒紅辣椒與西洋芹。
4. 待3柔軟後加入砂糖、醬油，淋上麻油，炒到汁收乾為止。

醣類	3.1g
蛋白質	0.5g
脂肪	3.0g
食鹽相當量	0.5g
鉀	156mg
鈣	16mg
鎂	5mg
食物纖維	0.5g

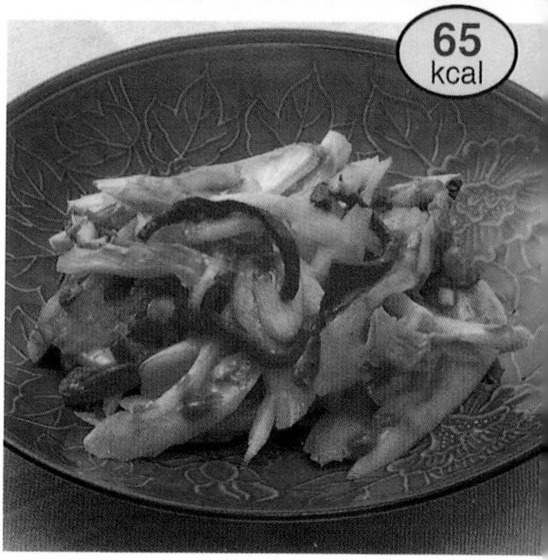

豆瓣醬炒西洋芹、西洋芹葉

材料
西洋芹…50g　西洋芹葉…15g　紅椒…20g　長蔥…15g　薑…少許　沙拉油…1小匙　調味料（豆瓣醬…1/3小匙　鹽…0.1g　醬油…1/3小匙　酒…1小匙）

作法
1. 西洋芹斜切成薄片。西洋芹葉切碎。紅椒切絲。長蔥斜切成薄片。
2. 煎鍋中熱油，依序放入薑絲、長蔥、西洋芹、西洋芹葉與紅椒拌炒，加入調味料略炒即可。

醣類	4.5g
蛋白質	1.1g
脂肪	4.0g
食鹽相當量	0.8g
鉀	315mg
鈣	31mg
鎂	10mg
食物纖維	1.6g

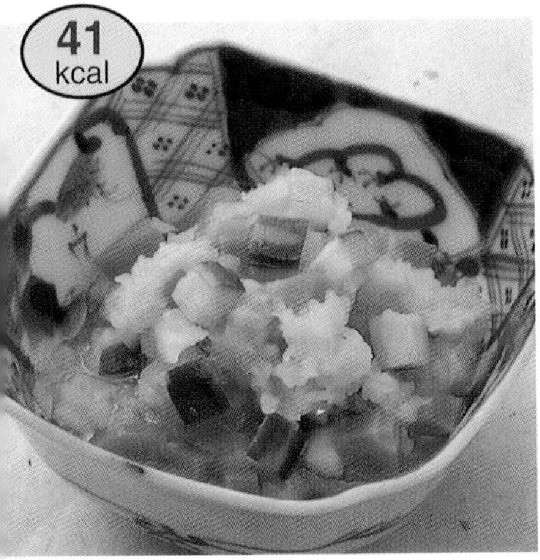

拌蘋果泥

材料
蘋果…60g 鹽…0.1g+0.2g 檸檬汁…1小匙 小黃瓜…20g 紅蘿蔔…20g 西洋芹…15g

作法
❶小黃瓜、紅蘿蔔與西洋芹切成7~8㎜正方形。紅蘿蔔煮過，撒上鹽（0.1g），柔軟後擠乾水分。
❷蘋果去皮和芯，擦碎成泥，加入剩餘的鹽和檸檬汁，拌❶的蔬菜類。

醣類	10.0g
蛋白質	0.6g
脂肪	0.1g
食鹽相當量	0.3g
鉀	220mg
鈣	18mg
鎂	8mg
食物纖維	1.5g

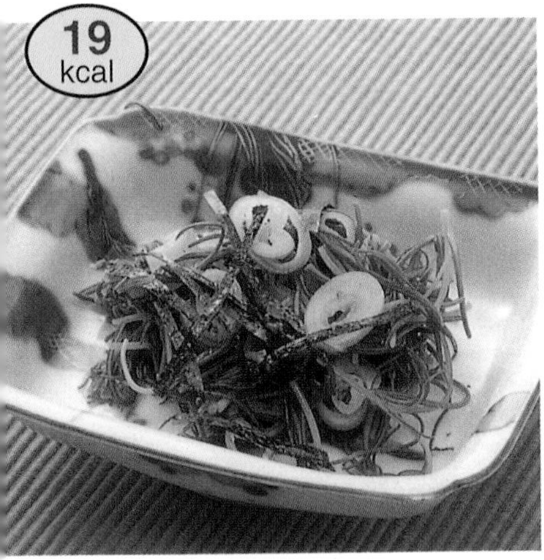

磯邊拌截果豬毛菜

材料
截果豬毛菜…50g 蔥…20g 高湯…1大匙 醬油…1小匙弱 山葵泥…少許 烤海苔…1g

作法
❶截果豬毛菜切掉根部硬的部分，用滾水燙過，瀝乾水分，切成易吃的大小。
❷蔥切成薄片。
❸混合高湯和醬油，調拌山葵。烤海苔揉碎加入其中。
❹在❸中加入❶和❷，涼拌後盛盤。

醣類	3.7g
蛋白質	2.3g
脂肪	0.1g
食鹽相當量	0.8g
鉀	453mg
鈣	96mg
鎂	37mg
食物纖維	2.3g

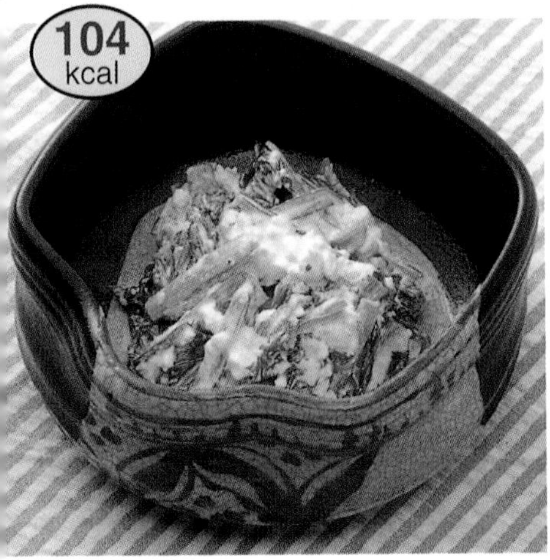

芥末鬆軟白乾酪拌小油菜

材料
小油菜…60g 鬆軟白乾酪…20g 芥末醬…¼大匙 美乃茲…⅔大匙 鹽…0.2g 胡椒…少許

作法
❶小油菜煮過，切成3~4㎝長，擠乾水分。
❷混合芥末醬、美乃茲、鹽、胡椒與鬆軟白乾酪。
❸用❷拌❶的小油菜。

醣類	2.4g
蛋白質	4.5g
脂肪	8.5g
食鹽相當量	0.6g
鉀	264mg
鈣	186mg
鎂	11mg
食物纖維	1.5g

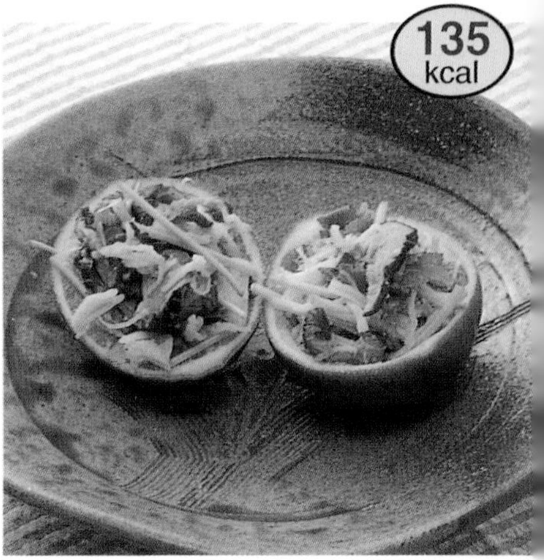

135 kcal

烤香菇小干貝拌芝麻

材料 新鮮香菇3朵…20g 小干貝（生）…20g 根鴨兒芹…20g 柳橙…1個 芝麻…1小匙 高湯…1小匙 淡味醬油…⅔小匙 料理米酒…½小匙 酒…½小匙 鹽…0.1g

作法

❶香菇放在鐵絲網上略烤，切絲。
❷根鴨兒芹用滾水燙過，切成3cm長。
❸小干貝撒上少許酒。
❹挖除柳橙中間部分，擠出汁。
❺將❶❷❸與柳橙汁、芝麻、調味料混合涼拌。利用挖空的柳橙皮做為器皿，材料放入其中，盛盤。

醣類	18.9g
蛋白質	5.7g
脂肪	3.8g
食鹽相當量	0.9g
鉀	409mg
鈣	145mg
鎂	46mg
食物纖維	2.8g

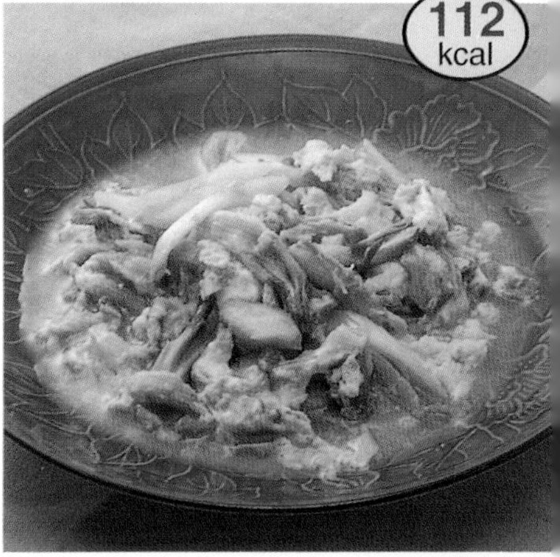

112 kcal

多瓣奇果菌綴蛋

材料 多瓣奇果菌…40g 長蔥…20g 罐頭蟹肉…15g 蛋汁1個份…50g 高湯…¼杯 料理米酒…1小匙 醬油…1小匙弱（5g）

作法

❶鍋中煮滾高湯、醬油、料理米酒。
❷將撥散的多瓣奇果菌和蟹肉、斜切成薄片的蔥加入鍋中煮，倒入蛋汁即可。

醣類	5.6g
蛋白質	10.2g
脂肪	6.0g
食鹽相當量	1.2g
鉀	252mg
鈣	51mg
鎂	21mg
食物纖維	1.9g

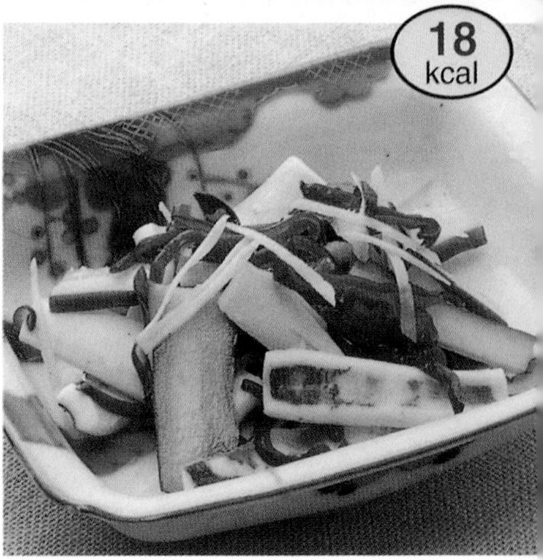

18 kcal

醋拌木耳花枝

材料 乾木耳…2g 花枝…20g 小黃瓜…30g 薑…少許 調味料（醋…1小匙 鹽…0.1g 高湯…1小匙）

作法

❶木耳浸泡還原、去蒂、切絲，放入高湯中略煮後瀝乾水分。
❷小黃瓜切成短條狀，撒上0.1g鹽，柔軟後洗淨，擠乾水分。
❸花枝煮過，切成短條狀。
❹薑切絲。
❺混合調味料，拌❶❷❸與❹。

醣類	1.8g
蛋白質	3.6g
脂肪	0.3g
食鹽相當量	0.3g
鉀	148mg
鈣	15mg
鎂	12mg
食物纖維	0.4g

煮蒟蒻雞肉

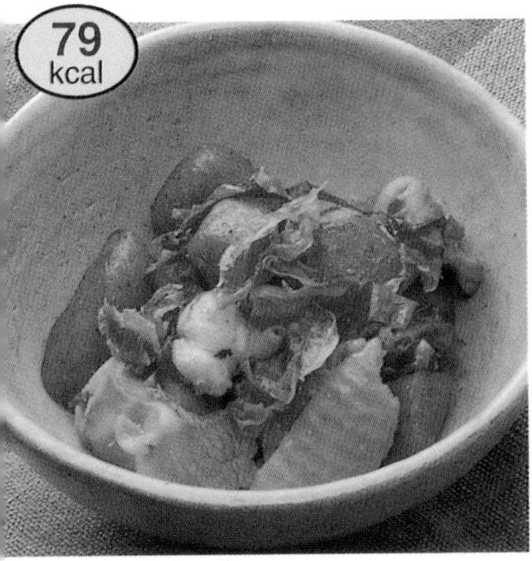

79 kcal

材料 蒟蒻…70g　雞腿肉…35g　柴魚片…3g　醬油…1小匙　料理米酒…1小匙　高湯…2大匙

作法

❶ 蒟蒻用湯匙挖成一口大小，煮過。

❷ 雞腿肉切成與蒟蒻同樣大小。

❸ 煮滾高湯、醬油、料理米酒。加入蒟蒻、豬肉，炒煮到汁收乾為止。

❹ 最後加入柴魚片即可。

醣類	4.4g
蛋白質	9.2g
脂肪	2.7g
食鹽相當量	1.0g
鉀	178mg
鈣	33mg
鎂	20mg
食物纖維	1.5g

煮蒟蒻

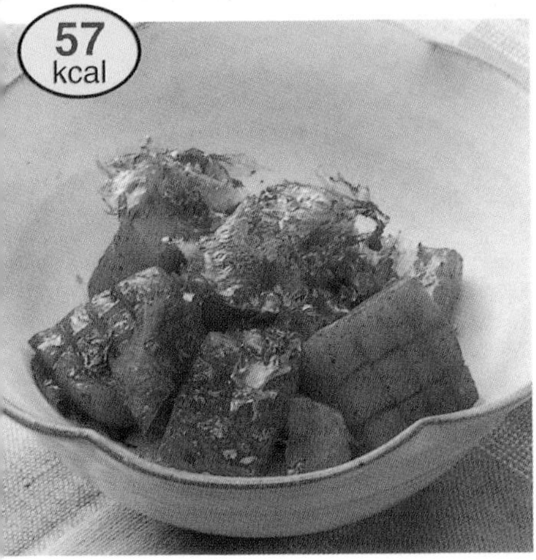

57 kcal

材料 蒟蒻…60g　沙拉油…1小匙弱　柴魚片…1大匙　料理米酒…½小匙　醬油…⅔小匙

作法

❶ 蒟蒻略燙後表面切花，再切成2cm正方形。

❷ 沙拉油倒入鍋中，放入❶的蒟蒻拌炒。

❸ 蒟蒻熟後撒上柴魚片，放入調味料再炒。

醣類	2.9g
蛋白質	2.7g
脂肪	4.1g
食鹽相當量	0.6g
鉀	66mg
鈣	28mg
鎂	10mg
食物纖維	1.3g

橘子煮甘藷

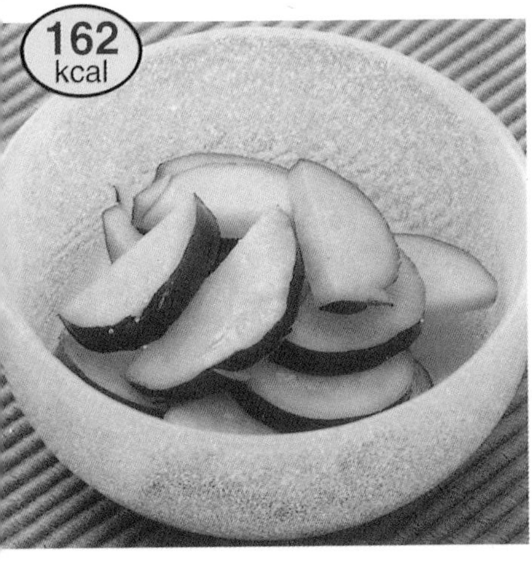

162 kcal

材料 甘藷…80g　乳瑪琳…⅔小匙　橘子汁…¼杯（50cc）　砂糖…½大匙

作法

❶ 甘藷連皮切成5mm厚半月形或銀杏形。

❷ ❶泡水去除澀液，煮2~3分鐘。

❸ 煮好的甘藷放入簍子瀝乾水分。

❹ 甘藷中加入砂糖、乳瑪琳、橘子汁，煮軟為止。

醣類	31.5g
蛋白質	1.5g
脂肪	3.5g
食鹽相當量	0.1g
鉀	465mg
鈣	36mg
鎂	26mg
食物纖維	2.2g

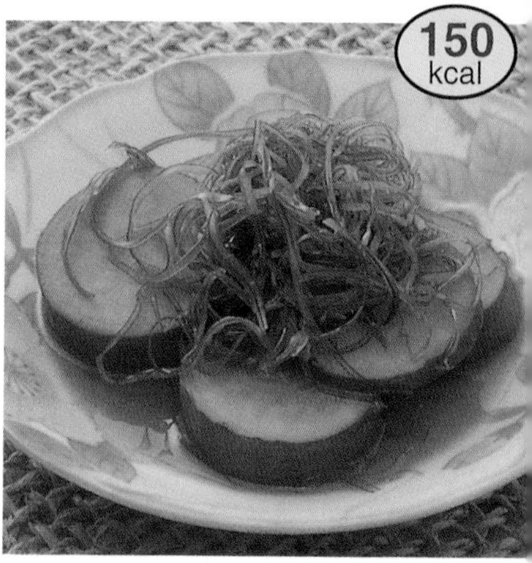

甘藷煮海帶絲

材料 甘藷…80g　海帶絲…5g　沙拉油…1小匙　砂糖…1小匙　醬油…1小匙　高湯…½杯

作法
❶海帶絲用大量水浸泡還原。
❷甘藷連皮切成1cm厚圓片，泡水去除澀液。
❸鍋中熱油，放入瀝乾水分的海帶絲和甘藷。
❹於❸中加入高湯蓋滿材料，開火續煮。
❺煮滾後加入砂糖煮10分鐘，再加入醬油煮5～6分鐘，直到入味為止。

醣類	29.3g
蛋白質	1.9g
脂肪	4.3g
食鹽相當量	1.3g
鉀	697mg
鈣	63mg
鎂	51mg
食物纖維	2.7g

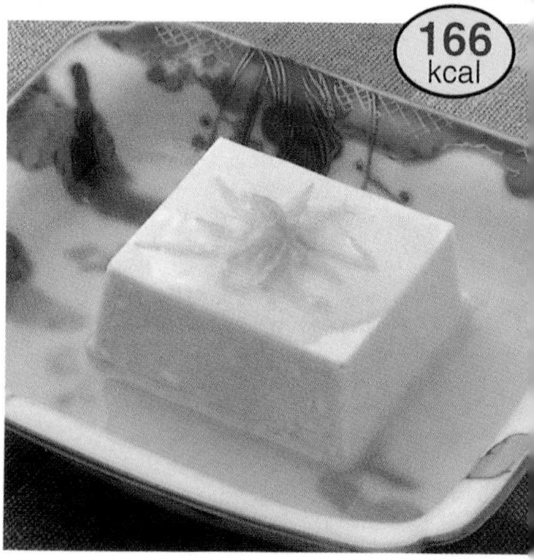

芝麻豆腐淋柳橙汁

材料 芝麻…15g　葛…15g　高湯…⅔杯　鹽…0.1g　酒…1小匙強　柳橙汁（柳橙皮…少許　葛…⅔小匙　高湯…¼杯　淡味醬油…1小匙　酒…1小匙）

作法
❶小鍋煮葛、高湯、鹽、酒，大火煮成透明後加入芝麻混合，放入冰箱冷卻凝固。
❷柳橙皮切絲。
❸煮柳橙汁材料，透明後關火。撒上❷，再淋在分為2等分的❶的芝麻豆腐上。

醣類	18.7g
蛋白質	3.3g
脂肪	7.8g
食鹽相當量	1.1g
鉀	80mg
鈣	184mg
鎂	57mg
食物纖維	2.0g

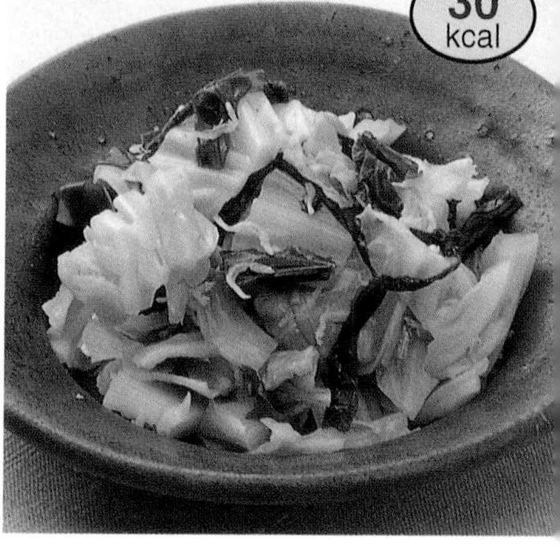

燙高麗菜海帶芽

材料 高麗菜…100g　浸泡還原的海帶芽…20g　魩仔魚…3g　高湯…½大匙　醬油…⅓小匙

作法
❶高麗菜略燙後擠乾水分，切成2～3cm長。
❷海帶芽切成易吃的大小。
❸混合魩仔魚、高湯、醬油。
❹涼拌❸與❶❷。

醣類	5.8g
蛋白質	3.1g
脂肪	0.1g
食鹽相當量	1.0g
鉀	372mg
鈣	79mg
鎂	43mg
食物纖維	3.0g

油豆腐皮煮海帶絲

68 kcal

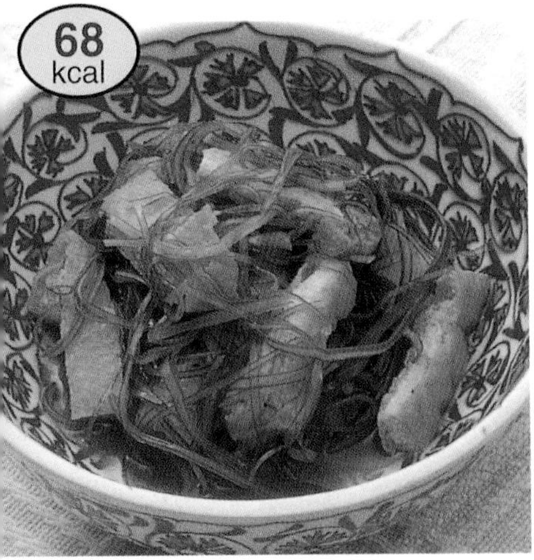

材料 海帶絲…6g 油豆腐皮…15g 調味料（醬油…$\frac{2}{3}$小匙 砂糖…$\frac{1}{2}$小匙 酒…$\frac{2}{3}$小匙）

作法

❶海帶絲浸泡還原，放在簍子瀝乾水分。

❷油豆腐皮用滾水澆淋去除油分，切為短條狀。

❸鍋中放入海帶絲、油豆腐皮，加水蓋滿，煮滾後關小火續煮。

❹撈除上方的澀液，加入調味料煮15分鐘，直到汁收乾為止。

醣類	5.0g
蛋白質	3.4g
脂肪	5.0g
食鹽相當量	1.1g
鉀	436mg
鈣	90mg
鎂	12mg
食物纖維	0.3g

羊栖菜葡萄柚沙拉

60 kcal

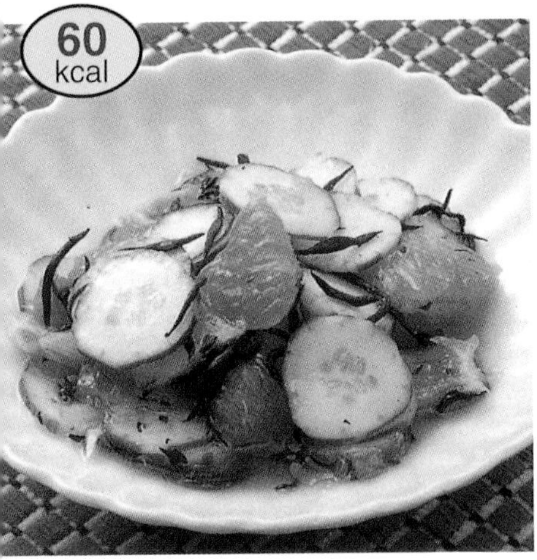

材料 羊栖菜…10g 葡萄柚$\frac{1}{2}$個…100g 小黃瓜…50g 調味醬（沙拉油…$\frac{1}{2}$小匙 鹽…0.5g 胡椒…少許）

作法

❶羊栖菜浸泡還原，用滾水略燙1分鐘，放入簍子裏冷卻後去除水分。

❷小黃瓜切成薄片。

❸葡萄柚去除外皮及薄皮，切成一口大小。

❹混合調味醬材料，加入❷、❸調拌，再加入❶一起涼拌。

醣類	14.4g
蛋白質	2.4g
脂肪	2.3g
食鹽相當量	0.9g
鉀	685mg
鈣	170mg
鎂	80mg
食物纖維	5.4g

中式漬羊栖菜櫻蝦

113 kcal

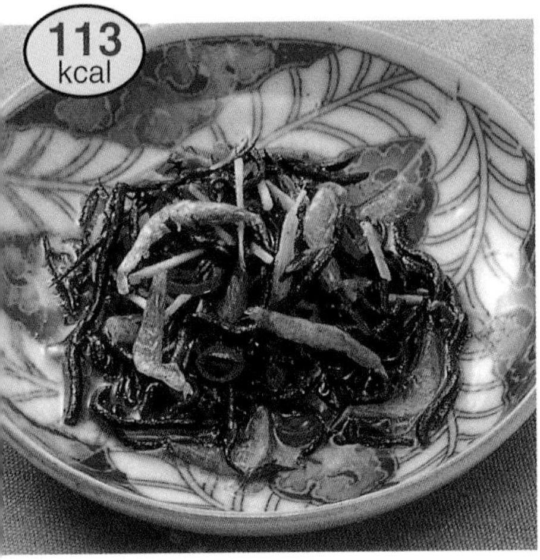

材料 羊栖菜…15g 薑…2g 辣椒…$\frac{1}{2}$根 櫻蝦…1＋$\frac{1}{2}$大匙 調味料（醬油…1大匙弱 醋…1大匙 麻油…$\frac{1}{2}$大匙 砂糖…$\frac{1}{2}$小匙）

作法

❶羊栖菜浸泡還原，用滾水燙過，放在簍子裏瀝乾。

❷薑及去籽的紅辣椒切絲。

❸羊栖菜、櫻蝦與❷混合。

❹煮滾調味料。

❺將熱的❹淋在❸上。

醣類	10.3g
蛋白質	9.2g
脂肪	7.6g
食鹽相當量	3.1g
鉀	847mg
鈣	413mg
鎂	118mg
食物纖維	6.6g

水果洋菜凍

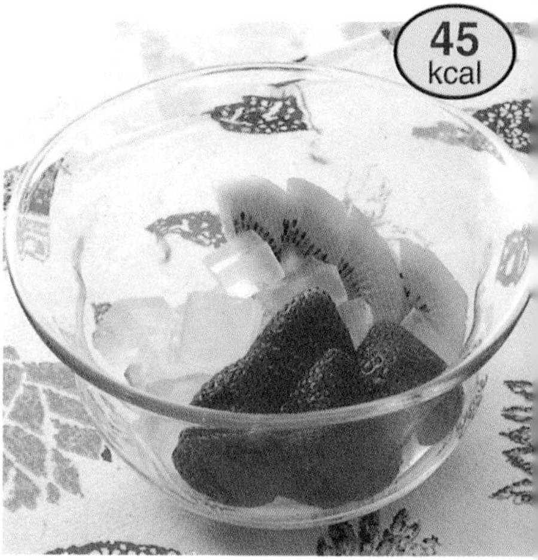

45 kcal

材料 草莓…50g 奇異果…15g 洋菜粉…½小匙（1.5g） 砂糖…5g

作法

❶鍋中放入80cc的水和洋菜粉，開火邊攪拌邊煮，鍋離火後加入砂糖，去除澀液，倒入模型中，放入冷箱冷卻，切成骰子狀。

❷草莓去蒂、對半縱切，先冷藏。

❸奇異果去皮、切成半月形，同樣先冷藏。

❹將❶❷❸擺入冰過的器皿中。

醣類	11.8g
蛋白質	0.7g
脂肪	0.2g
食鹽相當量	0g
鉀	148mg
鈣	23mg
鎂	9mg
食物纖維	3.4g

抹茶奶凍

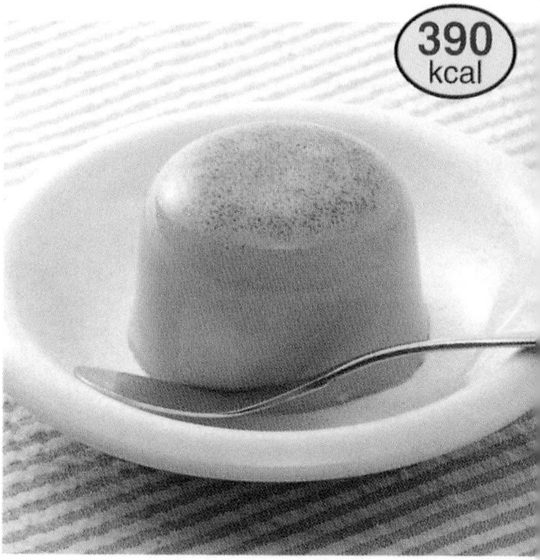

390 kcal

材料（100cc的果凍模型5個份） 明膠粉…1大匙 水…90cc 抹茶…1小匙 砂糖…3大匙 牛乳…2杯

作法

❶明膠粉放入水中泡脹。

❷抹茶中加入1小匙砂糖充分混合，再加入2小匙牛乳完全混合。

❸將半杯牛乳及剩下砂糖放入鍋中加熱，不要煮開，加入❶的明膠後冷卻。

❹再加入剩下的牛乳和❷的抹茶充分混合。

❺將材料倒入模型中冷卻凝固。

醣類	47.1g
蛋白質	21.9g
脂肪	13.9g
食鹽相當量	0.6g
鉀	682mg
鈣	430mg
鎂	40mg
食物纖維	1.2g

烤蘋果

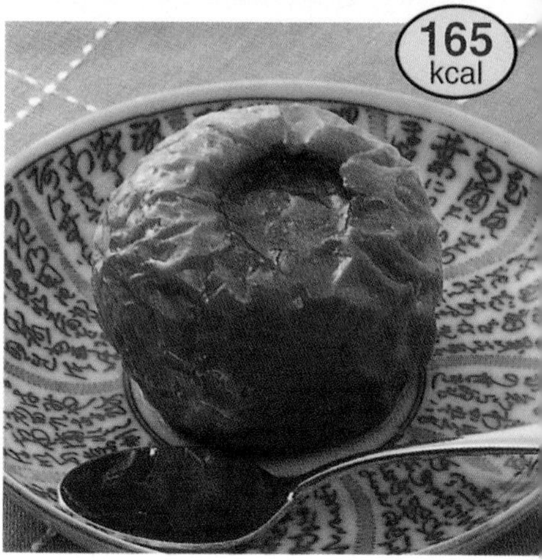

165 kcal

材料 蘋果…小1個（200g） 乳瑪琳…1小匙 砂糖…1大匙 肉桂…少許

作法

❶蘋果去蒂、挖掉芯。

❷乳瑪琳、砂糖、肉桂充分混合。

❸將❷塞入蘋果被挖掉的部分中。

❹將❸放入200℃的烤箱中，烤20～25分鐘。

醣類	25.2g
蛋白質	0.4g
脂肪	3.5g
食鹽相當量	0.1g
鉀	222mg
鈣	6mg
鎂	6mg
食物纖維	2.6g

第3章

應該事先了解的高血壓最新情報

1 何謂生活習慣病之「王」？

高血壓患者人數激增

◎血管障礙靜靜的進行

高血壓，是非常普遍的疾病。過去歐美將其稱為「沉默殺手」，屬於相當可怕的疾病。

高血壓的特徵是沒有明顯症狀。一旦掉以輕心、未接受適當治療，則各處血管不斷受損、動脈硬化「悄悄」進行，最後，引起腦中風、心臟病或腎臟病等危險疾病（併發症）。

因此，高血壓患者大都是「在不知不覺中受到致命的打擊」。死亡率為同年齡健康者的三倍。

高血壓具有上述特徵，因此，在歐美有「沉默殺手」之稱。

◎四十歲以上的人，三人中有一人必須注意

我國過去有許多高血壓患者。因為高血壓而罹患腦中風（腦血管障礙），長期以來為國人死因的前幾名。

國人中有許多高血壓人口，一般人認為肇因於鹽分攝取過多。不過，近年來由於中、高年齡人口急增，因此前往醫院接受高血壓治療的患者也持續增加。

根據最近的調查，四十歲以上「二～三人中就有一人血壓較高」。

40歲以上的人，半數左右都必須注意

40歲以上日本人的高血壓值

(%)	正常血壓	邊界區高血壓	高血壓
男性	43.4%	30.9%	25.7%
女性	52.4%	27.2%	20.4%

※邊界區高血壓是指介於正常值與高血壓之間的血壓（參照121頁專欄）

(國民營養調查•厚生省／1997 年)

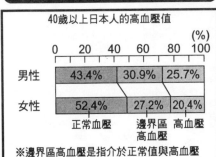

飲食對策可以得到極大的效果

⊙輕症高血壓也不能掉以輕心

高血壓的一大要因是「對身體不好的每天生活習慣」。

也就是所謂「生活習慣病（成人病）」的一種。比起糖尿病、癌症、心臟病或腦中風等其他生活習慣病而言，高血壓的患者數更多，由此可知高血壓可說是生活習慣病之王。

雖然近年來重症高血壓減少了，但另一方面，血液中的脂質異常增多的高血脂症，或併發糖尿病等其他生活習慣病卻增加了，衍生出新問題。

因為何種生活習慣病而接受治療的人較多？

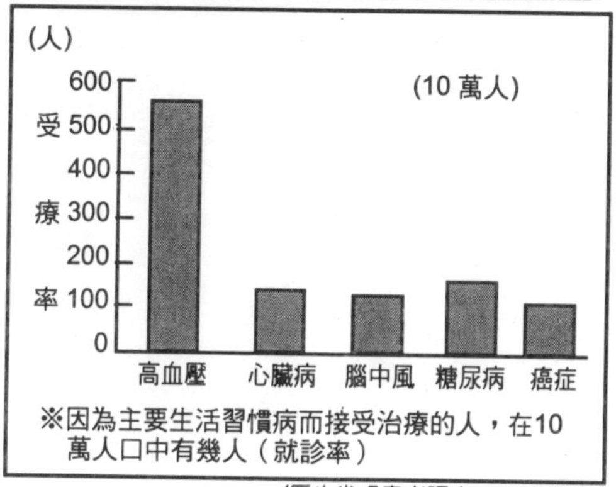

※因為主要生活習慣病而接受治療的人，在10萬人口中有幾人（就診率）

(厚生省「患者調查」／1996年)

即使輕症高血壓依然相當危險。一旦掉以輕心，可能發生重大併發症而留下後遺症或障礙。

⊙巧妙活用適合自己的菜單

高血壓治療法一般以使用降壓藥為主，但改善生活習慣、注意飲食生活等都是不可或缺的。輕症患者只要注意生活與飲食內容就能使血壓正常化。

僅僅改善飲食生活，即使血壓不能充分下降，只要持續適當的飲食與生活對策，包括輕症與重症患者在內，服藥量都能減少。

用藥引起的副作用危險性減少，同時獲得防止併發其他生活習慣病或使其惡化的效果。

本書依照「患者形態別」，嚴格挑選具有這些效果的菜單，並儘量為讀者多介紹（鹽分10g的菜單、鹽分7g的菜單、出現併發症者的菜單、對血壓好的單品料理等）。

這些菜單對於高血壓或動脈硬化非常有效。為了提高飲食對策效果，首先一定要充分了解自己的高血壓。

2 造成血壓上升的循環器官異常

心臟與血管具有各種變化

⊙注意血液循環的迴路！

高血壓是「循環器官疾病的代表」，循環器官會引起什麼病變呢？

血液將營養及氧送達全身，同時為了運出老廢物質和二氧化碳，採取「心臟⇩動脈⇩肝臟、腎臟、其他內臟⇩全身毛細血管⇩靜脈⇩心臟」的（體循環）迴路以及「心臟⇩肺⇩心臟」（肺循環）迴路，不斷循環（參照下圖）。

「循環器官」支撐這種血液循環，遍佈心臟及全身的血管發揮主要作用。供給身體各部的血液量由心臟和血管調節。

心臟送出血液量的變動幅度相當大。安靜時每分鐘送出五・五ℓ，運動時有時最大每分鐘送出二・五ℓ。

與心臟作用有連動關係的血管也會產生變化。運動時血管朝向肌肉擴張，同時朝向其他臟器的血管就會縮小。

血液的循環管道

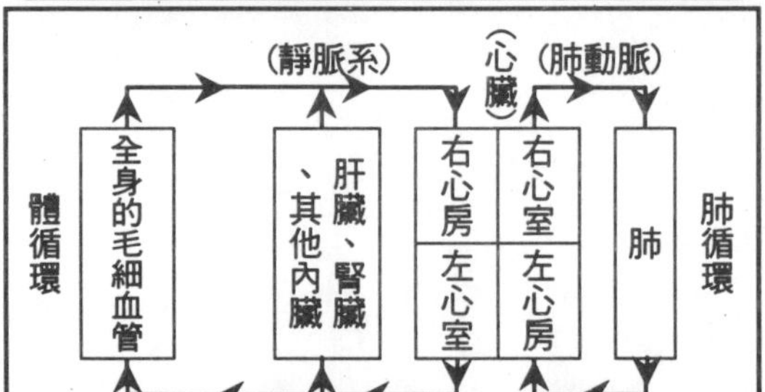

血液的作用

①搬運、供給氧
②搬運、供給各種營養素
③搬運、去除二氧化碳
④搬運、去除體內老廢物
⑤搬運、供給各種荷爾蒙類
⑥排除病原體（由血液中的白血球等進行）
⑦防止出血（由血液中的血小板等負責）
⑧其他

因此，流到肌肉以外場所的血液減少，將血液集中供給肌肉。

⊙需要維持血流的壓力

循環器官的血流是身體活動不可或缺的。正如同自來水的水壓，必須經常給予血液某種程度的壓力，才能使循環器官的迴路毫不停滯的持續循環。

這個壓力就是「血壓」。血壓產生病態而降低時，原本血液不容易流到的地方，更無法得到充分的血液，因而引起各種毛病。

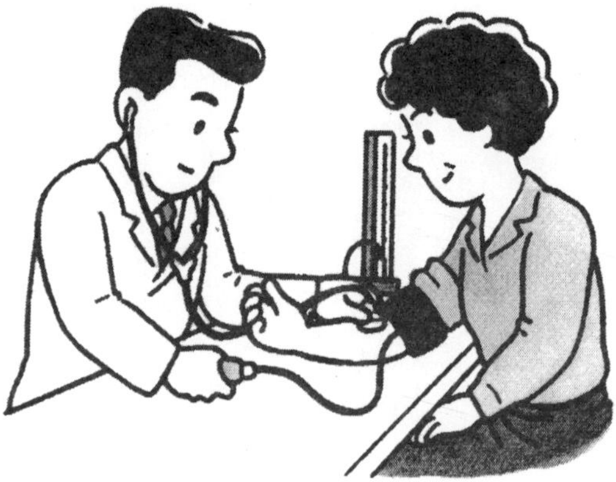

血壓因當時的身體或心理狀態不斷產生變化。血壓的高低程度可以藉著血管（動脈）壁面承受血液壓力的大小而調查。

加諸動脈壁面的血液壓力，可以經由水銀血壓計的「水銀柱」往上推擠到某種程度的力量來測量。

這個壓力稱為「毫米水銀柱／mmHg」，是表示血壓程度的基本單位。

使血壓上升的「二大要素」

⊙血管越長血壓越高

從事劇烈運動時心臟跳動加快，將比平常更大量的血液送達動脈。血液流動是因為出口與入口相連的循環迴路，因此流經該處的血液量增加時，血壓立刻上升。

相反的，安靜時心臟跳動減緩，心臟送出的血液量（心搏量）減少，所以血壓下降。

此外，體內的血管狀態也是造成血壓變動的要因。

因為血管（血管壁與血流的摩擦）具有「抵抗血流的作用」，這個作用稱為血管阻力（就像抵抗空氣流動的力量，稱為「空氣阻力」一樣）。

⊙高血壓患者的心臟與血管狀態

因為動脈硬化導致血管變硬、血管內部狹窄、血液黏性增強，抵抗血流的血管作用也就是血管阻力非常強。

為避免血流惡化，需要強大的壓力（血壓），所以血壓上升。

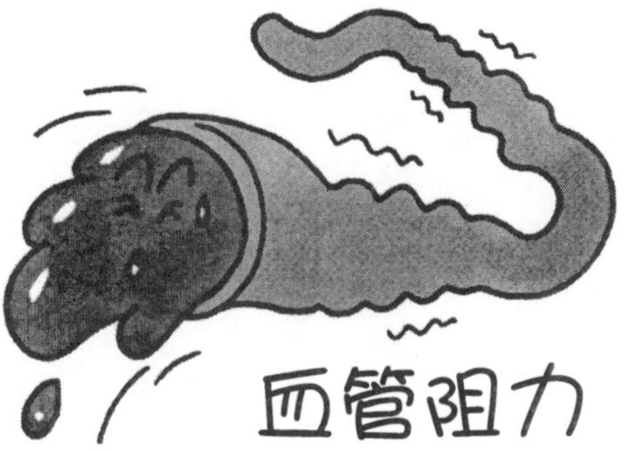

血壓的高低是直接由心臟送出的血液量（心搏量），以及血管的狀態（血管阻力）兩者決定（大都以「血壓＝心搏量×血管阻力」的方式說明）。

一般而言，高血壓患者最初心臟送出的血液量（心搏量）增加，等到成為真正的高血壓後，血管阻力增強（另一方面心搏量還原），血壓上升的狀態固定，然後慢慢進行。

直接影響血壓的因素？

①心臟送出的血液量
⇨心搏量

②抵抗血流的血管作用
⇨血管阻力
（血管的粗細、彈力、血液的黏性等都會造成影響）

③其他（大量出血造成血液量減少等）

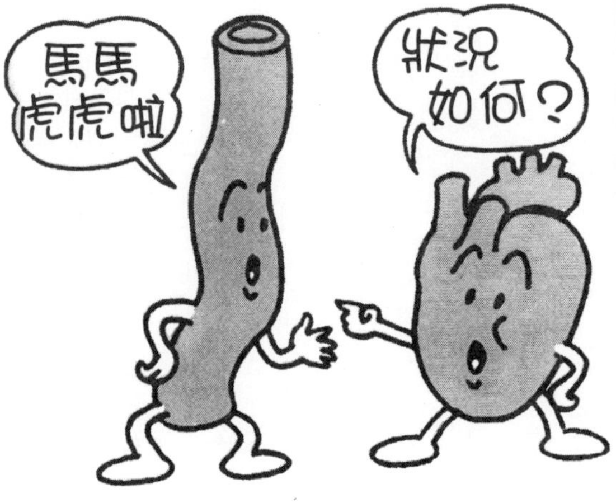

3 注意最大血壓與最小血壓

三十～四十歲層時血壓上升……

⊙血壓每分鐘變動六十～七十次

血壓受「心臟流出的血液量與血管狀態」的影響，在心臟收縮時達到最高，擴張時降到最低。

心臟每分鐘持續六十～七十次收縮運動。心臟收縮時的血壓稱為「最大血壓（收縮壓）」，心臟擴張時的血壓稱為「最小血壓（舒張壓）」。

最大血壓和最小血壓具有個人差異。國人男性平均最大血壓為一三二・九㎜Hg、最小血壓為八十・三㎜Hg。女性最大血壓平均為一二七・〇㎜Hg、最小血壓為七六・一㎜Hg左右。

⊙注意血壓容易上升的時間帶

隨著年齡增長最大血壓會上升。四十～五十歲層時上升幅度最大。最小血壓在四十歲層前隨著年齡不斷提高，但上升逐漸鈍化，高齡後就會降低。

不過，這個變化只是平均傾向。中年後有些人的最大血壓較低，也有高齡後最小血壓較高的人，具有明顯的個人差異。

通常最大血壓與最小血壓從早晨到中午

memo

主動脈與最小血壓的關係

心臟收縮時，由心臟伸出的前方主動脈擴張，部分血液貯藏在動脈內。

心臟擴張時，由心臟送出的血液量為零，這時貯存在主動脈內部的血液藉著動脈壁的彈力（類似氣球收縮時的力量）送出，因此，實際的舒張壓（最小血壓）不會等於零。

高齡後由於動脈硬化，主動脈的彈力降低，送出血液的力量減少，因此最小血壓不容易上升。

最大血壓（收縮壓）與最小血壓（舒張壓）的各年齡層平均值

年齡	男性		女性	
	最大血壓的平均值	最小血壓的平均值	最大血壓的平均值	最小血壓的平均值
總數	132.9	80.3	127.0	76.1
15～19歲	116.1	67.3	109.8	64.4
20～29歲	124.3	74.9	111.9	68.3
30～39歲	126.6	79.2	116.6	72.2
40～49歲	130.6	82.0	126.1	77.8
50～59歲	136.7	84.3	133.2	81.0
60～69歲	141.0	84.0	138.4	80.9
70歲以上	145.6	80.5	143.8	77.8

單位：mmHg　(厚生省「國民營養調查」／1997年)

最高，白天持續這種狀態，傍晚到夜晚時下降（一天內的變動幅度為三十～四十mmHg左右）。

這個變動（血壓的日內變動）是身體配合白天的活動出現的自然反應，不算病態。

知道血壓上升的「正常與異常」

⊙健康人的「正常高值」

血壓受運動、精神狀態、氣溫等各種因素的影響，平常就會產生各種變動。這些變化，是為了讓身體適應周圍的環境暫時產生的生理現象。即使血壓暫時上升，通常短時間內就會恢復正常。

但是，當血壓調節機能發生異常時，會一直持續超過正常範圍的高血壓狀態。

這時，反覆測定平常狀態的血壓二～三次以上，如果每次的最大血壓（收縮壓）為一三〇～一三九mmHg，而最小血壓（舒張壓）為八十五～八十九mmHg時，表示「雖然是正常血壓，但有點高，必須注意」（正常高值請參照一二〇頁）。

⊙高血壓與「高血壓症」的不同

此外，以同樣方式測定，最大血壓為一四〇mmHg以上，最小血壓為九十mmHg以上時，則判定為高血壓，需要接受治療。

通常高血壓患者的最大血壓與最小血壓兩者都很高，但還是有些患者只有其中一種出現異常值。

尤其高齡者動脈硬化的影響很大。有些只有最大血壓異常（收縮期性高血壓），最小血壓正常的人也不少（參照前頁）。

包括這些例子在內，放任高血壓不管會產生各種障礙，一旦因為高血壓而產生血管或內臟疾病時，稱為「高血壓症」。

4 你的高血壓形態

原因不明型較多

⊙二十年內增加二倍以上！

因為高血壓而接受治療的人數急增！

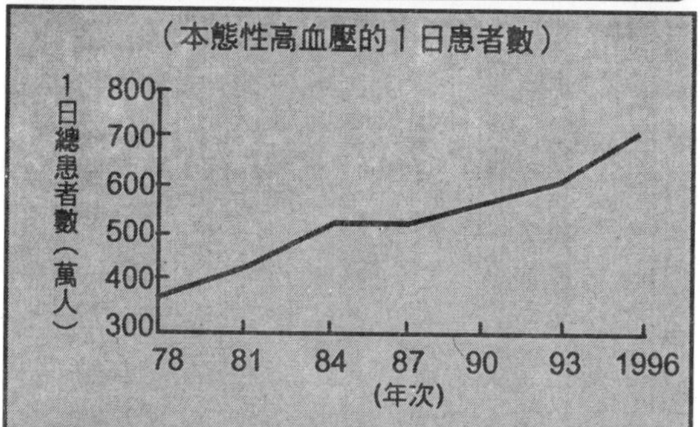

※各年10月某天前往醫院或診療所接受治療的人數（總患者數）
※78年「本態性良性高血壓」的患者數

國人由於鹽分攝取過多，高血壓患者增加了。近年來由於飲食生活改變、鹽分攝取量減少，因此年輕一代罹患高血壓者有逐漸減少的傾向。

但另一方面，由於中、高年齡層人口急增，因高血壓而接受治療的患者反而增加。

根據統計，中、高年齡層高血壓患者增加許多。高血壓有許多種類，其中以原因不明的「本態性高血壓」型患者增加較多。

這類高血壓在國內和歐美都占整體高血壓數的九十五％。

⊙遺傳和生活習慣的影響很大

本態性高血壓以「親人中有高血壓患者、鹽分攝取較多、肥胖、飲酒過量、承受強烈壓力或吸煙過多的人」較容易發生。通常三十五歲左右開始發症，然後慢慢進行。

初期沒有自覺症狀，一旦進行時，會出現「頭暈、焦躁、耳鳴、血氣上衝、肩膀痠痛、其他」等症狀。

原因包括前述使血壓上升的要素，也就是「心臟送出的血液量增加血管阻力（⇩一

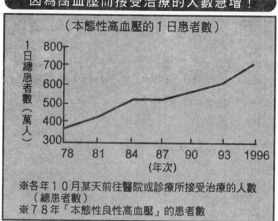

容易罹患本態性高血壓型

①家人中有高血壓患者
②有肥胖傾向的人
③鹽分攝取過多的人
④精神壓力較強的人
⑤認真、謹慎、神經質、彆扭、具有攻擊等性格的人
⑥飲酒過量的人
⑦吸煙過量的人
⑧從事肉體勞動工作的人
⑨居住於噪音地區的人等

本態性高血壓的主要症狀

•頭暈 •焦躁 •耳鳴 •血氣上衝 •肩膀疲痛 •心悸 •呼吸困難 •頭痛 •不容易熟睡 •多汗 •手腳發麻 •全身倦怠感等	
進行時容易出現的症狀	•話說不清楚 •健忘 •易怒 •抑鬱 •輕微運動或寒冷時出現胸痛

一頁）惡化」等。為什麼會出現這種狀態，目前不得而知。過去認為導因於遺傳和生活習慣。此外，神經系、血管系、荷爾蒙分泌系（內分泌系）、腎功能的影響等也很重要。

現在則認為這些要因像許多馬賽克一樣複雜的糾纏在一起，導致本態性高血壓（「馬賽克說」）發生。

⊙腎臟毛病是高血壓的「犯人」嗎？

其中有關遺傳方面的影響，如果父母都是本態性高血壓，則孩子大約半數會罹患高血壓；只有父親或母親罹患高血壓時，則孩子大約有三分之一機率罹患高血壓。

關於神經、血管與荷爾蒙系的影響，則是調節心臟或血管收縮的自律神經系失調、血管的血壓感應機能失調，或使血壓上升的荷爾蒙類過剩分泌造成的。

此外，還要注意腎臟的影響。腎臟也會分泌使血壓上升的成分（參照一二五頁），當然也可能出現分泌異常的現象。

腎臟具有排泄食鹽中鈉的作用，而鈉則有使體液量增加的作用。

因此，如果腎臟的鈉排泄機能紊亂時，因為鈉的影響而體液與血液量增加，會使血

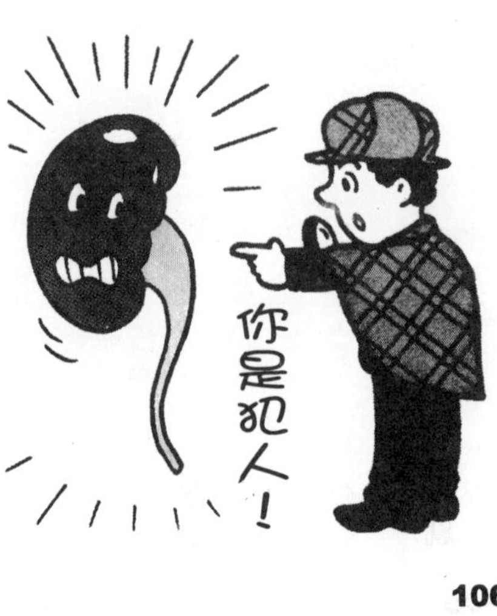

本態性高血壓的原因

遺傳的影響	父母罹患高血壓⇨孩子五十%罹患高血壓 父親或母親罹患高血壓⇨孩子三十%罹患高血壓
環境面的影響	•鹽分攝取過多、肥胖、運動不足 •飲酒過度或其他
腎臟系的影響	•製造使血壓上升的物質（血管緊張素Ⅱ） •鈉排泄機能變調等
內分泌系的影響	•使血壓上升的荷爾蒙類等（兒茶酚胺、醛甾酮）過剩分泌
神經系的影響	•加強血管或心臟收縮的自律神經（交感神經）緊張、亢進
血管系的影響	•血管的血壓調節構造（動脈壁的血壓接收體等）變調

壓上升。這類腎臟失調狀態，可能導因於遺傳、鹽分攝取過多或其他影響等，以此為要因，可能引發本態性高血壓。

因為特別的疾病導致血壓上升

⊙注意真正的腎臟病

高血壓也可能因某種疾病（原因疾病）的影響使得血壓上升，稱為「二次性高血壓」。這類型高血壓以腎炎、腎盂腎炎、糖尿病性腎障礙、腎臟腫瘤或結石等真正的腎臟病（腎性高血壓）占大部分。

腎臟與血壓有密切關係。上述腎臟病都會使腎臟的血流惡化，使血壓異常上升。

此外，荷爾蒙分泌系（內分泌系）的疾病也會使血壓上升。

荷爾蒙類由內分泌腺（垂體、甲狀腺、腎上腺、卵巢、睪丸等）分泌。一旦這些部分異常時，會引起各種生理變調，使得血壓上升（內分泌性高血壓）。

這時，由於腎上腺腫瘤引起的原發性醛甾酮症（醛甾酮過剩分泌）或庫興症候群（類固醇荷爾蒙過剩分泌），以及褐色細胞瘤（腎上

二次性高血壓原因疾病

部位	原因疾病
腎臟、尿路系	•急性、慢性腎炎　•腎盂腎炎 •糖尿病性腎障礙　•腎臟癌 •腎臟結石　•腎臟結核 •前列腺肥大等
內分泌系	•褐色細胞瘤　•原發性醛甾酮症 •庫興症候群等
其他	•腦腫瘤　•腦膜炎　•脊髓炎 •主動脈狹窄　•更年期障礙 •妊娠中毒症 •懷孕或生產造成壓力等

腺素或降腎上腺素過剩分泌）等疾病，都會成為高血壓的原因。

此外，腦腫瘤、脊髓炎或其他疾病也會造成高血壓。

> 二次性高血壓會出現下述各種相關症狀與特有的檢查資料（一一六頁）。一般而言判斷病名（診斷）較簡單。
>
> 因此，高血壓者最初就診時，首先會調查是否為二次性高血壓。如果確認並非二次性高血壓，就可以判斷（診斷）為「本態性高血壓」。

⊙出現高血壓以外的症狀也要注意

女性血壓比男性血壓低，但是如果罹患妊娠中毒症、因懷孕生產而承受壓力，或遭遇更年期障礙等關鍵，血壓都會上升。

包括這些例子在內，各種二次性高血壓通常都可以找到原因疾病的症狀。

例如，腎性高血壓會出現「血尿、蛋白尿、浮腫」等腎臟病症狀（有些腎臟病幾乎無症狀，容易被誤以為本態性高血壓）。

內分泌性高血壓中，原發性醛甾酮症會出現「口渴、多尿」等症狀。庫興症候群會出現「滿月臉、多毛、無月經」等症狀。褐色細胞瘤會出現「頭痛、發汗、臉紅、心悸」等症狀。

妊娠中毒症會出現「浮腫、蛋白尿」等症狀。更年期障礙會出現「肩膀痠痛、頭痛、血氣上衝、焦躁、疲勞感、冰冷」等各種自律神經失調症狀。

> 二次性高血壓以治療原因疾病（摘除腎上腺腫瘤及其他）為優先考慮。通常藉由這些治療就能使血壓自然下降。

疑似二次性高血壓的例子
①腎臟病症狀（蛋白尿、浮腫、尿混濁、血尿、發燒等）
②內分泌病症狀（發汗、臉紅、滿月臉、多毛、多尿、口渴、心悸、頭痛、肥胖、脫力感等）
③妊娠中毒症症狀（臉或手腳浮腫、蛋白尿等）
④更年期的各種自律神經失調症狀
⑤其他例子（年輕時出現高血壓，四十歲以上血壓突然急速上升，或最小血壓異常升高，尿無異常、上肢與下肢，或左右血壓值不同、出現尿糖等）

如果先出現這些症狀，後來出現高血壓症狀，或是年輕時血壓較高，四十歲後血壓突然上升的人，都可能是二次性高血壓（需接受精密檢查）。

⊙惡性高血壓的治療法也很進步

近年來二次性高血壓的發症年齡提早，二十～二十五％是三十五歲以下的人。

如果在三十～三十五歲以下罹患二次性高血壓或本態性高血壓，稱為「青年性高血壓」。發症年齡越早，則將來出現併發症的危險性越高。相反的，過了六十歲後才出現本態性高血壓或二次性高血壓，則稱為「老人性高血壓」。

這時的特徵為最大血壓較高、最小血壓不是很高（一〇四頁）。此外，由於動脈硬化的影響，血壓容易變動，必須特別注意。

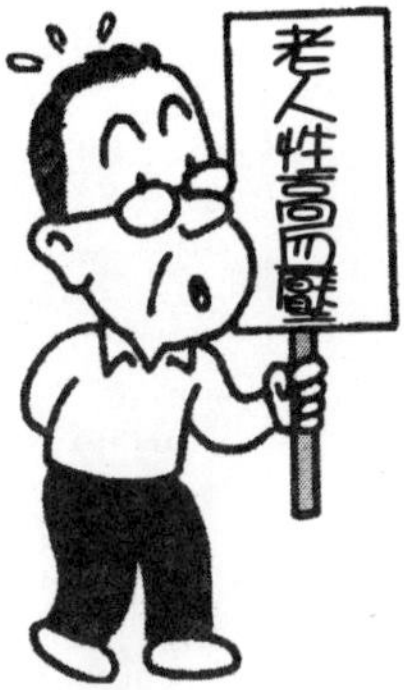

各種高血壓中，偶爾會出現最小血壓高達一三〇㎜Hg以上相當高數值（通常高血壓的最小血壓為九十～一〇〇㎜Hg左右）的例子。這種例子是因為高血壓導致血管與血管障礙急速進行，短期內出現危險狀態，因此稱為「惡性高血壓」（一般的高血壓稱為「良性高血壓」）。

過去一旦罹患惡性高血壓，半年內大約半數患者死亡。不過，近年來由於新的有效藥物增加，六十％左右的患者可以存活五年以上。

高血壓的種類

原因別	• 本態性高血壓 • 二次性高血壓
年齡別	• 青年性高血壓 • 老人性高血壓
預後別	• 良性高血壓 • 惡性高血壓
其　他	• 收縮期性高血壓 • 舒張期性高血壓 • 白衣性高血壓 （參照116頁）

memo

本態性高血壓的「惡性循環」很危險

罹患本態性高血壓時，初期腎功能有點變調，但不是真正的腎臟病。

如果放任高血壓不管，則腎臟血管產生毛病，血液循環惡化，其影響會使血壓急速上升，持續進行會出現促進腎臟障礙的惡性循環，變成很難治療。

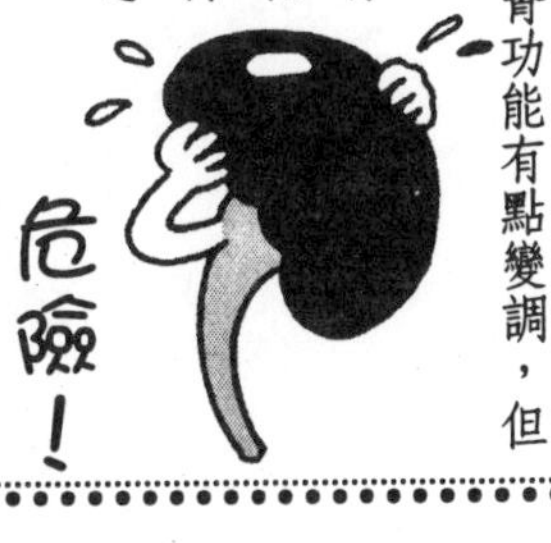

5 高血壓引起的身體損害

動脈硬化不斷進行

⊙注意動脈硬化的三種形態

高血壓會對血管造成極大的負擔，放任不管會引起全身動脈硬化。

動脈硬化是動脈受損、變硬、變脆弱的症狀。

一旦進行時，血流惡化、血管破裂等症狀都可能出現，因此非常危險。動脈硬化大致分為：①粥狀硬化；②細動脈硬化；③中膜硬化三種。

①的粥狀硬化發生在粗大的動脈。典型例子為血管出現以膽固醇為主的粥狀物質（粥腫），使得血流惡化。

②的細動脈硬化則發生在腎臟或腦等細動脈，血管受傷、狹窄、脆弱。

③的中膜硬化發生在比較粗大的動脈，

正常的血管

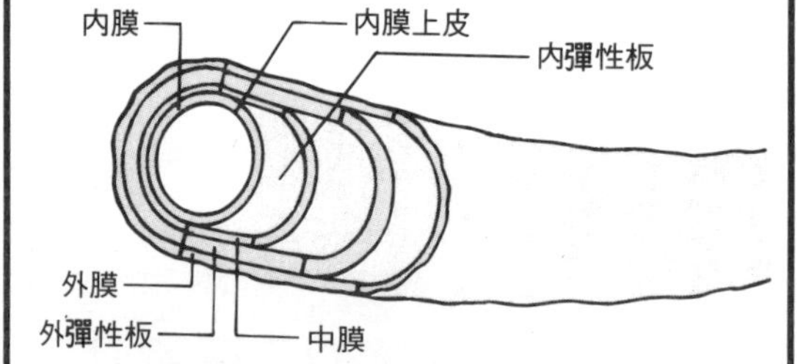

動脈具有強健的六重構造。由血管壁內側算起，依序為內膜上皮、內膜、內彈性板、中膜、外彈性板、外膜。與靜脈相比，尤其平滑肌細胞構成的中膜較厚，能夠抵擋強力的血壓。

引起動脈硬化的血管

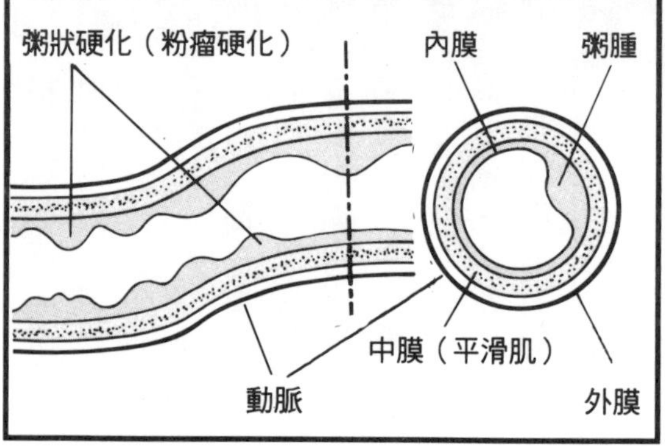

血管壁的中膜有鈣沈著而使血管變硬（鈣化），也會成為動脈瘤等的原因。

⊙腦、心臟或腎臟的動脈很危險！

這些動脈硬化會因為高血壓而促進其進行，一旦伴隨高血脂症或糖尿病時，危險度更為提高。

此外，吸煙、肥胖、壓力、運動不足，酒或咖啡過量時，也是動脈硬化的誘因。

高血壓患者的腦、心臟或腎臟動脈硬化特別容易進行，其影響可能引起腦中風、狹心症、心肌梗塞、腎臟障礙等餘病（併發症）。

動脈硬化的誘因

- 高血壓
- 高膽固醇的高血脂症
- 糖尿病
- 吸煙、肥胖
- 壓力、運動不足
- 飲酒、咖啡、砂糖
- 高尿酸血症

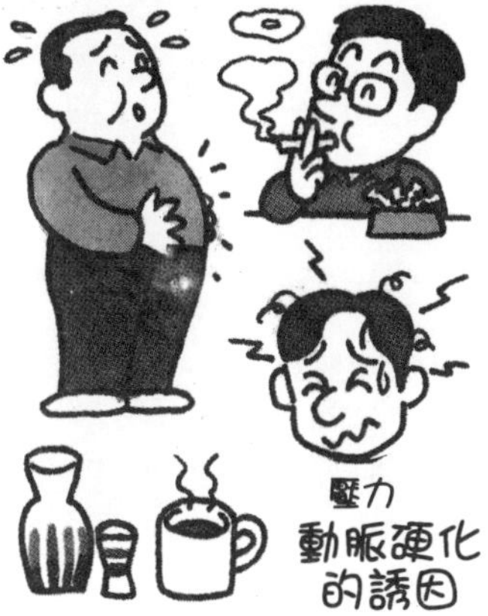

因此，高血壓者的壽命較短。不少例子顯示壽命比健康人少十五～二十年。

腦中風（腦血管障礙）

腦中風是高血壓的人中，最常見的併發症，二十～二十五%的高血壓患者會併發腦中風。腦中風包括腦血管阻塞的腦梗塞型、腦血管破裂造成腦溢血以及其他型等。近年來腦溢血減少、腦梗塞增加。

腦梗塞包括動脈硬化（粥狀硬化）引起的腦血栓症，以及從身體其他部位流過來的異物阻塞血管造成的腦栓塞症。高血壓容易引起的是腦血栓症。真正發作時，短時間會出現半

腦中風死亡例的詳細內容

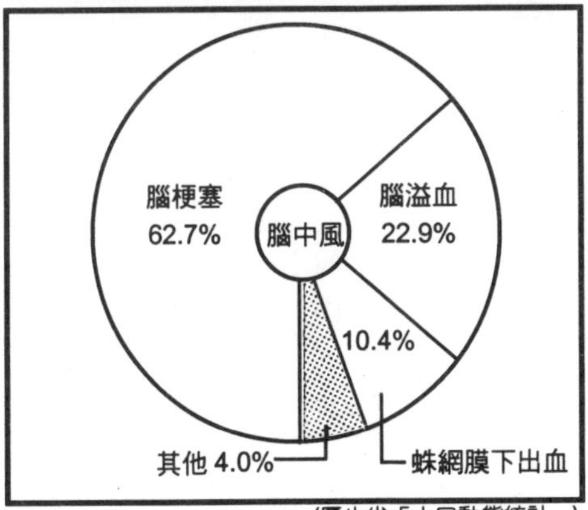

（厚生省「人口動態統計」）

身不遂或語言障礙等。

血管破裂型主要是細動脈破裂、腦內出血，造成前述的腦溢血，或主要在粗的動脈形成的瘤（動脈瘤）破裂，使腦的外側膜出血的蜘網膜下出血。

腦溢血與蛛網膜下出血的不同

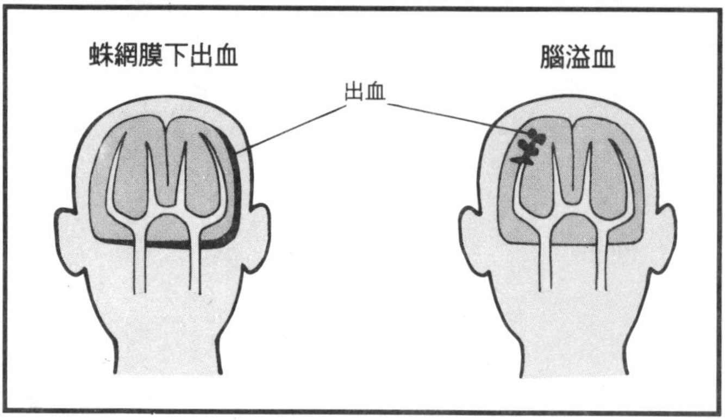

無論哪一種，可能突然出現強烈頭痛、嘔心、意識喪失等現象。高血壓是腦溢血的重大誘因。

此外，由於腦的血流惡化，會暫時出現話說不清楚、稍微發麻或輕微中風的症狀（暫時性腦缺血發作）（十～二十%的人五年內出現腦梗塞）。

前述的惡性高血壓由於血壓急速上升，也會出現劇烈頭痛、痙攣、意識障礙等（高血壓腦症）。

狹心症、心肌梗塞（缺血性心臟病）

運送血液、使心臟收縮的肌肉（心肌）的冠狀動脈血管，因為動脈硬化（粥狀硬化⇩一一〇頁）而血流惡化時，會導致心肌缺血的狀態（虛血狀態）。

這時會造成狹心症或心肌梗塞等心臟病（缺血性心臟病）。因為狹心症血液不足的狀態是暫時性的，因此強烈壓迫痛等胸痛發作在一到數分鐘內會停止。

心臟的冠狀動脈

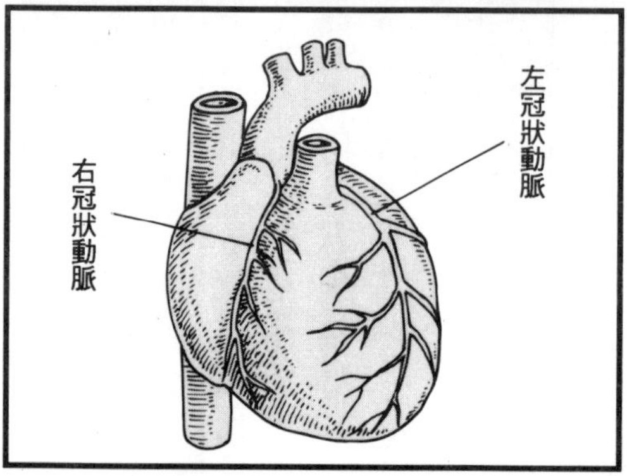

狹心症與心肌梗塞的不同

狹心症發作	心肌梗塞的發作
• 勞動和運動時發生	• 突然產生劇烈胸痛與苦悶
• 最多 15 分鐘就會好轉	• 持續時間長達 30 分鐘以上
• 安靜時就能好轉	• 即使安靜也無法好轉
• 噁心或便意較少	• 大都伴隨噁心和便意等
• 較不容易出現血壓下降、顏面蒼白等休克症狀	• 出現休克症狀
• 使用硝化甘油舌下錠有效	• 即使使用硝化甘油也無效
• 死亡例子較少	• 幾天內半數以上會死亡

此外，如果血液供給斷絕、部分心肌會壞死，則劇烈胸痛持續發作三十分鐘到數小時，這就是心肌梗塞。剛發作後到數天內五十～六十%的人會死亡。

心臟病的四大誘因（危險因子）是「高血脂症、高血壓、糖尿病、吸煙」（國人因高血壓導致狹心症或心肌梗塞的發生率為正常血壓者的二倍）。

腎硬化症（高血壓性腎症）

腎臟中有無數血管，過濾血液中的老廢物質而製造尿。高血壓患者由於細小的血管等逐漸變硬、狹窄（細動脈硬化），血流惡化使得腎功能降低。

這就是腎硬化症。如果放任高血壓不管，通常十年內就會出現腎硬化症。由於進行較慢，因此會重症化（血壓持續上升），到末期（腎功能不全）時需要接受人工透析的患者並不多（十%以下）。

惡性高血壓（一〇九頁）是特例，如果不立刻治療，則腎硬化會迅速進行，數週到數月間就會失去腎功能（惡性腎硬化症）。

腎臟的位置

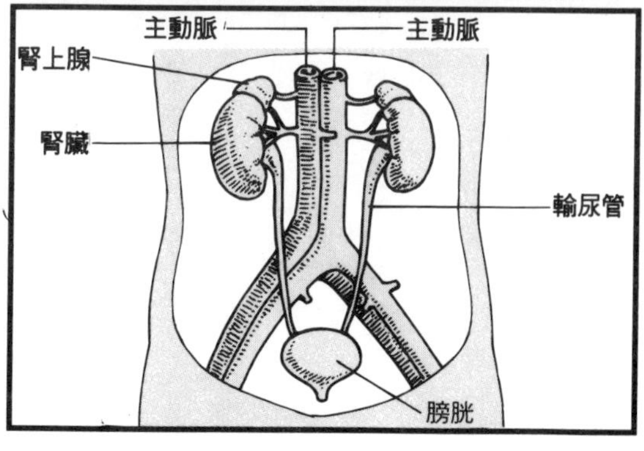

心臟肥大、瘀血性心臟功能不全

高血壓患者的心臟送出血液需要強大的力量，造成心臟肌肉的負擔（主要是左心室），因此逐漸增厚。

這種情形就是心臟肥大。未接受高血壓

治療的患者半數會出現這種症狀，通常並沒有特別的毛病或症狀。

但是一旦進行時，心臟的幫浦力量降低、血流惡化或出現血液停滯於心臟的各種障礙（瘀血性心臟機能不全）。最初出現氣喘或心悸等現象，惡化時就會產生劇烈的呼吸困難症狀（心臟氣喘）、臉或手腳浮腫等現象。

其他併發症

■主動脈瘤

胸部或腹部的主動脈一旦硬化（粥狀硬化）進行時，動脈壁逐漸變形而出現「瘤」，就是主動脈瘤，一旦破裂，會有大出血的危險性。

■閉塞性動脈硬化症

主要是腳的主要動脈血流惡化，步行中站立不穩或出現疼痛、發麻、痙攣等現象（一旦休息就能好轉⇩「間歇性跛行」）。患者六十%左右都罹患高血壓。

■高血脂症

脂質包括中性脂肪、膽固醇及其他數種

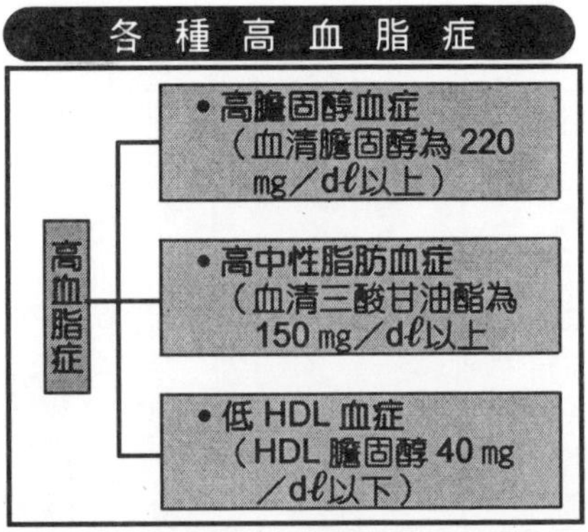
各種高血脂症
高血脂症
•高膽固醇血症（血清膽固醇為 220 mg／dℓ以上）
•高中性脂肪血症（血清三酸甘油酯為 150 mg／dℓ以上
•低 HDL 血症（HDL 膽固醇 40 mg／dℓ以下）

。因為遺傳、生活習慣或糖尿病等影響，血液中脂質（血清脂質）的總量增加或平衡紊亂。

這就是高血脂症。如果屬於膽固醇過剩型（高膽固醇血症），則會使動脈硬化（粥狀硬化）惡化，容易發生狹心症或心肌梗塞等。近年來高血脂症激增，三十～四十%的高血壓患者出現高血脂症。一旦同時出現高血脂症與高血壓時，動脈硬化的危險度顯著提高。

■糖尿病

人類飲食中的醣類會轉化為葡萄糖而變成熱量源。但是，因為糖尿病而胰臟分泌的荷爾蒙（胰島素）功能不足時，就無法利用葡萄糖。

因此，無法使用的葡萄糖積存在血液中（高血糖），這種狀態持續時，過剩糖分的惡劣影響會使血管受損，造成病態的動脈硬化進行。

最後會因眼（眼底）出血、腎臟障礙、神經障礙、狹心症或心肌梗塞等各種併發症而縮短壽命。

糖尿病主要因為遺傳或生活習慣的影響而發病。國內有激增的趨勢，十%高血壓患者會併發糖尿病（糖尿病預備軍的邊界型糖尿病，發生於高血壓患者中三十～四十%的人身上）。

一旦同時罹患高血壓與糖尿病時，因為併發症造成的死亡率會大幅提高。

糖尿病的主要併發症

併發症的種類	主要的併發症			
	糖尿病性網膜症	糖尿病性腎症	糖尿病性神經障礙	動脈硬化症
特徵	眼球網膜的細血管阻塞、出血⇩放任不管會失明⇩發病後十年六十%的人會發生	腎臟無數毛細血管受損、腎功能降低⇩延遲治療時需接受人工透析	為最常見的併發症，出現發麻感和麻痺等症狀（末梢神經障礙）⇩進行時會出現自律神經障礙（胃腸障礙或陽痿等）	心肌梗塞、狹心症或腦中風（腦血管障礙）較多。此外，也會出現腳（下肢）動脈硬化造成的步行障礙

糖尿病會引起心臟病

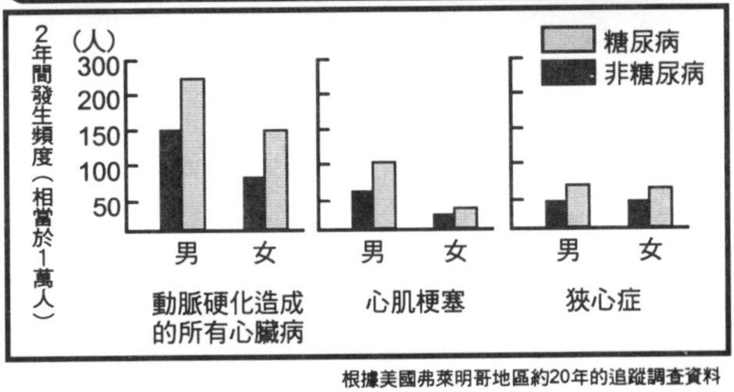

根據美國弗萊明哥地區約20年的追蹤調查資料

■高尿酸血症、痛風

細胞中基因（DNA）的本體核酸的老廢物尿酸在血液中異常增加，十%的患者會出現痛風症狀，腳趾關節產生劇痛。

高尿酸血症因為遺傳、肥胖、飲酒等影響而發生。高血壓患者也會出現，必須注意。

memo

可怕的「死亡四重奏」

三十～四十歲層後，肥胖、高血壓、高血脂症、血糖異常等經常出現「複合污染」狀況。這些人的動脈硬化進行快速，死亡率明顯上升。因此，歐美特別將這些症狀稱為「死亡四重奏」，提醒大家注意其危險性。

6 高血壓檢查的注意事項

注意高血壓的「線索」

⊙疑似高血壓患者的特徵

檢查高血壓需要調查①血壓值、②高血壓原因、③併發症狀態。為了有效進行，檢查法包括一次檢查與二次檢查（有時兩者同時進行）。

高血壓的主要檢查

一次檢查（篩選檢查）	•問診　•診察（聽診、測量脈搏及其他）•血壓測定　•尿液檢查　•血液一般檢查　•血清生化檢查　•眼底檢查　•心電圖　•胸部X光檢查
二次檢查（精密檢查）	•荷爾蒙檢查　•腎功能檢查（尿濃縮試驗、PSP 試驗）　•腎臟切片檢查　•腎臟、腦、心臟畫像檢查（CT、MRI、血管造影）　•血液一般檢查　•24 小時血壓測定　•攜帶式心電圖檢查等

一次檢查（篩選檢查）是對於疑似高血壓患者進行「篩檢」。通常是問診和一般檢查（血壓測定、尿液檢查、血液檢查、眼底檢查、心電圖檢查以及胸部X光檢查等）。

高血壓的基本檢查（一般檢查）

■血壓測定

早上起床時最安靜狀態測得的血壓稱為基礎血壓。白天平時狀態的血壓稱為隨時血壓。隨時血壓比基礎血壓更高。

在醫院測量的是隨時血壓，一旦患者緊張時，血壓值可能異常升高（白衣性高血壓⇩通常習慣後就能變成正確值）。

測定血壓時必須安靜五分鐘以上，深呼吸二～三次使心情平靜，儘可能以接近基礎血壓的目標進行測量。

持續測量血壓二～三次時，血壓值經常會下降，這時要採用較低的血壓值（WHO指標）。

■尿液檢查

尿蛋白太高時，疑似因為腎障礙而引起

高血壓（腎性高血壓）。與血壓值相比，尿蛋白較低時，則疑似本態性高血壓造成腎障礙。尿中的血液、細菌或糖（尿糖）也是各種疾病的指標。

■血液一般檢查

主要是調查白血球或紅血球等，血壓較高，但白血球、紅血球或血紅蛋白（紅血球的色素）較少，或是血細胞比容值（血液中的紅血球比例）較低時是貧血，或疑似腎臟病造成的高血壓。

■血清生化檢查

以化學分析調查血液的「上方澄清液體」（血清）的成分。血清中的白蛋白（血液中主要蛋白）、肌酸酐（蛋白質的老廢物），還有電解質（鈉、鉀、鈣及其他）等，成為腎臟病或內分泌病的指標。

此外，脂質類（總膽固醇、中性脂肪等）則成為高血脂症或動脈硬化的指標。血糖則是糖尿病的指標。

■眼底檢查

由外界透過瞳孔可以直接觀察眼的網膜（眼底）細動脈，因此了解動脈硬化的狀態，藉此推測腦或腎臟動脈硬化的情況。

如果是輕症高血壓，眼底動脈比較細。中度症狀則動脈會很細，出現明顯的動脈硬化現象。重症例甚至會看到小的白色變色部（白斑）。

經由眼底檢查了解動脈硬化的狀態

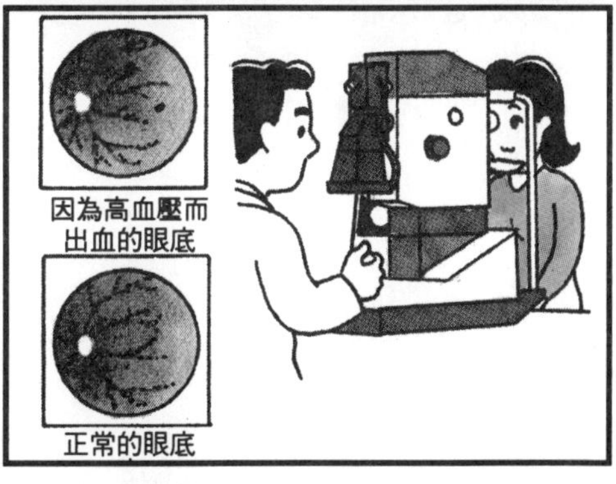

memo

併發糖尿病的患者激增

最近因為高血壓併發高血脂症或糖尿病的例子增加了。其中，葡萄糖耐量試驗檢查對於糖尿病具有很大的作用（參照一一四頁）。

檢查法是空腹時將七十五g葡萄糖溶於水中喝下。調查每隔二~三小時血液中的葡萄糖量（血糖值）產生何種變化。檢查資料做為判斷是否真正罹患糖尿病的重要指標。

心電圖也是高血壓檢查不可或缺的

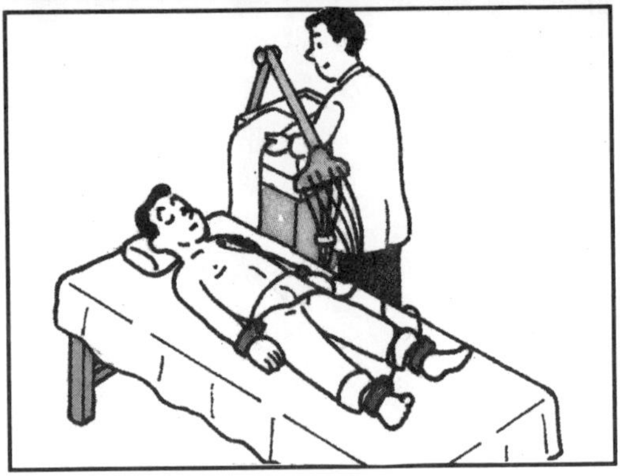

■**心電圖檢查**

測定心臟收縮時產生的微量電流。以波形圖表示其變動，稱為心電圖。藉此可以了解是否因為高血壓而引起心臟病（狹心症、心肌梗塞等），或心臟肥大（一一三頁）、心律不整的有無等。

■**胸部X光檢查**

除了了解心臟肥大狀態外，也可以檢查肺部疾病的有無。

高血壓需進行內臟精密檢查

⊙腎臟、腦、心臟都要仔細檢查……

透過一般檢查發現疑似本態性高血壓或二次性高血壓時，配合必要應進行腎臟精密檢查、荷爾蒙檢查、腦或心臟畫像檢查等，調查有無併發症或各種疾病。

高血壓專門檢查（精密檢查）

■**荷爾蒙檢查**

採取血液，測定垂體分泌的ＡＣＴＨ（促腎上腺皮質素）或腎上腺分泌的可的松、醛甾酮、兒茶酚胺等（尿中的17—ＯＨＣＳ物質，是觀察可的松分泌狀態的標準）。

■**腎功能檢查**

調查血液中的肌酸酐（一一七頁），被

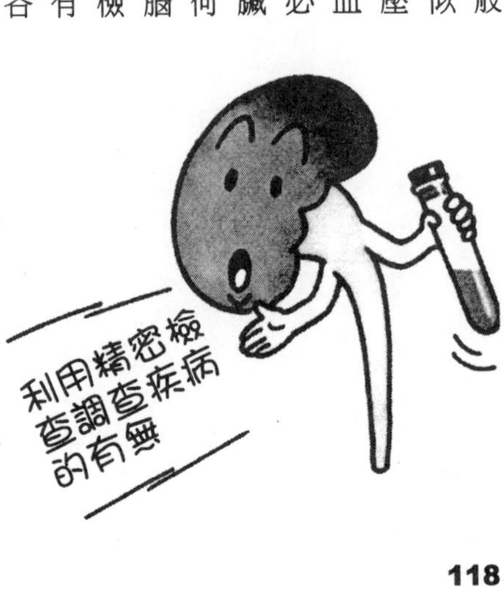

腎臟過濾到何種程度的肌酸酐擴清率檢查（血清生化檢查的一種），或調查限制水分時，製造較濃尿液能力到何種程度的尿濃縮試驗，以及將色素注射到體內（ＰＳＰ），調查色素排泄到尿中能力的ＰＳＰ試驗等，都可以調查腎臟功能。

■腎臟切片檢查

用特殊的針微量採取腎臟組織，用顯微鏡檢查，就可以知道腎臟是否發炎或是否有異物沈著等。

■腎臟、腦、心臟畫像檢查

利用CT檢查攝影身體的環切畫像

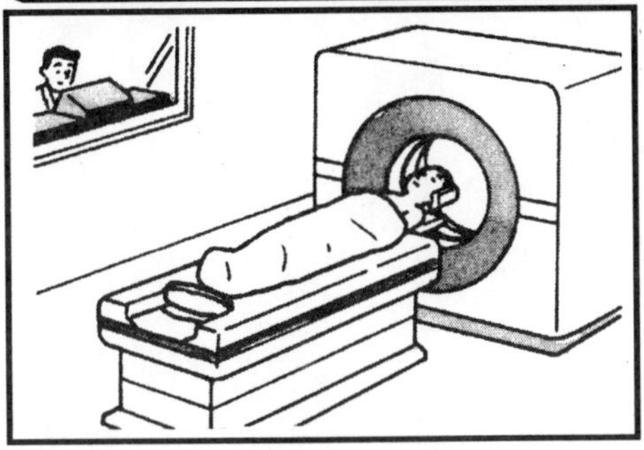

將腎臟、腦、心臟做成環切畫像的ＣＴ檢查（Ｘ光ＣＴ），或ＭＲＩ檢查，利用超音波做成畫像檢查等，都可以進行。

將Ｘ光很難透過的藥物（造影劑）注入腎臟、腦的血管，或心臟的冠狀動脈等，進行Ｘ光攝影檢查（腎血管造影、腦血管造影、心導管檢查及其他）。必要時都可以進行，以便詳細調查動脈硬化的狀態。

■其他檢查

最近也進行每隔三十分鐘或一小時測定的二十四小時血壓檢查，或二十四小時心電圖檢查（攜帶式心電圖檢查）。透過這些檢查，更能詳細了解血壓或心臟的狀態。

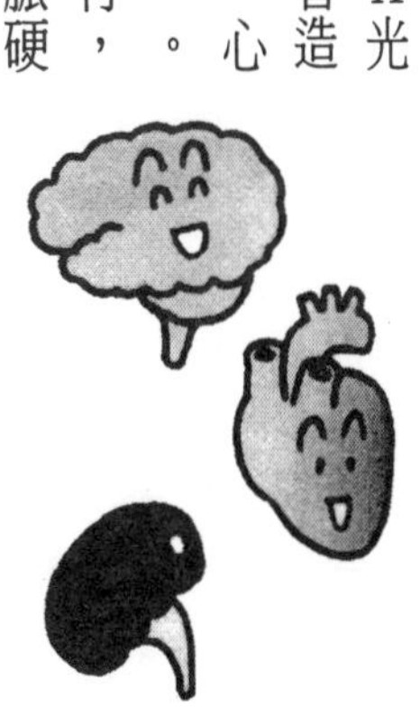

memo

血液一分鐘內循環體內

由心臟送達全身的血液，最短二十秒、平均一分鐘就可以循環全身而回到心臟。

十七世紀後人類才知道血液在全身循環。當時利用初期顯微鏡發現毛細血管，同時也明白動脈與靜脈藉由毛細血管相連，形成循環迴路。

動脈的英文是「artery」。這個字源自古希臘文，意味「空氣的通路」。了解血液的循環前認為動脈中有「精氣」流通。

7 你的重症度與治療法

了解血壓值的「階段」

⊙了解「重症度」的治療很重要

藉由各種檢查知道罹患本態性高血壓時，必須檢查重症度。也就是「如何判斷血壓值」與「併發症進行到何種程度」。

知道高血壓的重症度就能進行適當的治療，防止腦中風或心臟病等危險併發症。

判斷血壓值的基準很多。根據美國（高血壓聯合委員會）制定的指標，如先前所述，最大血壓為一四〇mm/Hg以上，最小血壓為九十mm/Hg以上的例子稱為「高血壓」。

此外，美國對於高血壓指標，又設定過去沒有的「正常高值」或「適當血壓」（理想血壓）等新項目。

「正常高值」是指最大血壓為一三〇～一三九mm/Hg，與最小血壓八十五～八十九mm/Hg的人。正常值雖然很高，但是可以「改善生活習慣，一年後再檢查」（參照表）。

此外，「正常血壓」的人「必須二年後再檢查」。完全沒問題的則是最大血壓一二〇mm/Hg以下、最小血

判斷血壓值的標準

階段	最大血壓、最小血壓/mm Hg	應對法
適當血壓	<120 且<80	(理想血壓)
正常血壓	<130 且<85	2 年內再檢查
正常高值	130～139 或 85～89	1 年內再檢查
高血壓 階段 1	140～159 或 90～99	2 個月內再檢查、一個月內再做精密檢查，或接受專門醫生診治/必要時立刻在一週內接受專門檢查等
階段 2	160～179 或 100～109	
階段 3	≧180 或≧110	

※最大血壓與最小血壓值符合其他「階段」時，歸類為數值較高者的「階段」。

（美國•高血壓聯合委員會的分類／1997 年）

壓八十mm／Hg以下的「理想血壓」（適當血壓）。

⊙美國嚴格判定血壓值

美國的基準非常嚴格。為了呼籲眾人注意高血壓，全世界對於高血壓的注意度都提高了。按照這個基準，將高血壓分為三個階段。

「第一階段（階段一）」是最大血壓一四〇～一五九mm／Hg、最小血壓九十～九十九mm／Hg的例子。過去稱為「邊界區高血壓」（參照下列專欄）。

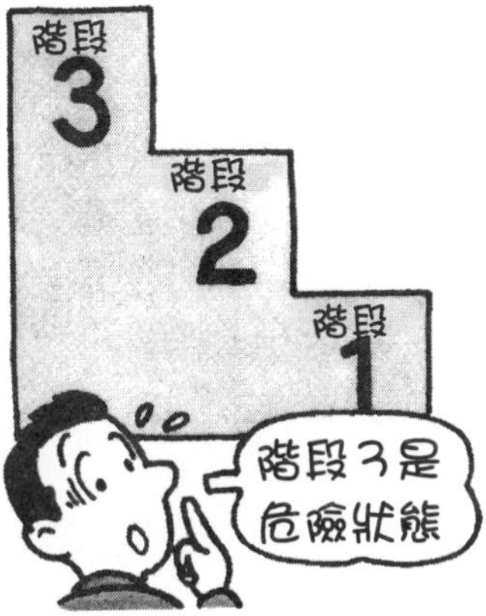

此外，最大血壓一六〇～一七九mm／Hg、最小血壓一〇〇～一〇九mm／Hg則是「第二階段（階段二）」。最大血壓一八〇mm／Hg以上、最小血壓一一〇mm／Hg以上為「第三階段（階段三）」。

「第三階段」是危險狀態，必須立刻服藥降低血壓。

memo

聯合國也改變高血壓判定法

判斷血壓值的指標，是由聯合國世界衛生組織（WHO）制定的。

根據規定，與美國過去的指標不同，最大血壓一四〇～一八〇mm Hg、最小血壓九〇～一〇五mm Hg的範圍屬於「輕症高血壓」。其中輕症例（最大血壓一四〇～一六〇mm Hg、最小血壓九〇～九十五mm Hg）是指介於真正高血壓與正常血壓值間的「邊界區高血壓」。

但是，聯合國制定的指標與美國的不同，造成醫生們無所適從。因此，聯合國於一九九九年時又修改以往的指標，也接受美國的指標。

也就是，設定前述三階段分類，以及正常高值與適當血壓等項目，使得聯合國與美國的指標統一（過去相當於邊界區高血壓的，則是高血壓的「第一階段」中最大血壓為一四〇～一四九mm Hg、最小血壓為九〇～九十四mm Hg的例子）。

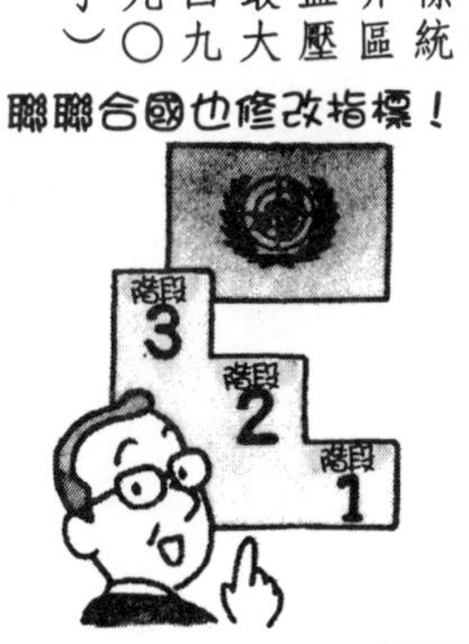

最適合自己的高血壓治療法

⊙即使是輕症高血壓，有些人也很危險

最近「第一階段（階段一）」程度較輕微的高血壓患者增加了。占本態性高血壓的六十～七十%。

即使血壓高度為「輕症」，如果出現腦、心臟或腎臟等併發症時，仍然必須充分注意。

高血壓併發症的進行受血壓值影響。此外，也受各種生活習慣、年齡、體質或其他生活習慣病（高血脂症或糖尿病及其他）等影響，具有很大的個人差異。

此時，必須判斷併發症的進行度，使用美國的高血壓指標很有幫助。根據這個基準將患者分為「A～C」三群，採取分別的治療法。

⊙容易出現併發症型

A群是沒有促進動脈硬化的高血壓以外的要因（危險因子），也就是沒有「糖尿病、高血脂症及其預備軍、吸煙、高年齡（六十歲以上）、動脈硬化疾病較多的家人」等問題，沒有高血壓的併發症，同時心臟無異常的例子。

如果是這種情況，同時血壓值在「第一階段（階段一）」的輕症，則屬於【最初期階段的高血壓】。不需要使用藥物，可以藉

注意高血壓以外的危險因子

危險性較小群 ⇩ 危險群A	今後危險性較高群 ⇩ 危險群B	危險性最高群 ⇩ 危險群C
• 除了高血壓以外沒有動脈硬化的危險因子 • 未出現高血壓造成的併發症或動脈硬化性異常	• 有許多動脈硬化危險因子，但沒有糖尿病 • 沒有高血壓造成的併發症或動脈硬化性異常	• 罹患高血壓和糖尿病，或有高血壓造成的併發症或動脈硬化性異常

高血壓以外的動脈硬化危險因子

- 吸煙、高血脂症及其預備軍（脂質代謝異常）
- 高齡（60歲以上）、擁有較多動脈硬化疾病、糖尿病的家族歷

⊙動脈硬化性的異常、疾病⇨心臟肥大、狹心症・曾經治療心肌梗塞、冠狀動脈的動脈硬化。此外，還有腦中風（各種腦血管障礙）、腎障礙、腳等的動脈硬化（末梢動脈硬化患者）、眼底網膜的動脈硬化

（美國・高血壓聯合委員會／1997年）

由「改善生活習慣」治療（A群的血壓值如果上升到「第二階段」以上，需要立刻利用藥物治療）。

B群則是沒有高血壓併發症、心臟無異常，但是卻有糖尿病以外動脈硬化的危險因子（參照右頁表）的例子。如果血壓值為輕症，可說是【併發症發生或進行的危險性較高，但目前處於初期階段】的狀態。

這時，基本上以「改善生活習慣」為治療的基本。血壓值如果上升到「第二階段（階段二）」以上，還是必須用藥物治療。

C群則是有糖尿病或高血壓等併發症與病態動脈硬化的例子，與血壓值的高低程度無關，屬於【危險性相當高的狀態】。

包括「第一～三階段（階段一～三）」的所有高血壓與前述「正常高值（雖是正常血壓，但偏高）」的患者在內，必須立刻使用降壓劑與改善生活習慣，進行適當的治療（參照上表）。

有關高血壓的治療，不僅要注意血壓值的高低，同時包括糖尿病等併發症的有無、進行狀態、個人的生活習慣等在內，都會使治療方法不同。

血壓的「階段」與配合危險因子的治療

血壓的階段／mm Hg	危險群 A	危險群 B	危險群 C
正常高值 130～139／85～89	改善生活習慣	改善生活習慣	利用藥劑治療
高血壓／階段 1 140～159／90～99	改善生活習慣／12個月	改善生活習慣／6 個月	利用藥劑治療
階段 2 及階段 3 ≧160／≧110	利用藥劑治療	利用藥劑治療	利用藥劑治療
※擁有多數危險因子的患者利用藥劑治療時，也要一併改善生活習慣。			

（美國•高血壓聯合委員會／1997 年）

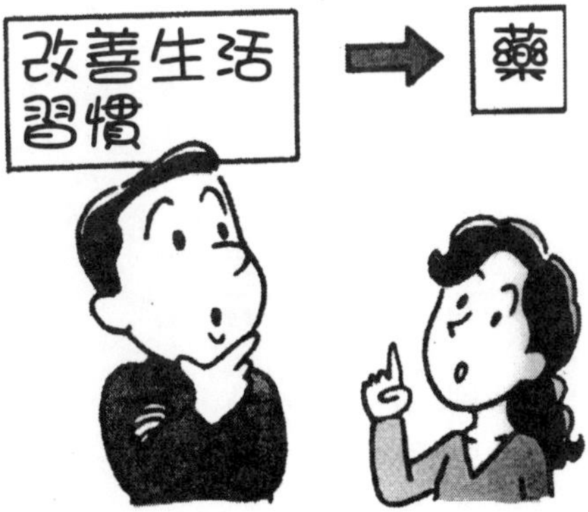

8 提高降壓劑效果的秘訣

了解藥效及安全性

⊙自己的「目標血壓」是多少

初期高血壓雖然不需要使用藥物就能治療，但如果持續一定期間改善生活習慣，血壓還是無法下降時，還是要使用降壓藥，也就是降壓劑。

使用降壓劑治療的最初目標是最大血壓低於一四〇㎜Hg、最小血壓低於九十㎜Hg。最理想的狀況則是最大血壓下降為一三〇㎜Hg、最小血壓下降為八十五㎜Hg（罹患腎臟障礙或糖尿病者，一開始就要將目標設定為最大血壓一三〇㎜Hg、最小血壓八十五㎜Hg）。

開始治療後，最理想的狀況是藉由降壓劑和改善生活習慣，使血壓下降為目標血壓值。最大重點是預防併發症。

利用藥物治療的目標（降壓目標）

沒有腎功能障礙或糖尿病的人	最大血壓不到 140 ㎜/Hg、最小血壓不到 90 ㎜/Hg 為目標 ※盡可能以 130/85 以下為理想
有腎功能障礙或糖尿病的人	一開始就將目標設定為最大血壓下降為 130 ㎜/Hg、最小血壓下降為 85 ㎜/Hg 為止

(美國•高血壓聯合委員會/1997 年)

⊙經常使用的降壓劑問題點

降壓劑的種類繁多。國內經常使用的藥物包括鈣拮抗藥、ACE抑制藥、利尿降壓藥、β阻斷藥與α阻斷藥等。

■鈣拮抗藥

鈣一旦進入血管壁的肌肉細胞時，會造成血管收縮。這類藥物可以抑制鈣進入肌肉細胞，因此能擴張血管，使血流順暢、血壓下降（參照一七四頁）。

具有強力降血壓作用。是國人經常使用的藥物（也用來治療狹心症）。

沒有嚴重的副作用，將來可能經常被使用（由於會使血壓急速下降，因此輕症者、心臟有問題的人必須注意⇩一天服用一次的長時間作動型安全性較高）。

■ACE抑制藥

正式名稱為「血管緊張素變換酵素抑制劑」。血管緊張素是與血壓有關的成分。原始物質（血管緊張素原）由肝臟製造出來，一旦腎臟製造出來的酵素（高血壓蛋白原酶）對這個物質產生作用時，會變成「血管緊張素Ⅰ」成分。

此外，其他物質（血管緊張素變換酵素）發揮作用時，製造出「血管緊張素Ⅱ」成分，會使血管收縮，旺盛合成使血壓上升的荷爾蒙（醛甾酮），造成血壓上升。

在這個過程中，ACE抑制藥能抑制血管緊張素變換酵素的作用，抑制血管緊張素由Ⅰ變成Ⅱ，就能防止血壓上升。

這類藥物對於六十～八十%的高血壓患者有效，在國內的使用率僅次於鈣拮抗藥。也具有預防內臟併發症的效果。

會出現咳嗽的副作用。目前沒有咳嗽副作用的「它型（別種作用構造）的降壓劑（AⅡ接收體拮抗藥）」也登場了。

使血壓上升的「血管緊張素Ⅱ」

肝臟製造出來的血管緊張素原
⇦腎臟酵素（高血壓蛋白原）
血管緊張素Ⅰ
⇦血管緊張素變換酵素
血管緊張素Ⅱ
⇦
・血管收縮
・促進血壓上升荷爾蒙（醛甾酮的合成）
⇦
血壓上升

■利尿降壓藥

具有使尿量增加的作用，使高血壓的原因之一——鈉（參照一六一頁）排泄到尿中，減少體液量，使血壓下降。以噻嗪系列藥物為代表，效果比較溫和。

這種降壓劑的歷史悠久，對於限制鹽分時血壓容易下降的患者（參照一六四頁）效果極高。直到現在仍然是「最初使用的降壓劑」之一。

但是，出現糖尿病、高血脂症或高尿酸血症等併發症時，可能會造成不良影響，必須注意。

■β阻斷藥

這類藥物具有抑制自律神經、收縮心臟的作用（β作用）。使心臟的收縮力降低、心臟擠出的血液量減少，因此血壓會下降。此外，也能抑制使血壓上升的高血壓蛋白原酶的分泌。

作用溫和、種類很多。所以也是「最初使用的降壓劑之一」。不過，對於心臟較弱者、高齡者，或罹患氣喘、糖尿病與高血脂症等疾病的患者會造成不良影響，因此國內的使用量並不多。

■α阻斷藥

抑制使血管收縮的自律神經系的作用（α作用），使血管擴張、血流順暢、血壓下降。不過卻有引起起立性眩暈（起立性低血壓）的副作用，高齡者必須注意。

對於脂質處理（代謝）具有好的影響，因此，罹患高血脂症的患者可以使用這類降壓劑。此外，也具有減輕前列腺肥大症狀的作用。

⊙服用降壓劑的注意事項

服用藥物（降壓劑）時的注意事項

①使血壓下降到目標的目標血壓值

②持續一生服用降壓劑，不得任意中止或調整藥量

③改善生活習慣，同時提高藥物的效果和安全性（和醫生商量後，可以減少降壓劑使用量）

④忘了服用降壓劑時，如果是一天服用一次型，過了服用時間五～六小時以上則當天不要服用。如果為一天服用二次型，則過了二～三小時後，只要服用一次，下次也只要服用一次份量（不可以一次服用二次份的藥量）

⑤決定自己最容易服用的服藥時間（不見得要在飯後服用）

⑥一般市售藥也可以一併服用（最好和主治醫生商量）

⑦隨時準備自己服用的降壓劑（一週份）

⑧出現任何症狀時，一定要看醫生

服用降壓劑後，當血壓下降到目標值且穩定時，還要持續服用。大約經過一～三個月服用期，血壓無法充分下降時，必須併用它型降壓劑。開始使用某種降壓劑無效或出現副作用時，必須趕緊更換為其他型降壓劑。

一旦開始服用降壓劑，就必須覺悟「降壓劑需一生持續服用，不能隨意中止或調整藥量」。

此外，還要了解「除了服用降壓劑外，如果能巧妙改善生活習慣，就能提高降壓劑的效果和安全性，（和醫生商量後）可以減少藥量」。

很多人會「忘了」服用降壓劑。最初的藥物以一日服用一次型較好。如果還是忘記

，過了服用時間五～六小時以上則當天不要服用。如果是一日服用二次型，過了二～三小時後只要服用一次，下一次也服用一次份（不可以一次服用二次份藥量）。

治療併發症的重點

⊙降壓劑能預防併發症

治療高血壓併發症時，降壓劑具有重要的作用。

■治療腦中風（腦血管障礙）

急性期在加護病房接受治療，慢性期服用腦循環代謝改善劑、血小板凝集抑制劑、降壓劑及其他藥物等。必要時開始進行復健（利用降壓劑治療，能降低腦中風的復發率到一半以下的效果）。

■治療狹心症與心肌梗塞

狹心症發作時，使用硝化甘油治療。預防發作則使用鈣拮抗藥、β阻斷藥等有效。心肌梗塞發作時必須在特別集中治療室（CCU）治療，將特殊器具（導管球）插入心臟的冠狀動脈（一一二頁），擴張因動脈硬化而狹窄的血管進行治療（PTCA）。

使用ACE抑制藥、β阻斷藥與鈣拮抗藥等降壓劑，可以防止狹心症或心肌梗塞復發。

■治療腎硬化症

使用降壓劑（ACE抑制藥、鈣拮抗藥等），同時進行強力的鹽分與蛋白質限制。

■治療瘀血性心不全

利用ACE抑制藥與利尿降壓劑等降低血壓，服用加強心臟收縮力的毛地黃，嚴格限制鹽分與水分，並調整體重。

■治療高血脂症

併用禁煙等生活對策、運動療法、食物療法（低脂肪食、限制熱量等），以及藥物療法為基本（使用脂質代謝改善劑）。

■治療糖尿病

以食物療法（主要是嚴格限制熱量）與運動療法、藥物療法（自己注射胰島素、使用口服降血糖劑等）三種為基本（通常只要透過適當的食物療法與運動療法，就能改善成人型糖尿病）。

9 提高家庭療法效果的秘訣

四種對策搭配進行

⊙改善生活習慣是一切的基本

高血壓治療法以「家庭療法（一般療法）」也就是改善生活習慣為一切的「基礎」，也正是掌握治療成功的關鍵。

初期高血壓只要改善生活習慣，不需要使用降壓劑就能治療。即使必須服用降壓劑者，只要巧妙改善生活習慣，就能提高降壓劑的效果及安全性，減少服藥量。

為了提高效果，確實防止併發症，必須搭配①食物療法、②運動療法與③日常生活注意事項。

食物療法

改善生活習慣具有最重要的作用。不僅能治療高血壓，同時也兼具預防及治療高血脂症或糖尿病的效果。

飲食重點在於①消除肥胖、②限制鹽分、③充分攝取鉀、鈣與鎂、④限制膽固醇或飽和脂肪酸、⑤調整飲酒量等（有關食物療法的內容，請參照第四章的詳細說明）。

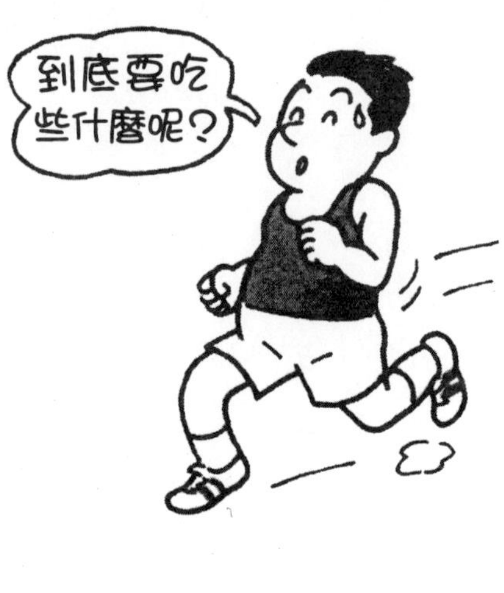

運動療法

運動時肌肉會大量消耗血液中的氧和營養，心臟旺盛活動，增加血液的供給量，因此運動期間內血壓會上升。

但適度的運動能消除壓力、促進血液循

環，只要每天持續進行，就能使血壓穩定，具有降低血壓的作用，同時也能獲得預防、改善動脈硬化及消除肥胖等效果。此外，也可以防止引誘腦中風發作的血壓突然上升現象。

■高血壓者最適合的運動

依運動項目不同，運動消耗的熱量有很大的差距（請參照表。選擇運動量較多的項目非常危險）。

足球或排球等運動量較大的運動或團體運動等，對於身心的負擔較大，不適合高血壓者。吊單槓運動或舉重等，瞬間用力的運動，也有引起腦中風的危險。容易計較勝負的高爾夫球等也應該避免。

適合高血壓者進行的運動包括慢跑、快步走、慢慢的游泳或騎自行車等全身運動，屬於能夠攝取較多氧、同時消耗大量熱量的運動（有氧運動）。事先和醫生商量以決定運動內容，以毫不勉強的情況持續運動。

■對身體好的「運動強度」

運動中攝取的氧量，依運動強度不同而異。運動越弱則氧攝取量越少。假設進行最劇烈運動時攝取的氧量（最大氧攝取量）為一〇〇，則隨著運動減弱，攝取的氧量會減少為八十(%)或六十(%)等。

因此，根據這個數字(%)可以判斷運動的強弱。例如，「稍微做點運動」的運動是指「（與氧攝取量為一〇〇的最劇烈運動相比）屬於四〇(%)左右的運動，運動

各種運動項目的熱量消耗量為何？

各種運動項目的熱量消耗量

運動項目	1分鐘內消耗的熱量（kcal）／體重1kg
散步	0.0464kcal
步行(60公尺／分)	0.0534kcal
步行(90公尺／分)	0.0906kcal
上下樓梯	0.1004kcal
慢跑(輕微)	0.1384kcal
慢跑(強烈)	0.1561kcal
馬拉松	0.2959kcal
韻律體操(普通)	0.1472kcal
爵士舞	0.1517kcal
體操(輕微)	0.0552kcal
體操(強烈)	0.0906kcal
舞蹈(平均)	0.0578kcal
騎自行車/平地每小時10公里	0.0800kcal
騎自行車/平地每小時15公里	0.1207kcal
練習揮桿(平均)	0.2641kcal
游泳(自由式)	0.3738kcal
游泳(蛙式)	0.1968kcal
桌球(練習)	0.1490kcal
網球(練習)	0.1437kcal
高爾夫球(平均)	0.0835kcal

※體重80kg的人進行20分鐘輕微慢跑，以(80×0.1384×20)計算，約消耗220kcal熱量

（日本體育協會運動科學委員會）

強度比中度稍弱」（參照表）。

此外，脈搏跳動程度與氧攝取量成正比，因此也會增加。所以運動時只要測量脈搏跳動次數，就可以推測氧攝取量，把握運動的強弱。

例如，四十幾歲者運動中的脈搏跳動次數為一一五次，對照表就可以了解「為最大氧量五十%左右的運動」。

高血壓者不能從事劇烈運動，運動強度最好是「最大氧攝取量的五十%左右」（運動中每分鐘的脈搏跳動次數為138－【年齡÷2】較好／檢查脈搏跳動次數時，首先只測量十秒的次數，再乘以六倍）。

■運動時其他注意事項

飯後一～二小時後才運動（一定要做準備、整理體操），一週持續進行三～六次。運動中如果出現胸痛、異常心悸、頭暈、發冷、發汗、脫力感、噁心或身體疼痛等，立刻中止運動。

有些人認為仔細調整運動內容非常麻煩。可以採取一天快步走三十分鐘，一週持續六次（或一次六十分鐘的有氧運動，一週進行三次）也不錯（糖尿病患者每餐飯後快步走十五～二十分鐘也不錯）。以每天行走一萬步為目標，儘可能多走路。

運動強度與年齡層和脈搏跳動次數的關係

運動強度	氧攝取量（%）	100% 最大強度	80% 強　度	60% 中　度	40% 中　度	20% 輕　度
運動強度	運動療法的標準	運動強度界限值	中、高年齡層為了創造健康，可以持續這個範圍內的運動		初學者保持這個程度的運動即可	這個程度的運動不算運動
年齡層別脈搏跳動次數	10 歲層	193	166	140	113	87
	20 歲層	186	161	136	110	85
	30 歲層	179	155	131	108	84
	40 歲層	172	150	127	105	82
	50 歲層	165	144	123	102	81
	60 歲層	158	138	119	99	80
	70 歲層	151	133	115	96	78
對運動強度的感受		非常痛苦，無法再持續	非常痛苦，但還在可以持續的範圍	可以按照自己的步調慢跑程度的運動	感覺只是輕微運動而已	覺得是非常輕鬆的運動、動作

（根據名古屋大學佐藤祐造的資料製表）

其他生活對策

■戒煙

尼古丁會使血管收縮、血壓上升。此外，吸煙時血液中的氧會減少，因此，供給全身的血液量必須增加，這也是血壓上升的原因之一。

吸煙會促進動脈硬化，容易引起血栓（血塊）。對高血壓者而言非常有害（對於出現併發症的患者更危險）。因此務必要戒煙。

■壓力對策

壓力提高時，興奮性荷爾蒙（降腎上腺素）分泌量增加，成為血壓上升的原因之一。事實上，稍微緊張就可能使血壓上升。如果能消除慢性壓力，就能使血壓恢復正常。

具有「責任感較強、認真、嚴肅、有攻擊性、焦躁」等性格者容易承受壓力，屬於壓力容易積存型。因此，要學會腹式呼吸或瑜伽、自律訓練等放鬆法，努力轉換心情以消除壓力。

學會簡單的放鬆法

＜握拳法＞　＜鎮靜呼吸法＞（腹式呼吸）

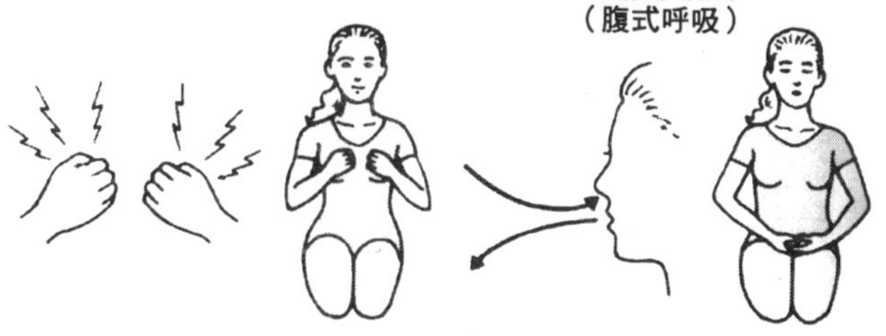

①雙手在胸前握拳、用力（緊張）
②突然放鬆全身力量（放鬆）。每天反覆進行，自然就能放鬆。

①放鬆全身力量，雙手如圖所示交疊，靜靜的將氣息吸滿胸部
②口輕微張開，吐盡全部氣息

■泡澡對策

冬季寒冷時，一旦脫掉衣服泡澡則血壓會上升，因此最初進入浴缸時，血壓上升到最高點。在浴缸中溫熱身體時血管擴張，血壓慢慢下降。泡完澡後血壓會再度上升。

如果冬季時浴缸內外的溫度差很大，血

泡澡對策

①泡澡前利用暖氣使泡澡場所的溫度升高為 20℃左右。
②水溫為 39～40℃較好。
③先用溫水澆淋腳部，再進入浴缸浸泡。
④ 1 次進入浴缸浸泡 5～6 分鐘，僅止於 2 次。
⑤使用較深的浴缸時，採用坐姿泡澡。
⑥不要和孩子或孫子一起泡澡。
⑦泡完澡起身時，不可以用冷水澆淋身體。
⑧泡澡後注意不要著涼，趕緊上床。

壓的變動幅度就會增大，對於高血壓者會造成不良影響（泡澡時昏倒的意外事故經常發生）。

因此冬天泡澡時，必須在泡澡場所放置小型電暖器，事先溫暖環境。水溫稍微低一些，就能縮小溫差。

洗澡時間不能太長，一次五～六分鐘，二次總計十～二十分鐘（不要和孩子或孫子一起泡澡，自己單獨安靜的泡澡很重要）。

■寒冷對策

寒冷是高血壓的大敵，感覺寒冷時接近體表的毛細血管收縮、血壓上升。

根據報告顯示「如果將手浸泡在〇℃的水中一～二分鐘，血壓會急速大幅度上升」。

冬季時無論洗臉、煮飯或洗衣等，應該使用溫水，利用暖氣使整個房間溫暖（由屋內移動到溫度較低的場所時，穿著保溫性較佳的衣服）。

曾經發生高血壓患者夜晚起身上廁所時倒下的意外。冬天深夜時上廁所速度盡量快一點，最好避免半夜起身上廁所（高齡者可在寢室內準備尿壺）。

外出時多穿幾件衣服，儘可能利用防寒衣物覆蓋頭、臉、頸部、手與腳等容易著涼的部位，謀求安全的防寒對策。

寒冷對策

①洗臉、煮飯、洗衣與打掃等不要使用冷水。
②使用暖器加熱整個房間。
③利用窗帘或地毯等提高室內的保溫性。
④移動到走廊、廚房、廁所、浴室等溫度較低的場所時，穿著保溫性較佳的衣服。
⑤避免半夜起身上廁所（準備室內用尿壺）。
⑥外出時，使用禦寒衣物保護露出的肌膚，多穿幾件衣服。

■性生活對策

四十歲以下夫妻進行性行為達到高潮時，最大血壓

性行為也會對血壓造成影響

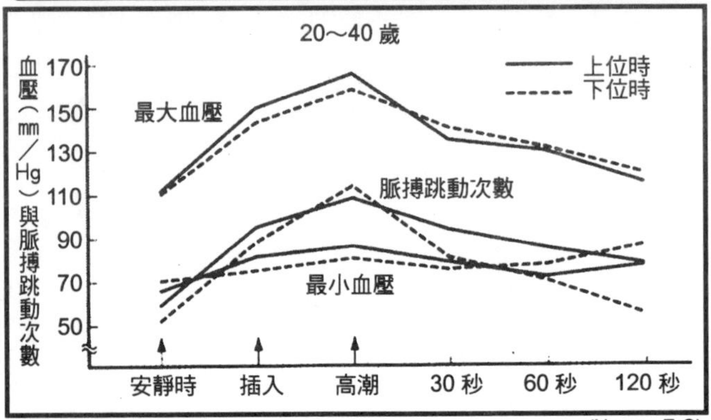

(Nemec,E.C)

與脈搏跳動次數都會急速上升。

但是，婚姻生活較長的五十幾歲夫妻，則血壓變動較小。因此，中年以後的人如果屬於輕症高血壓者，不需要太過避免夫妻間的性行為。

此外，因腦中風或心臟病發作的「馬上風」意外，則大都發生在與配偶以外的人從事性行為時。也就是說，因為高血壓而動脈硬化進行時，刺激性太強的性行為可能「致命」。

■排尿、排便對策

強忍尿意，血壓會上升。因此，有尿意時就立刻去排尿。

有便秘傾向、排便時過度用力，對高血壓者而言也很危險。應該養成規律的飲食和排便的習慣，預防便秘很重要。

平常有便秘傾向的人，可以請醫生開便秘藥物（氧化鎂等）。

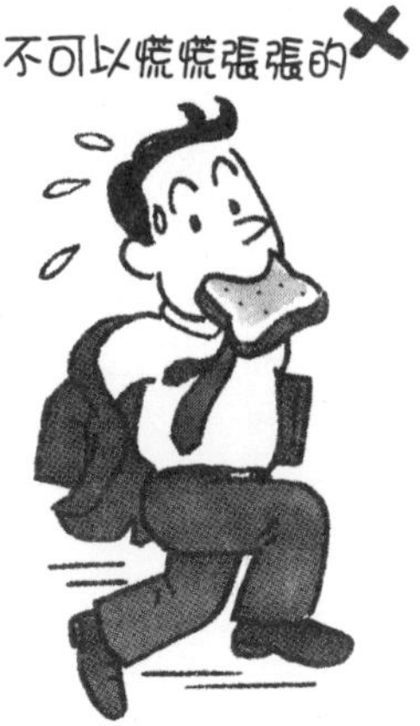

■其他對策

因為通勤而慌慌張張對血壓也不好。必須擁有充裕的時間上、下班（乘車通勤會使緊張和壓力升高、血壓上升）。

在職場有時要轉換心情、減輕壓力，盡量不要加班。避免夜晚的交際應酬、少喝點酒、不要熬夜，充足的睡眠也很重要。

休假日必須躺下來休息。躺下的姿態會使血壓下降。此外，聽一些寧靜的音樂對血壓也有好的影響。

對高血壓者而言，自我管理不可或缺

⊙使家庭療法長久持續

想提高食物療法、運動療法以及其他生活對策或降壓劑的效果時，一定要巧妙進行自我管理。

■服藥自我管理

防止「忘了」服用降壓劑，也是重要的自我管理。根據報告顯示，「無法按照醫生指示服用降壓劑的患者達到半數」。比起正確服藥的患者而言，併發症的發生率高達二・五倍。

不容易忘記服藥的時間帶是晚餐後或就寢前。充分了解服藥的重要性，思考自己容易服藥的時間帶或方法，和醫生商量後決定服藥時間（服藥時間不一定要在飯後）。

■食物、運動療法的自我管理

食物或運動療法，最重要的是不要太勉強，必須持續下去，因此，自我管理不可或缺。尤其食物療法的鹽分限制等，如果不下點工夫，很難長久持續。有關食物療法的秘訣，請參照第四章的詳細說明。

有時運動療法也容易半途而廢。這時必須再度確認需要運動的理由，以及透過運動期待的效果。每天測量血壓及體重確認效果，或和家人、朋友一起持續運動，才是長久持續的秘訣。

■家庭內的體重測定

在家庭中進行體重測定，對於確認食物與運動療法的效果而言非常重要。成人體重一天會變動三百～五百g，所以不必太在意稍微的增減，以一～三個月長時間觀察。

基本方法是，選擇泡澡後等自己最容易記得測量的時間與場所，在同樣的條件下每天測量。

此外，出現腎功能障礙或心臟功能不全的人，每天的浮腫狀態是衡量病情的標準。必須嚴格管理體內的水分，每天早上上完廁所後測量體重，把握浮腫程度（請醫院教導詳細的測定法）。

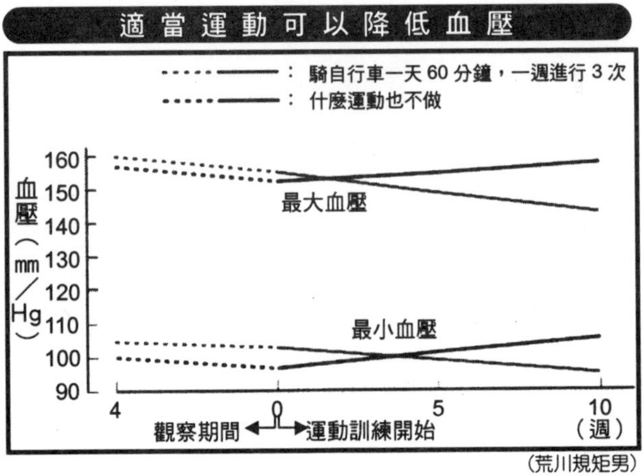

（荒川規矩男）

⊙自行巧妙測定血壓的秘訣

自己測量血壓也很重要，可以當成了解自己身心狀態與治療效果的標準（不要根據血壓值自行判斷中止治療／一定要和醫生商量）。

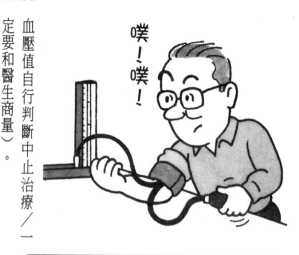

就測定值的正確性而言，家庭用測壓計以將帶子捲在上臂的血壓計較好。但是老年人或不習慣的人比較不會操作（能夠輕易測得血壓值的是只要用手指或手腕等測量的「簡便型」測定器，但測定值較不正確，最好採用傳統的方法）。

■家庭內血壓測定

血壓測定值依測量時的條件而受影響。因此一定要保持測定時間與場所相同、使用相同的血壓計、測量身體同樣的部位等。隨時保持同樣的條件測量非常重要。

就時間帶而言，身體活動最少的安靜時血壓（基礎血壓⇩一一六頁）是一個標準。因此，早上醒來後，躺在床上測量血壓最理想（很難辦到時，早餐前坐在椅子上測量也可以）。

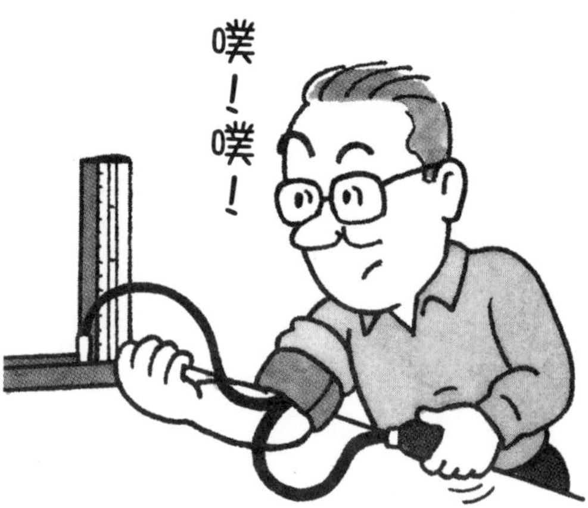

記錄家庭內血壓測定

日期	1	3	5		6	8	9	10	13	14	
測定時刻	7:00	7:00	7:00	20:30	7:00	7:00	9:30	7:00	7:00	8:00	20:00
血壓值（mmHg）	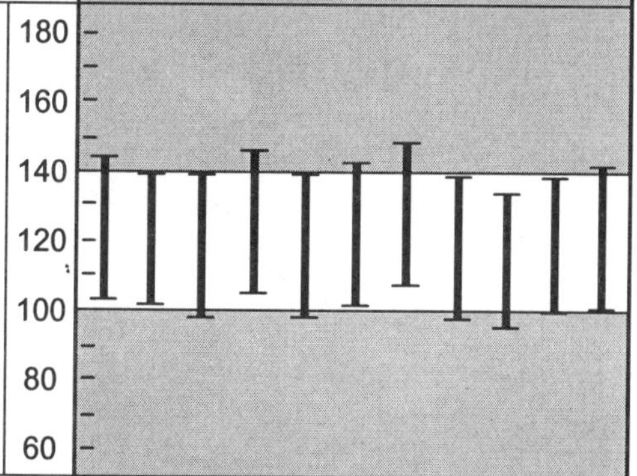										
體重 kg		70.5		69.5		70		70	69.5		70
降壓劑、市售藥服用狀況	○	○	×忘了服用	○	○胃腸藥	○胃腸藥	○	○	○	○	○
記錄／生活狀況、身體狀況		出差	⇨	回家			看門診治療			購物	

※52歲男性例

儘可能晚餐後一～二小時也測量一次，記錄早晚的測定值。門診時帶給醫生看，成為珍貴的情報，同時，也可以和主治醫生商量。每次測定時進行二次測量，採用較低的數值。

但是，用餐、運動、泡澡或抽煙後、與他人相談甚歡而興奮時、待在寒冷的場所等各項因素，都會使血壓上升。以三十分鐘時間使身心平靜後再測量。

此外，膀胱積存尿液時血壓也會上升，因此測定血壓前要排尿。

總之，每天的生活習慣對血壓的影響極大，所以一方面要積極測定血壓與體重，同時重新評估自己的生活內容，積極納入每天的治療中。

memo

腦部動脈硬化會改變性格嗎!?

因為高血壓導致的腦中風患者非常多。許多名人都因為腦中風而死亡。

滅亡平氏的源氏總大將源賴朝就是其中一人。幕府創立於鎌倉六年後，根據推測，源賴朝五十二歲時可能因為騎馬時出現腦中風現象之一的腦溢血而落馬死亡。

賴朝是將日本由貴族世界改變為武士世界的重要人物。晚年懷疑弟弟義經和範賴兩人和家臣謀叛，因而殺害他們，留下不好的印象。

晚年的賴朝可能因為腦部動脈硬化非常嚴重，由於疾病影響而出現猜疑心或不安感等病態現象。

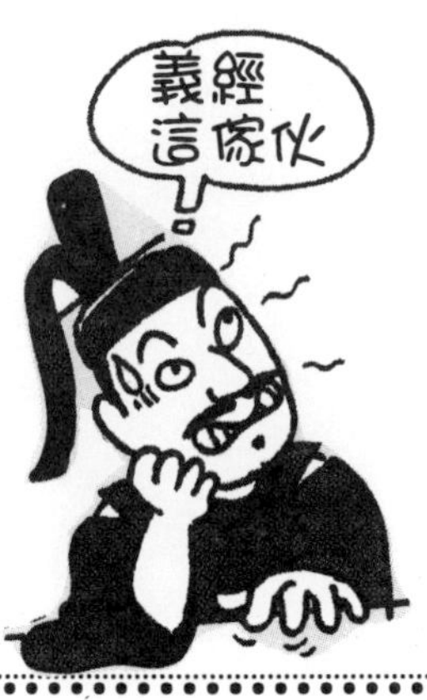

第4章

家庭中能夠進行的高血壓食物療法

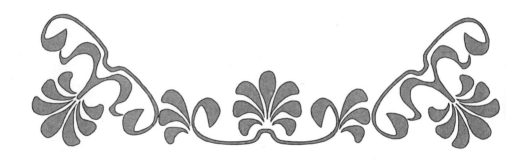

1 改善飲食生活的最重要事項

對於高血壓和動脈硬化而言，飲食是大問題

⊙高血壓患者為糖尿病者的三倍

根據了解，真正的高血壓患者（包括未治療者在內）為近年來激增的糖尿病患者的三倍。但是，妥善接受治療的人很少。即使是真正的高血壓，也有三十%患者並未充分進行治療。

國內高血壓者很多。包括高血壓前階段（邊界區高血壓）在內，三人中有一人，四十歲以上則是二人中有一人罹患高血壓。

看門診者較常見的疾病

（全年齡、人口千人比）

①高血壓症	63.1 人
②腰痛症、肩膀痠痛	42.1 人
③蛀牙	37.4 人
④眼睛疾病	29.1 人
⑤皮膚疾病	19.5 人
⑥糖尿病	14.6 人
⑦風濕、關節炎	12.0 人

※因各種疾病看門診的人（全年齡），千人中有幾人。

（國民生活基礎調查、厚生省）

因為高血壓而看門診的人數為何？

（15歲以上、人口千人比）

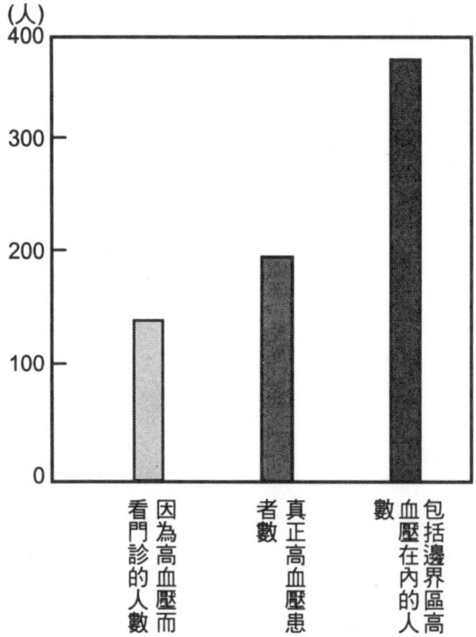

※因為高血壓而看門診的15歲以上人數，千人中有幾人。
※「邊界區高血壓」是指介於正常血壓與真正高血壓的中間值。
※基於國民生活基礎與國民營養調查（日本厚生省）的估計。

未治療高血壓，則動脈硬化可能持續進行而併發腦中風或心臟病等危險併發症。到目前為止，因為，這些疾病而死亡的人數很多，合計數字甚至超過癌症死亡者。

為了預防這些事態，必須改善生活習慣，同時使用降壓劑治療，好好降低血壓。

⊙了解「長壽食」的秘訣

利用降壓劑治療就能使血壓有效下降，同時防止併發症，因此，對於某種程度以上的高血壓而言是不可或缺，不過，降壓劑不具有治好高血壓原因的作用。

「改善生活習慣」能對使血壓上升的原因發揮作用。不僅未服用降壓劑的人，即使服用降壓劑者，也要將改善生活習慣當成治療的基本。

實際上，高血壓者中，只要改善生活習慣就能治療的人占二十～三十％。即使服用降壓劑的患者，也能藉由改善生活習慣提高藥物的效果和安全性，等到高血壓狀態好轉後，就能減少藥量。

改善生活習慣的秘訣很多（一二八頁）。主要是改善飲食生活。如果不巧妙進行，無法得到充分的效果。

本書可以當成預防高血壓、糖尿病、高血脂症（一一四頁）、癌症等生活習慣病的飲食基本對策。特別介紹許多「對於高血壓或動脈硬化有效的飲食（長壽食）」秘訣。

進行這些飲食對策前，必須先了解各營養素的特徵，巧妙攝取必要成分，提高治療或預防效果。

「五大營養素」互助合作、發揮作用

⊙首先注意熱量源

我們由飲食中攝取許多營養素，大致分為①成為身體熱量的物質（醣類、脂肪、蛋白質）；②成為人體成分的材料（脂肪、蛋白質、礦物質）；③幫助調整身體各作用（生理作用）的物質（維他命、礦物質）等三種。

其中「醣類、脂肪（脂質類）、蛋白質」三者能夠當成身體的熱量源利用，因此特

人體的成分

身體的成分	男(%)	女(%)
水分	61	51
蛋白質	17	14
脂肪	16	30
醣類	0.5	0.5
礦物質	5.5	4.5

(杉崎清子「營養學總論」／中央出版)

五大營養素的主要作用

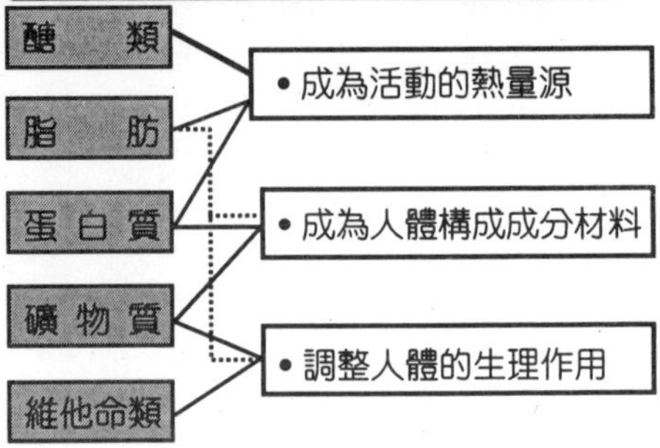

別重要，合稱為「三大營養素」。

加上礦物質和維他命，總計五種營養素（也稱為「五大營養素」），是身體必要不可或缺的。此外，食物纖維或水等「雖然不是營養素，但是在體內具有重要作用的成分」，也要攝取。

⊙各種營養素的『綜合力』很重要

這些營養成分在體內經由各種處理產生變化（⇩稱為「代謝」），發揮各種作用。

各營養素並非各別發揮作用，而是互相影響、互相發揮作用。

例如，處理醣類必須利用維他命B群與C群。攝取維他命A則需要脂肪。

此外，當醣類缺乏時，「醣類、脂肪、蛋白質」三大營養素中的脂肪或蛋白質的一部分可以取代醣類被利用。配合各種物質的攝取量，互相彌補不足的部分。

所以，各營養素在體內緊密互助合作，藉由綜合作用支撐生命活動。因此，每天從飲食中均衡攝取各種營養素非常重要。

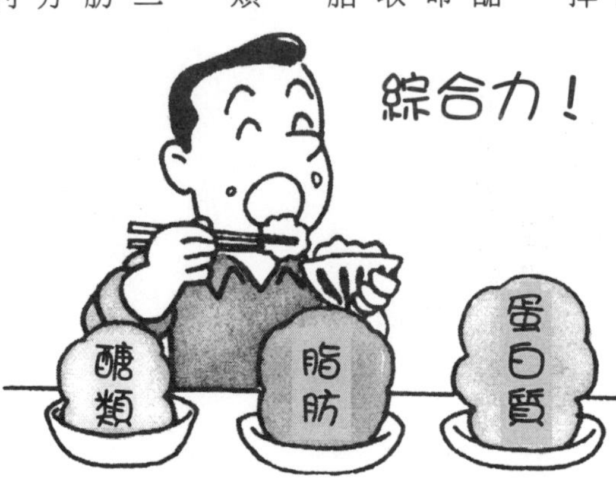

2 高明攝取三大營養素的方法

避免對健康不好的醣類

⊙注意最適合身體的熱量源

高血壓患者應該如何從每天的飲食中均衡的攝取各種營養素呢？

「三大營養素」中的醣類，包括葡萄糖、果糖、澱粉等許多種類。不論哪一型的化學構造都是碳（C）與水（H_2O）結合的形態，因此全都稱為「碳水化合物（碳與水的化合物）」。

碳水化合物在體內分解為碳與水，一g碳水化合物會產生四大卡熱量，因此最適合成為身體的熱量源。通常由醣類中可以攝取一天半量以上的熱量。

碳水化合物中，構造最簡單的成分是果糖或葡萄糖（單糖類）。此外，碳水化合物還包括兩個糖類結合而成的砂糖（蔗糖）或乳糖等形態（二糖類、雙糖類），或數百個糖類結合而成的澱粉及其他的無甜味型（多糖類）。

經由飲食攝取這些醣類（碳水化合物）時，通常有一半在肝臟變成葡萄糖，流到血液中成為熱量源利用。

剩下的則變成「貯藏用醣類」（糖原）貯藏於肝臟，一旦醣類缺乏時可以利用。如果醣類攝取過多，一部分會變成脂肪，成為皮下脂肪堆積在體內。

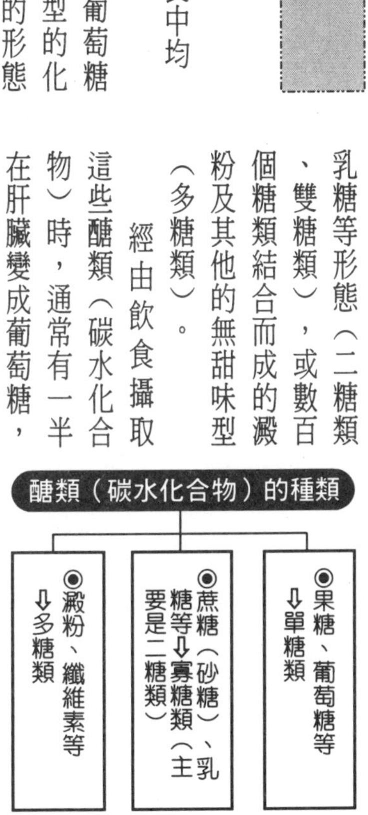

⊙積極攝取澱粉食品

主食穀類不可以攝取過多。但近年來甜點或清涼飲料中含有比主食更多的砂糖、葡萄糖、果糖等，因此這些物質的攝取量急增。

這些甜味飲食在體內容易變成中性脂肪，造成營養偏差，成為肥胖、高血壓、糖尿病等生活習慣病的誘因。

相反的，澱粉含量較多的穀類或芋類、豆類等也含有其他營養素，而且有豐富的食物纖維。

由穀類攝取的熱量比例

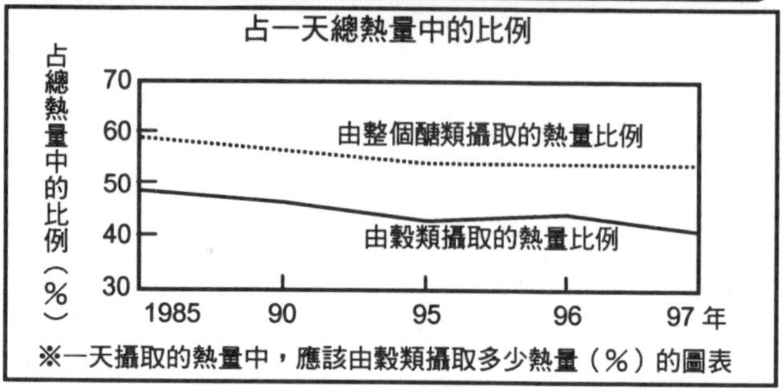

※基於國民營養調查（日本厚生省）製成圖表

所以，為了預防生活習慣病，應該攝取以澱粉食品為主的飲食，基本上「一天熱量的五十五～六十%應該利用醣類攝取」。

尤其對高血壓或動脈硬化較好的飲食（長壽食），是指含有較多澱粉的醣類，約攝取六十二%較好。

例如，一天攝取二千大卡熱量的人，（其中六十二%）一二四〇大卡（約三一〇g）熱量必須利用澱粉等醣類攝取。

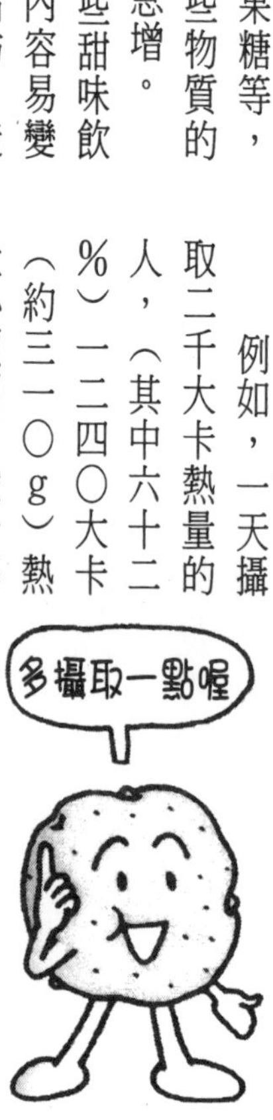

脂肪攝取過剩會引起生活習慣病

⊙身體的「高效率熱量」

脂肪大致可分為「中性脂肪、膽固醇、磷脂質、游離脂肪酸」四種，與醣類同樣可以當成身體的熱量源，也是人體的成分材料。

其中，中性脂肪是由三個脂肪的「基本成分」脂肪酸聚集而成的「貯藏用脂肪」，大量貯藏於皮膚下（皮下脂肪）或肝臟中，占體內脂肪類九十%以上（一般所說的「脂肪」通常是指中性脂肪）。

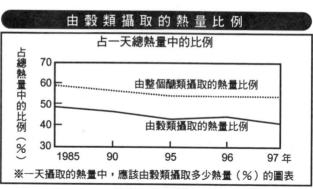

脂肪分解時會產生比醣類多二倍以上的熱量（一g為九大卡）。因此，中性脂肪在體內分解為脂肪酸，流到血液中（稱為「游離脂肪酸」），緊急時可以當成效率較高的熱量源利用。

⊙脂肪攝取過多的人增加了

膽固醇會成為消化液（膽汁）或荷爾蒙（腎上腺皮質素）的原料，成為身體細胞膜的材料，磷脂質也會成為細胞膜等的成分。

所以，脂肪具有各種作用，每天要確保必要量才行。但是，脂肪攝取過多會導致肥胖，成為各種生活習慣病的誘因。

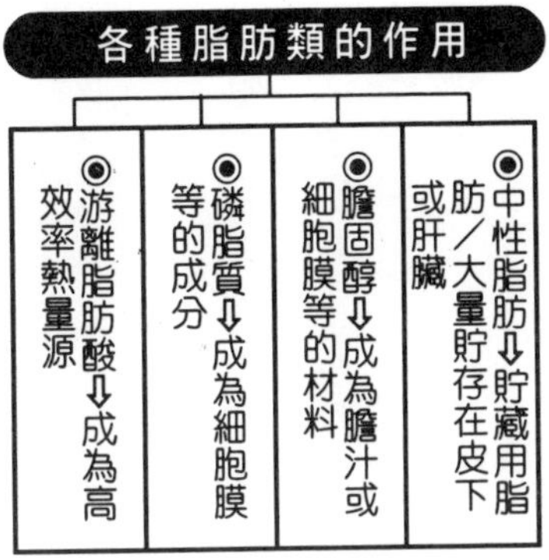

因此，預防或治療生活習慣病，基本上是「脂肪攝取量為一天熱量的二十～二十五%範圍內」。高血壓或動脈硬化患者可以稍微抑制為二十二%左右。

例如，一天攝取二千大卡熱量的人，（其中二十二%）四四〇大卡（約四十九g）可以從脂肪中攝取。

國人一天平均攝取二千大卡熱量，這點近年來沒有變動，但其中由脂肪攝取的熱量持續增加，由醣類攝取的熱量則逐漸減少。

根據一九九七年的調查，顯示一天熱量的二十六．六%由脂肪攝取，脂肪攝取過剩的問題令人擔心。

此外，罹患高血壓或動脈硬化的人，必須注意「脂肪酸與膽固醇的攝取方式」，關於這一點稍後會為各位詳細說明。

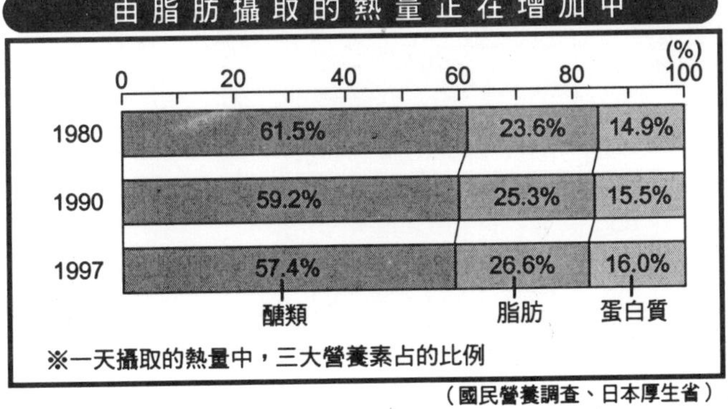

※一天攝取的熱量中，三大營養素占的比例

（國民營養調查、日本厚生省）

注意蛋白質的「質與量」

⊙必須每天補給的氨基酸

蛋白質是人體主要成分。身體十五%左右（身體固體成分的五十四%左右）由蛋白質構成。

各種荷爾蒙、酵素、抗體等重要體內物質也是由蛋白質構成的。藉著這些作用從根本支撐生命活動。

當醣類、脂肪缺乏時，必要時也可以將蛋白質當成身體的熱量源使用（一g能產生4大卡熱量⇩與醣類大致相同）。

蛋白質是由一〇〇個以上的氨基酸這種「基本成分」聚集而成。氨基酸大約有二十多種，其中八種在體內無法合成，一定要每天攝取才行（稱為必須氨基酸）。

如此重要的氨基酸，均衡存在於肉類、魚貝類、牛乳和蛋等動物性食品中，但是這些食品的脂肪也很多，容易引起動物性脂肪過剩的問題。

相反的，大豆製品等植物性蛋白質，比起動物性蛋白質而言，雖然氨基酸平衡較差，但脂肪比動物性食品更少（大豆蛋白能強化血管，預防腦中風）。

⊙蛋白質攝取十六%左右即可

蛋白質對於造成高血壓的「多餘的鈉積存在體內」的問題，能將鈉排泄到體外，同時使血管更強韌，保護受損的血管或加以修復，因此一定要充分攝取。

必須注意的是，攝取過多蛋白質（每天一〇〇g以上）時，對於高血壓食物療法重要的鈣質

三大營養素的理想平衡

營養素	基本目標	長壽食目標
醣　類	總熱量的55～60% (1100～1200kcal/275～300g左右)	62% (1240kcal/約310g)
脂　肪	總熱量的20～25% (400～500kcal/44～56g左右)	22% (440kcal/約49g)
蛋白質	總熱量的15～20% (300～400kcal/75～100g左右)	16% (320kcal/約80g)

※表的熱量數(kcal)與重量(g)是一天攝取２千大卡時的數值。
※長壽食目標是基於「長壽者飲食分析報告」的數值。

會被排泄掉，對腎臟造成負擔而產生不良影響。

蛋白質的基本攝取方式為「一天總熱量的十五～二十％」。高血壓或動脈硬化患者必須抑制攝取量，大約保持十六％左右較理想。

動物性蛋白質的攝取量增加

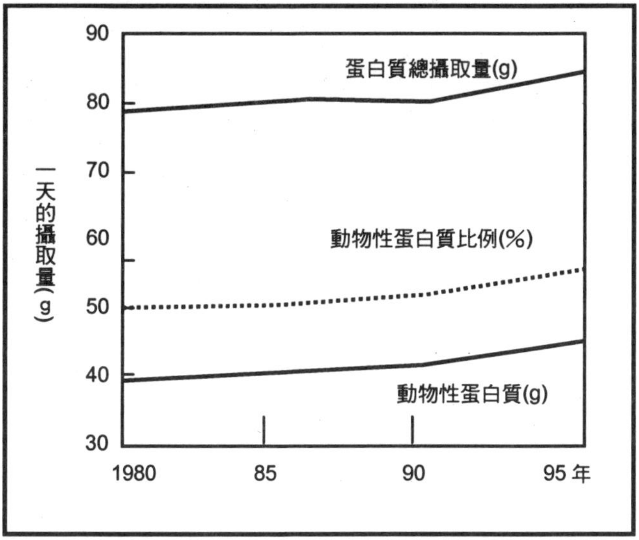

（國民營養調查・厚生省）

也就是說，一天攝取二千大卡熱量的人，以十六％（三二〇大卡）（約八十ｇ）的蛋白質為攝取目標。

為了提高蛋白質的「品質」，動物性蛋白質（魚貝類、肉類、蛋類）與植物性蛋白質（大豆製品）最好以各一半的方式搭配組合，當成主菜每餐（早、中、晚）攝取。

近年來國人蛋白質攝取量一天為八ｇ左右，非常穩定，但動物性蛋白質的比例超過五十％，有增加的趨勢。一定要注意與植物性蛋白質平衡的問題。

memo

注意降血壓的蛋白質

蛋白質中因為具有降血壓作用而非常活躍的，就是牛磺酸或蛋氨酸等（含硫氨基酸）。

其中牛磺酸在沙丁魚或秋刀魚等青背魚中，或牡蠣、花枝、章魚等魚貝類中含量較多。能夠調節自律神經（交感神經）的作用，促進鈉的排泄。此外也能強化腎功能，改善腎臟的血液循環，具有降血壓的作用。

3 攝取其他營養素的秘訣

注意礦物質或維他命的缺乏

⊙鈣與鐵容易缺乏

礦物質類是食物燃燒成灰燼殘留下來的物質（礦物質＝無機質），是人體的成分，具有調節人體各種機能的作用。

人體中的礦物質成分以成為骨的材料的鈣與磷較多，還有成為血液色素的鐵，或成為荷爾蒙或酵素材料的鎂、鋅、銅、錳及其他種類，總計占人體成分的四%左右。

目前國人雖然攝取足夠的礦物質類，但是鈣和鐵稍微缺乏。

一旦缺乏鐵時，會引起貧血，對肝臟造成不良影響。因此，每天必須積極將蘿蔔乾、小油菜、菠菜、白蘿蔔葉、肝臟、蛤仔與蜆等納入菜單中。

此外，鈣對於血壓有非常好的效果，對高血壓患者非常重要。高血壓患者除了多攝

主要礦物質成分的特徵

種類	主要作用	缺乏症狀
鈣	骨骼與牙齒的形成、對於心臟與肌肉的作用	骨質疏鬆症、佝僂病、神經過敏等
鐵質	紅血球色素成分的形成等	貧血、疲勞、頭痛等
鉀	細胞活動的調節物質、促進代謝等	噁心、心律不整、神經過敏等
氯	促進消化、調節血液的滲透壓等	食慾不振、消化不良、疲勞感
碘	成為甲狀腺素的材料	甲狀腺機能減退、成長障礙等
銅	與紅血球色素成分的形成有關	缺鐵性貧血、毛髮或皮膚色素脫失
鎂	使300種酵素作用活性化	肌肉抽筋、疲勞感等
錳	對於三大營養素的代謝具有重要作用	成長期發育不全
鈉	調整細胞活動及保持水分	噁心、血壓降低、肌肉收縮
磷	骨骼形成、酵素、核酸、蛋白質的成分	缺乏維他命D而造成骨骼或牙齒的生成障礙
鋅	與醣類或蛋白質處理有關的酵素成分	成長障礙、食慾不振、味覺異常等

含鐵質較多的食品

	食品名稱　mg(100g 中)	1 次使用量　鐵量
大豆食品	凍豆腐 ---------- 9.4	20g＝1.9mg
貝類	佃煮蛤仔 ----- 25.0	10g＝25mg
	牡蠣 ------------ 3.6	50g＝1.8mg
	蜆 ------------- 10.0	15g＝1.5mg
	蛤蜊 ----------- 10.0	20g＝2.0mg
	佃煮文蛤 ----- 38.3	10g＝3.8mg
肉類內臟	牛肝 ------------ 4.0	50g＝2.0mg
	豬肝 ----------- 13.0	50g＝6.5mg
	雞肝 ------------ 9.0	50g＝4.5mg
	肝腸 ------------ 7.4	20g＝1.5mg
有色蔬菜	蕪菁葉 ---------- 1.9	100g＝1.9mg
	小油菜 ---------- 3.0	100g＝3.0mg
	茼蒿 ------------ 1.9	100g＝1.9mg
	白蘿蔔葉 ------- 2.5	100g＝2.5mg
	大芥葉 ---------- 2.2	100g＝2.2mg
	辣椒葉 ---------- 2.9	100g＝2.9mg
	萘菜 ------------ 4.1	100g＝4.1mg
	花椰菜 ---------- 1.9	100g＝1.9mg
	菠菜 ------------ 3.7	100g＝3.7mg
海藻	乾羊栖菜 ----- 55.0	10 g＝5.5mg

（四訂食品成分表）

取鉀、鎂外，也要注意食鹽中的鈉量。有關礦物質的攝取方式，一七〇～一七八頁會為各位詳細說明。

⊙注意特別重要的維他命

維他命類幫助三大營養素在體內的利用，具有調節身體機能的作用。如果將三大營養素比喻為「身體燃料」，則維他命就是「提高燃料利用效率的高性能潤滑油」。

維他命的必要量非常少，為三大營養素的幾千到幾十萬分之一。不過，由於維他命大都無法在體內製造，所以要每天攝取。

高血壓者一定要充分攝取「對於血壓有好影響、有助於鈣吸收及利用的維他命D」。

魚類或蛋黃、乾香菇、蘿蔔乾等食品中都有維他命

memo

鋅缺乏會促進動脈硬化的進行

人體中存在二g左右的鋅，能幫助促進蛋白質等合成的二百種以上酵素，一旦缺乏時，會導致罹患糖尿病的胰島素（一種荷爾蒙⇩一一四頁）發生作用。鋅缺乏時，會造成味覺異常、促進動脈硬化、性慾減退、脫毛及其他各種變調。

近來許多人的飲食生活偏重精製食品，因此慢性鋅缺乏者增加了。

「牡蠣、肉類、肝臟、鰻魚、干貝、鱈魚子、沙丁魚、凍豆腐、納豆、秋刀魚、小乾白魚」中含鋅量較多，將這些食品巧妙納入菜單中（美國成人男性一天需要十五mg、女性需要十二mg的鋅）。

主要維他命一日所需量

維他命名稱	6歲		12歲		成人		孕婦		授乳期
	男	女	男	女	男	女	前期	後期	
維他命 A(IU)	1,200	1,200	1,500	1,500	2,000	1,800	—	+200	+1,400
維他命 D(IU)	100	100	100	100	100	100	+300	+300	+300
維他命 E	—	—	—	—	8	7	+1	+1	+2
維他命 B_1	0.7	0.6	0.9	0.9	1.0	0.8	+0.1	+0.2	+0.3
維他命 B_2	0.9	0.9	1.3	1.2	1.4	1.1	+0.1	+0.2	+0.4
菸酸	11	10	15	15	17	13	41	42	45
維他命 C	40	40	50	50	50	50	+10	+10	+40

※目標攝取量　　※維他命 E、B_1、B_2、菸酸、維他命 C：mg

D。此外，只要照射陽光中的紫外線，人體內也可以合成維他命D，因此每天最好進行十～十五分鐘日光浴。

但是，由健康食品或維他命劑中過剩攝取維他命時，可能會引起中毒症，必須特別注意。

⊙高明攝取維他命的秘訣

維他命E，具有抑制脂肪不良影響的作用。脂肪中一旦出現氧過剩附著而氧化時，就像「金屬氧化、生鏽、腐蝕」般，會損傷身體細胞或組織，造成各種不良影響。維他命E具有防止有害的氧化作用。

一七九頁為各位說明，高血壓患者一定要巧妙攝取「不飽和脂肪酸」這種脂質類。

這種脂質容易氧化而成為有害的過氧化脂質，為了防止這一點，一定要積極攝取維他命E。黃綠色蔬菜與胚芽中含有豐富的維他命E。

只要一併攝取維他命C，就能提高維他命E的作用。維他命C具有防止氧化的作用，也能幫助膠原蛋白（結締組織）合成，鞏固血管，具有抑制膽固醇的作用。

有關抑制氧化的作用，黃綠色蔬菜中含量較多的維他命A也有相同的作用。這種維他命具有幫助其他營養素利用的作用。根據報告顯示，「高血壓患者容易缺乏維他命A與C」，因此一定要注意。

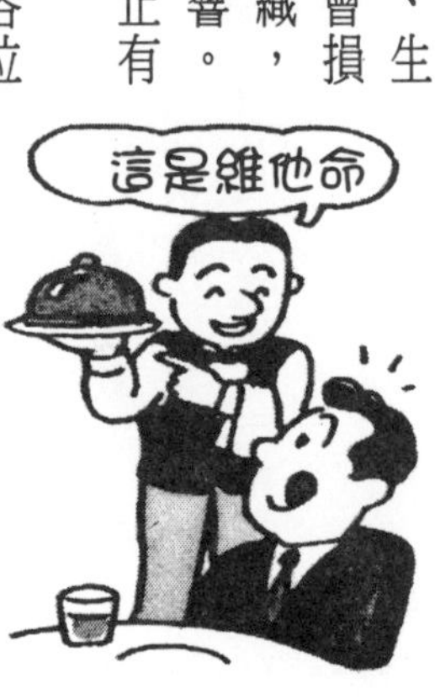

此外，維他命B群也能促進三大營養素的利用。

尤其，B1能處理醣類，幫助其轉化為熱量。一旦缺乏之時，腦和神經、肌肉的熱量不足，出現疲勞與焦躁（心臟的作用也會降低，因為高血壓而出現心臟肥大（一一三頁）的問題時，症狀容易惡化）。

由此可知，各種維他命都具有重要的作用。因此，必須將下表所示維他命含量較多的食品巧妙的納入菜單中（參照一九〇頁）。

無論哪一種維他命都具有重要作用

維他命種類			主要作用	缺乏症
脂溶型	維他命A		保護皮膚及黏膜、眼睛的神經，防止氧化等	皮膚乾燥、夜盲、脫力感、抵抗力減退
	維他命D		促進鈣質吸收、骨骼生成等	骨骼或牙齒發育不良、骨軟化症等
	維他命E		防止氧化、維持肌肉的機能、強化細胞膜等	血液循環惡化、產生過氧化脂質、不孕症等
	維他命K		與血液的凝固有關、促進鈣質吸收	延遲血液的凝固、有出血傾向
水溶型	維他命B群	維他命 B_1	促進醣類處理與利用（代謝）、促進成長	脫力感、心臟機能降低或肥大、腳氣等
		維他命 B_2	保護皮膚及黏膜、眼睛的健康	皮膚炎、口角炎、角膜炎、疲勞感、貧血
		維他命 B_6	使神經機能正常化、提升免疫力、合成核酸	皮膚炎、失眠、痙攣、肝功能降低等
		維他命 B_{12}	治療貧血、改善肝功能	惡性貧血、神經炎、肌肉痛等
		菸酸	使胃腸功能正常、保持皮膚健康	皮膚障礙、舌炎、胃腸病、神經炎等
		泛酸	幫助醣類或脂肪的處理與利用（代謝）	皮膚炎、發育障礙等
		生物素	幫助蛋白質、脂肪、醣類的利用	皮膚炎、疲勞感、無力感、食慾不振
		葉酸	促進蛋白質的利用、改善貧血、促進發育	貧血、口內炎、下痢等
	維他命C		防止氧化、促進膠原蛋白的合成、鐵的吸收	牙齦出血、貧血、斑點、成長停滯等

維他命含量較多的食品

各種維他命	含量較多的食品
維他命A（胡蘿蔔素）	紅蘿蔔、黃綠色蔬菜、肝臟、乳瑪琳、奶油、蛋黃、鰻魚等
維他命D	肝臟、鮪魚、柴魚、鯖魚、鰤魚、沙丁魚等
維他命E	植物油、胚芽、黃綠色蔬菜、豆類、鰻魚等
維他命K	植物油、胚芽、黃綠色蔬菜、豆類、納豆等
維他命 B_1	糙米、大豆、豬肉、肝臟、魚類、火腿等
維他命 B_2	乳製品、肝臟、豬肉、魚類、蛋等
維他命 B_6	肉類、魚類、肝臟、牛乳、蛋、豆腐等
維他命 B_{12}	魚貝類、肝臟、乳酪、肉類、蛋、豆腐等
菸酸	肉類、魚類、肝臟、牛乳、菇類、豆類等
泛酸	胚芽、黃綠色蔬菜、肉類、魚類、牛乳等
葉酸	蔬菜（葉菜）、胚芽、肉類、肝臟、蛋黃、豆類等
維他命C	柑橘類、柿子、草莓、黃綠色蔬菜、芋類等

高明攝取食物纖維的方法

⊙將致癌物質排泄到體外

食物纖維是「體內無法消化的食物成分」。包括不溶於水型（非水溶性）與溶於水型（水溶性）兩種。

國人食物纖維攝取量的演變

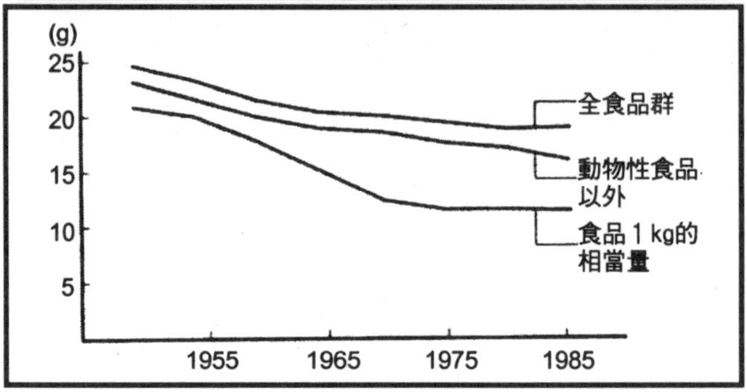

(國人營養所需量)

食物纖維不是營養素，但卻具有「吸附有害成分加以排出、提高腸機能、延遲醣類吸收」等重要作用。因此對於生活習慣病的治療及預防而言不可或缺。

近年來，因為各式精製加工食品增加，加工度較低的穀類、芋類吃的量減少，所以食物纖維攝取量也持續減少，這也正是癌症和其他生活習慣病增加的原因。

因此，應該積極攝取食物纖維。不溶於水型食物纖維（纖維素、半纖維素及其他）能夠促進排便，排泄致癌物質等，但會使鈣和鐵一併被排泄掉，因此不可以從健康食品中攝取太多。

⊙攝取降血壓的食物纖維

相反的，許多溶於水型的食物纖維對於高血壓或動脈硬化很好。

memo

究分攝取維他命A的原料

近年來成為話題的胡蘿蔔素（β胡蘿蔔素或α胡蘿蔔素及其他）是蔬菜中含量較多的天然色素之一。也是維他命A的原料，在體內有一半轉換為維他命A。

胡蘿蔔素本身能防止有害的「氧化」，只要巧妙攝取，對健康有好的效果。

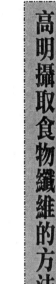

尤其像海帶和海帶芽等含有許多藻酸，能將對血壓不好的、過剩的鈉排泄到體外，因此非常重要。

蒟蒻、甘藷、芋頭、番茄、柑橘類中含量較多的葡甘露聚糖或果膠，可以抑制腸吸收膽固醇，防止動脈硬化或膽結石。

這些水溶性食物纖維，能夠延遲食物的消化與吸收，抑制食物中的醣類轉化為葡萄糖而釋放到血液中。也可以防止飯後血液中的葡萄糖急速增加，有助於預防及治療糖尿病。

因此，以水溶性食物纖維較多的食品為主，善加利用蔬菜類，每天攝取二十～三十g食物纖維。

各種形態的食物纖維

	水溶性				非水溶性			
	動物性	植物性			動物性		植物性	
食物纖維的種類	軟骨素	藻酸	葡甘露聚糖	果膠	膠原蛋白	甲殼質	木素	纖維素、半纖維素
含量較多的食品	腱、軟骨、骨等	海帶、海帶芽、其他海藻等	蒟蒻、芋頭等	水果、蔬菜、芋類、豆類等	腱、軟骨、骨、魚凍、魚翅等	乾蝦、蝗蟲等	穀類、豆類、根菜類等	穀類、蔬菜、豆類、芋類、水果等
主要特性	——	海帶浸泡在水中產生的黏性成分	吸水後變黏	果醬就是果膠加入砂糖，加熱後形成膠狀的物質	具有接著細胞的作用，是明膠的材料	硬殼的主要成分	構成植物的細胞壁。是可可的褐色成分	構成植物細胞壁的成分，具有強大的吸水力

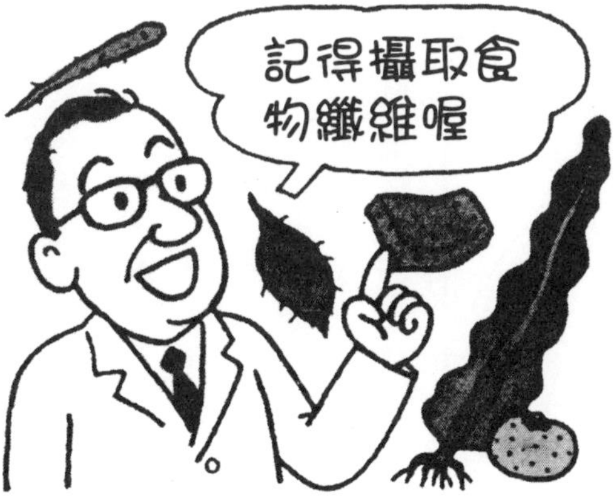

4 減肥成功的秘訣

檢查生活習慣病的最大誘因

⊙食物療法的最大重點

了解各營養素的功能與營養均衡的要點後，接下來進一步了解「高血壓食物療法中特別重要的對策」。

先前敘述的「治療高血壓的新想法」（美國指標⇩一二〇頁），如上表所示，介紹有效改善生活習慣的注意事項。

與飲食生活有密切關係的，包括「調整體重、限制食鹽、攝取鉀與鈣、鎂、限制飽和脂肪酸和膽固醇、限制飲酒量等」。高血壓食物療法以上述對策為最大重點。

改善飲食生活的重點

- 過重的人必須減肥
- 適當限制食鹽
- 充分攝取鉀
- 避免鈣與鎂缺乏
- 不要攝取太多飽和脂肪酸或膽固醇
- 適量飲酒，不要喝太多酒

⊙用手指捏肚臍上方就能了解

其中「調整體重（肥胖對策）」與糖尿病或高血脂症等，高血壓以外的生活習慣病的預防及治療有關，因此非常重要。

肥胖是指脂肪異常增加，超過標準體重二十%以上（女性為三十%以上）的狀態。肌肉增加或浮腫時體重也會增加，但不能算是肥胖。

檢查腹部的脂肪

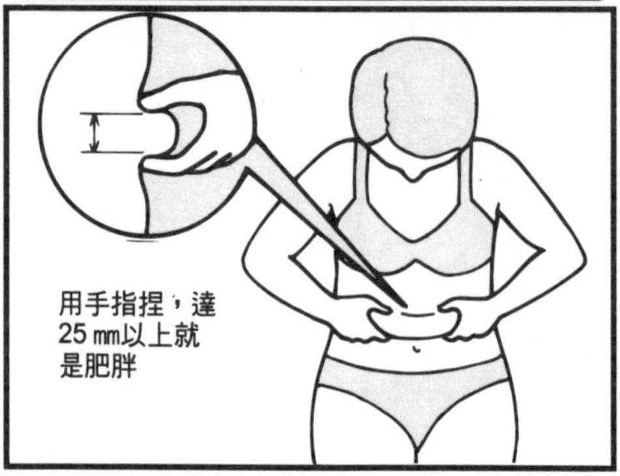

想調查肥胖狀態，必須測量脂肪量。以下介紹簡單的測量法。

首先，赤裸全身，站在大鏡子前輕跳幾下，如果男性的腹部、女性由下腹到大腿的皮下脂肪搖動，同時用手指捏肚臍稍上方，厚度達二十五㎜以上時就是「肥胖」。

⊙了解肥胖度的新方法

肥胖程度可以利用「身高與體重」來計算。

適合個人身高的標準體重kg是以【身高cm－一〇〇】×〇．九計算。藉此可以調查體重超過多少。此外還有最近非常普及的BMI法。

BMI就是以體重除以身高的二次方【體重kg÷（身高m×身高m）】，根據這個數值判定為「普通」、「過重」或「肥胖」等（參照表）。

利用BMI計算法，數值為「二二」的人屬於理想體重（標準體重）。

不過，近年來幾乎所有年齡層成年男性「超過標準體重二十%以上的真正肥胖」者增加了。

因此，三十～六十歲男性（女性五十歲以上）「過

標準體重的新計算法（BMI）

利用這個方法【體重kg÷(身高m×身高m)】求得的「數值」為判斷標準
• 計算結果低於19.8為「瘦」19.8～24.2是「普通狀態」 • 24.2～26.4是「過重」(略微肥胖)，26.4以上則是肥胖。 • 計算值為22是「理想體重」
「自己的理想體重kg」則是(身高m×身高m×「22」。

（日本肥胖學會的判定基準）

memo

危險的「蘋果型肥胖」

有一種肥胖屬於脂肪積存在內臟、腰部特別粗大的「蘋果型肥胖」（內臟脂肪型肥胖）。這種肥胖大都是中年發福的現象。罹患高血壓或糖尿病、高血脂症（一一四頁）、脂肪肝等的危險性較高，因此必須注意。

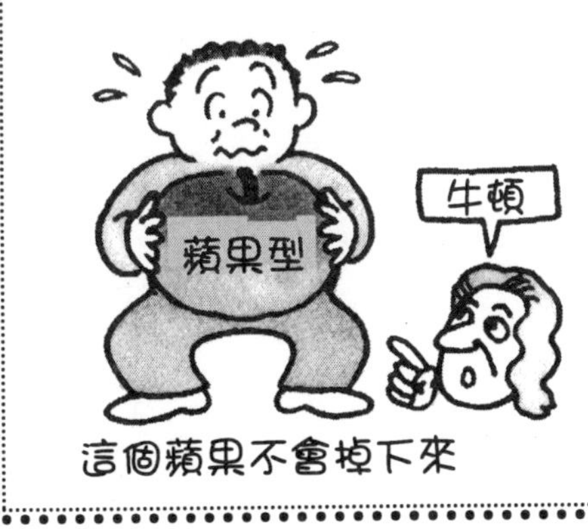

越肥胖的人死亡率越高

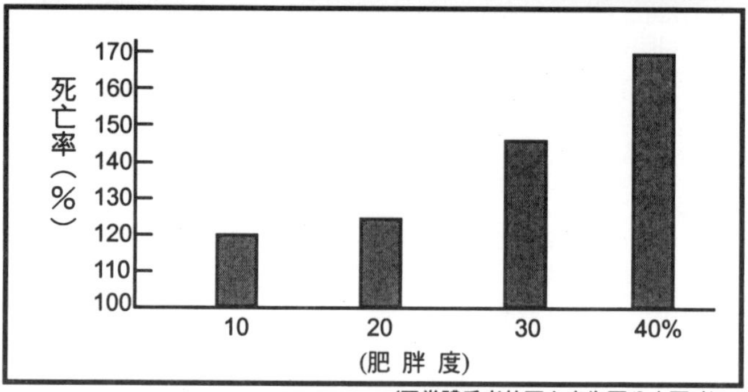

（正常體重者的死亡率為百分之百時）

重」或「肥胖」的人非常明顯，占同年齡層的三十五～四十%左右。

這些人罹患糖尿病、高血壓或心臟病的危險性大幅度增加。

因為這些疾病而死亡的例子也會增加（肥胖者的死亡率更高）。

了解高明的減肥法

⊙注意減肥的目標與步調

肥胖對於血壓容易造成不良影響。根據美國的研究，「五十歲層的健康體重者只有十三～二十七%會罹患高血壓，但是超過標準體重十五%以上（肥胖度十五%以上）者，將近半數會罹患高血壓」。

其他研究也指出，「歐美或日本等先進國家高血壓者受肥胖影響較大的個案，占三十～八十五%」。

因此，屬於「過重」或「肥胖」的人，必須減肥以降低體重，首先要了解自己的理想體重。

使用前頁的BMI法計算理想值（二二），以【（二二×身高m×身高m）】的方式計算。

例如，身高一七〇cm、體重七十六kg的人，利用這個計算公式（二二×（一・七×一・七）），則理想體重應該為六十三・六

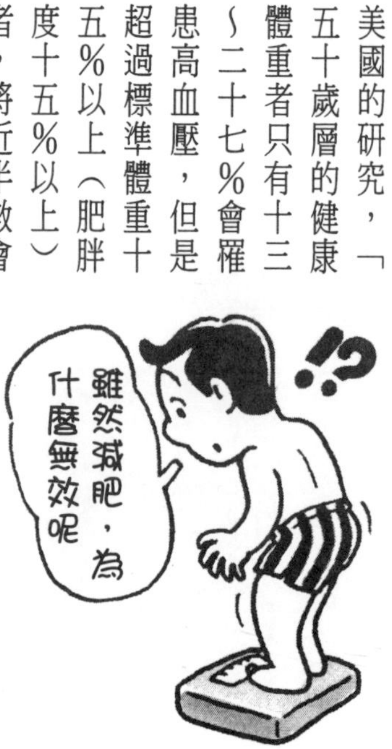

kg。

高血壓者減肥時，以理想體重「加十％以內」為目標。因此，基本上一個月以減輕二～三kg的速度減肥（減肥速度太快反而會造成不良影響）。

先前敘述體重七十六kg的例子，理想體重為六十三・六kg＋十％（六十三・六×一・一〇）以內，也就是以減輕為七十kg以內的體重為目標。

⊙一天的適當熱量

肥胖者的飲食以脂肪攝取量較多為主要特徵，如果只減少脂肪攝取量，醣類和蛋白質攝取量依然過多時，在體內也會變成脂肪（一四一頁），造成脂肪增加。

為了巧妙減肥，首先必須取得營養均衡（一四四頁），抑制一天攝取的總熱量。

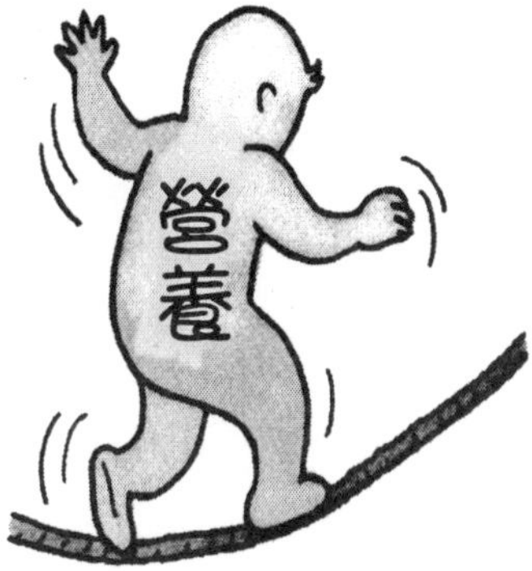

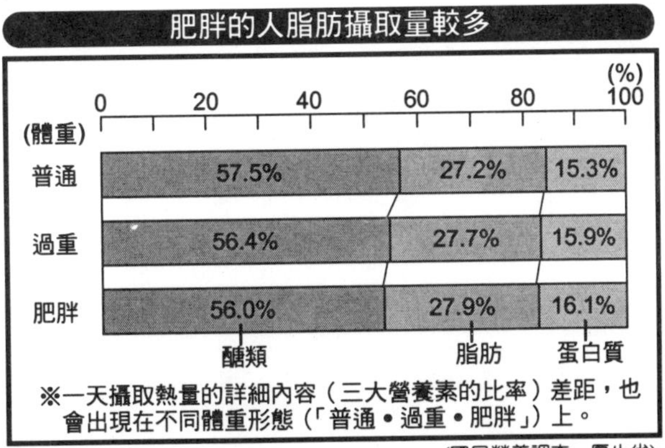

※一天攝取熱量的詳細內容（三大營養素的比率）差距，也會出現在不同體重形態（「普通・過重・肥胖」）上。

(國民營養調查、厚生省)

這時，「一天份適當熱量」是以個人的理想體重×二十五～三十大卡為目標（「理想體重」×二十五～三十）。

先前例子的理想體重為六十三・六kg，則每天攝取的熱量應該在一六〇〇～一九〇〇大卡的範圍內。

memo

肥胖者容易罹患高血壓

肥胖者容易罹患高血壓的理由很多，因為肥胖導致身體組織的容積增加，體液和血液量增加，由於神經系緊張（交感神經亢進），心臟送出的血液量（心搏量⇩一〇一頁）也會增加是主要原因。

只要努力持續，一個月就可以減輕二kg（如果減肥速度太慢，則必須在一天適當熱量計算值的範圍內，稍微減少熱量以進行調節）。

以這種方式適當減肥，則肥胖影響度較大的人只要減少一kg體重，血壓就可能下降一～二mmHg左右。

此外，每天攝取較多熱量的人，鹽分攝取量也會增多，如果能減少攝取熱量，結果也能減少鹽分攝取量。

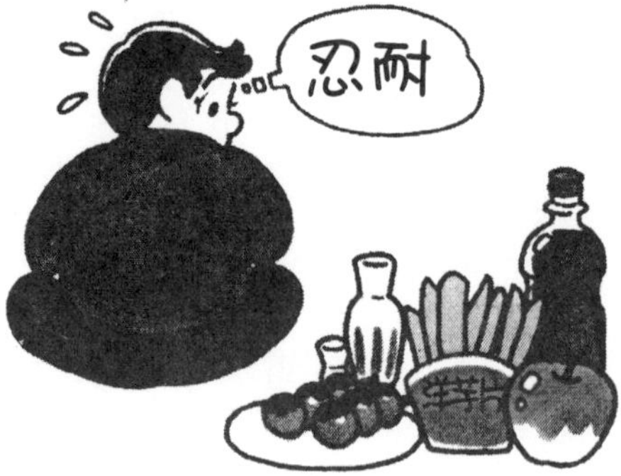

也就是說，高明減肥法能同時改善肥胖和過剩攝取鹽分的缺點，對高血壓者而言，具有「一石二鳥」的雙重效果。

⊙減少熱量的秘訣

為了減少一天攝取的熱量，首先必須注意甜點、零食、甜的清涼飲料等（水果可以補充鉀，但是不可以吃太多）。

光吃這些飲食就可能攝取將近一餐份的熱量，因此，盡量減少點心或零食，同時盡量減少攝取酒類（一八二頁），就能降低許多熱量。

藉由調節三餐菜單，在食材和調理法上下工夫，首先必須減少脂肪攝取量。

脂肪會造成醣類二倍以上的熱量，必須控制在前述「一天熱量二十～二十五%由脂肪攝取」的範圍內，盡量減少脂肪攝取量，才是減少熱量的「捷徑」。

根據衛生署的「國民營養調

肥胖者的飲食習慣

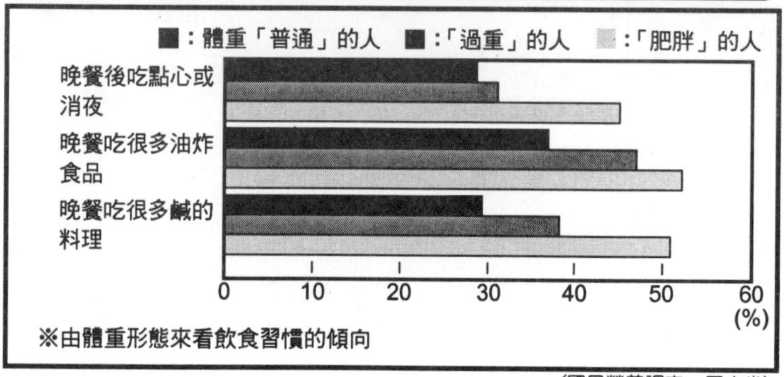

(國民營養調查、厚生省)

查」，顯示越肥胖的人通常「晚餐後吃消夜，晚餐吃許多油炸食品」。因此，盡量避免吃消夜，同時必須吃低油量料理。

此外，注意「藉由大豆食品或蔬菜、海藻、菇類等取得均衡營養•規律正常的吃•晚餐不要吃太多•不要一次吃很多•充分咀嚼慢慢吃」等。

⊙自我檢查的減肥法

外食大都偏重油類及穀物，會造成營養偏差，因此盡量避免外食（不得已必須外食的時候，選擇食品種類較多的套餐或便當等，主食與配菜都要各留下一口）。

外食時必須檢查熱量及食鹽量（參考下表），當天盡量補充蔬菜類，同時調節晚餐（家庭料理）的熱量。

此外，為了提高減肥效果，必須併用適當的運動療法。

主要外食菜單的熱量與鹽分

	料理名稱	熱量(kcal)	鹽分(g)
麵類	竹冊麵	310	3.5
	什錦蕎麥麵	312	7.2
	月見烏龍麵	400	5.8
	油炸豆腐片烏龍麵	390	5.8
	鍋燒烏龍麵	590	5.8
	油炸菜麵	620	4.9
	咖哩南蠻麵	580	5.2
	涼麵	632	6.0
	叉燒麵	700	6.4
	拉麵	530	6.5
	湯麵	580	5.1
	什錦麵	700	5.7
	什錦炒麵	880	3.8
	義大利肉醬麵	890	4.3
	鱈魚子義大利麵	600	5.7
	焗通心粉	650	2.4
	海鮮通心粉	700	2.7
飯類	握壽司（普通）	536	5.9
	握壽司（特級）	560	6.0
	什錦壽司	635	7.0
	雞肉雞蛋蓋飯	620	3.4
	排骨蓋飯	832	6.9
	牛肉蓋飯	640	4.3
	炸蝦蓋飯	784	3.6
	鐵火蓋飯	616	4.2
	鰻魚飯	856	5.6
	咖哩牛肉飯	800	4.5
飯類	雞肉燴飯	740	3.1
	焗海鮮飯	880	2.3
	炒飯	650	4.7
	中華蓋飯	740	3.5
單品料理	炸蝦	264	2.2
	漢堡	512	3.1
	烤排骨	512	3.4
	蟹肉丸	600	2.3
	燉牛肉	400	1.9
	炸牛排	673	1.5
	青椒炒牛肉絲	388	2.4
	燒賣	272	2.3
	餃子	408	1.6
	肝臟炒韭菜	320	2.0
	八寶菜	464	2.0
	麻婆豆腐	456	3.9
	醣醋排骨	680	3.1
	照燒鰤魚	545	3.8
	薑燒豬肉	416	2.0
	油炸菜	512	2.4
速食品	烤牛肉三明治	350	2.3
	炸雞	661	2.6
	吉士堡	307	1.3
	漢堡（大）	563	2.1
	炸薯條	412	0.5

（根據山田信博•谷口雅子著「治療糖尿病的飲食與菜單」）

利用「減少脂肪」提高減肥效果

因為減肥必須限制每天的攝取熱量時，如果能巧妙減少每一公克的熱量較大的脂肪，就是減肥的「捷徑」，也可以說是減肥成功的基本。

首先必須注意食材的選擇，例如，培根或義大利香腸、杏仁、芝麻、法蘭克香腸、美乃茲、奶油等脂肪較多的食品一定要避免。選擇脂肪較少的肉類（裏脊肉、腿肉、雞胸肉等），或低脂乳、白肉魚、無油調味醬或低脂肪型美乃茲等。

在調理法上下工夫，炒菜時使用不沾鍋就不會吸油，只需要少量油就夠了（油量較少的炒菜包括「炒煮菜、煎魚、炒飯、炒蔬菜等」）。調理牛排時不要使用牛油或豬油，改用植物油炒或放在鐵絲網上烤（脂肪含量較多的調味醬也要改為山葵醬油或白蘿蔔泥等）。

盡量避免使用大量油的油炸食品，例如炸排骨、炸雞、油炸菜等，改用鐵絲網烤，或整個烤、蒸、煮等不使用油的調理法。

想吃油炸菜時，一定要注意食材的吸油量。吸油量受到麵衣量影響。麵衣越多的油炸菜越需注意（這種油炸食品只能吃一個）。

油炸菜必須選擇脂肪較少的素材，不要切成小塊就可以減少吸油量。直接炸時裏上薄薄的麵衣等，短時間內炸好馬上撈起（稍微提高油溫／麵衣的吸油量較多，因此麵衣本身也會成為熱量，最好撕掉麵衣再吃）。

此外，最好不要吃脂肪較多的點心或零嘴（花生醬、爆米花、牛奶巧克力等）。

依照油炸菜的種類了解油的吸收率

油炸方法	油吸收率	材料
乾炸	3%以下	甘藷、馬鈴薯、南瓜等
	10%	青椒、茄子
略炸	5%	白肉魚、雞肉
	10%	竹筴魚、薄片肉等
裏薄麵衣炸	10%	茄子、甘藷、蓮藕、花枝、蝦、魚
	20%以上	新鮮香菇、南瓜、炸什錦等
裏厚麵衣炸	10%以下	炸肉丸、炸排骨、白肉魚
	15%以上	裏脊肉、沙丁魚、魚塊等

例如：乾炸50g青椒，油吸收率為10%，經由50g×0.1的計算公式，得知會吸收5g油。1g油等於9大卡熱量，因此5g油等於45大卡熱量。

為使減肥不中斷、獲得成功，可以採用下述方法。

包括「向身邊的人宣布自己減肥的決心、在紙上寫下肥胖造成的損失、記錄飲食的內容與量、儘可能計算熱量、在每天決定的時間與同樣的條件（排尿後、泡澡後）下測量體重，填入圖表中」。

將減肥經過做成圖表，高明減肥的人體重會以直線形態不斷減輕。

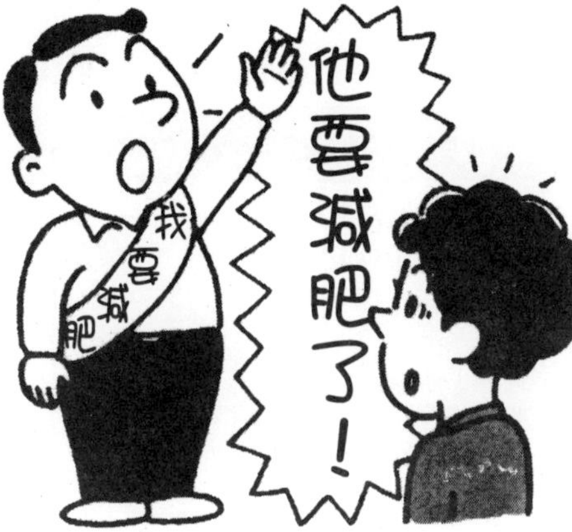

如果圖表曲線形成鋸齒狀，表示飲食和生活管理還不夠（參照下圖）。

如果體重無法順利減輕，有時突然減少而形成「階梯狀」，表示雖然飲食管理很好，但由於運動不足，消耗的熱量較少。

自行製作減肥記錄，發現問題點並加以改善，就能提高減肥效果，這點也很重要。

將減肥經過做成圖表

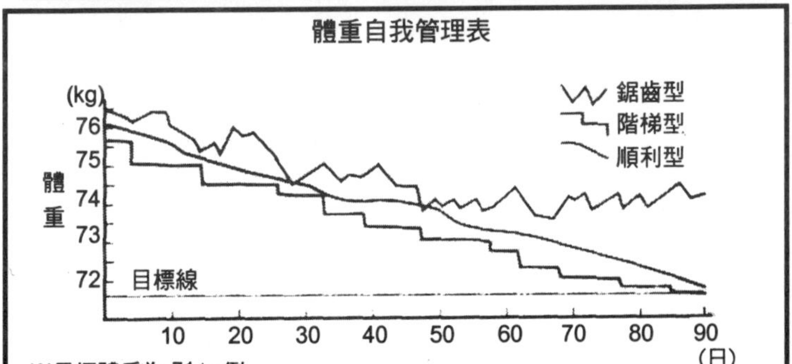

※目標體重為 71 kg例
※鋸齒型表示飲食和生活管理不夠。
※階梯型表示因為運動不足，消耗的熱量較少。

外食注意事項

<餐 廳>

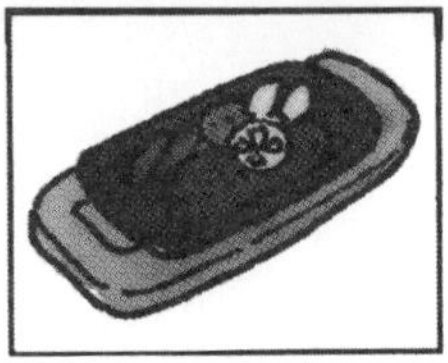

❶選擇魚類料理，肉類則選擇裏脊肉代替沙朗肉 ❷避免選擇漢堡或炸雞、牛排、披薩、義大利肉醬麵等 ❸選擇清湯代替肉湯 ❹加入沙拉 ❺咖啡中不要加奶精。選擇冰糕代替冰淇淋

<速食品>

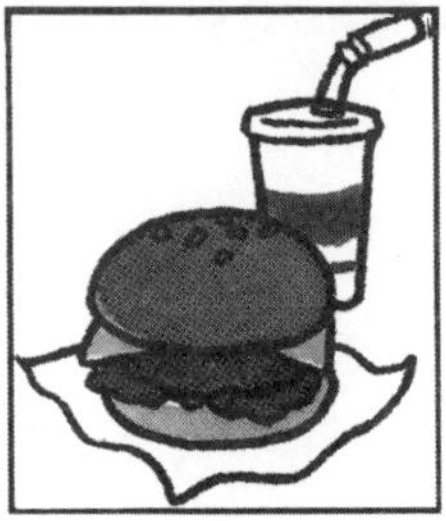

❶高脂肪食品較多，必須注意（尤其是培根蛋漢堡或魚堡等） ❷添加沙拉類
❸避免攝取冰淇淋或可樂、果汁、蘋果派等甜點

<中式餐廳>

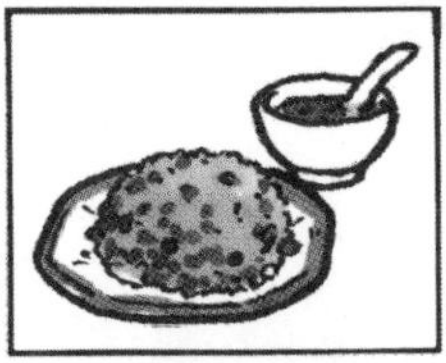

❶炒菜（韮菜炒肝臟、蔬菜炒肉等），或使用蛋的料理（蟹肉蛋、蛋炒飯、八寶菜等）含有較多脂肪，一定要注意 ❷炒麵或糖醋排骨等的脂肪量較多 ❸留下麵湯 ❹午餐如果吃中式菜，則晚餐選擇口味清淡的餐點

<炸排骨店‧烤肉店>

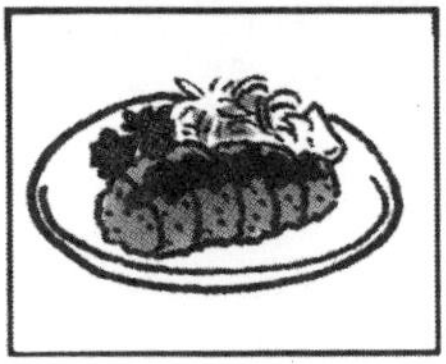

❶炸排骨類含有許多脂肪，必須注意
❷用裏脊肉代替脊背肉
❸多吃一些高麗菜，留下一口飯 ❹不要吃太多烤肝臟或脊背肉、花枝等 ❺選擇蔬菜和海藻類較多的菜單

<壽司店‧日本料理店‧鰻魚飯店>

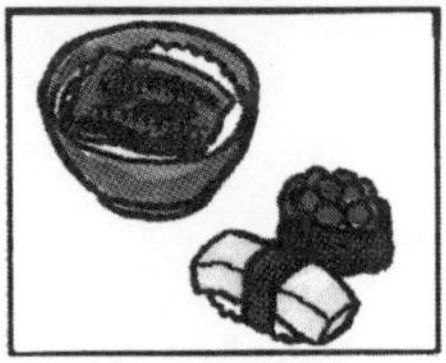

❶煎蛋、鹹魚子、海膽、花枝、蝦等的膽固醇較多 ❷油炸菜的脂肪較多 ❸火鍋不要使用蛋，最好多加入一些豆腐和蔬菜再吃
❹便當的食品類較多，可以選用，但是為避免熱量過剩，主食與菜必須各剩下一口 ❺注意鰻魚飯

<麵店‧定食店>

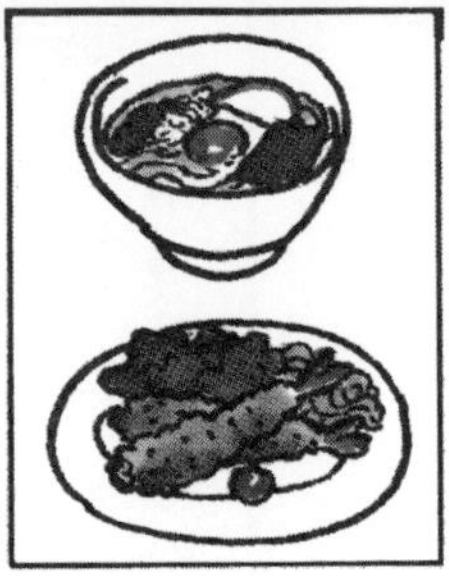

❶避免選擇炸蝦蓋飯、雞肉雞蛋蓋飯、月見麵、鍋燒麵等 ❷蕎麥麵、烏龍麵等容易造成營養偏差，必須加入低脂肪乳或蔬菜汁補充，藉由晚餐取得足夠的營養
❸不要選擇定食店的油炸菜食品，以魚類料理為主。

5 高明攝取鹽分的秘訣

首先了解「食鹽的特徵」

⊙注意「鈉鹽」

高血壓食物療法的重點是限制食鹽。

「鹽」（鹽類）是酸與鹼產生化學反應形成的成分，有各種不同的種類。

鹽類的代表是食鹽，是氯和鈉結合而成的（鈉鹽＝氯化鈉／氯化鈉含有量九十九％以上的鹽稱為「食鹽」或「精製鹽」）。

其中的氯，也加入漂白劑中。在人體當成胃酸等的原料使用，大約存在一五〇g左右。鈉則是蘇打水使用的成分，人體中約有一〇〇g左右，和鉀相同，具有調節體液、幫助神經傳達等重要作用。

人類透過食鹽得到鈉，一旦缺乏時會出現頭暈、脫力感、嘔吐、意識障礙等症狀。但是除了大量發汗外，即使嚴格限制食鹽，也不會缺乏鈉。

⊙除了食鹽外還有別種「鹽」

鹽的同類（鹽類）除了食鹽外，還有鉀鹽（氯化鉀）及鎂鹽等。

鉀鹽與食鹽非常接近，最近混入食鹽中，用來抑制鈉量的餐桌鹽也出現了。

但是，只有食鹽擁有「純粹的鹽味」，其他鹽類都帶有苦味。

鉀鹽或鎂鹽攝取量較少

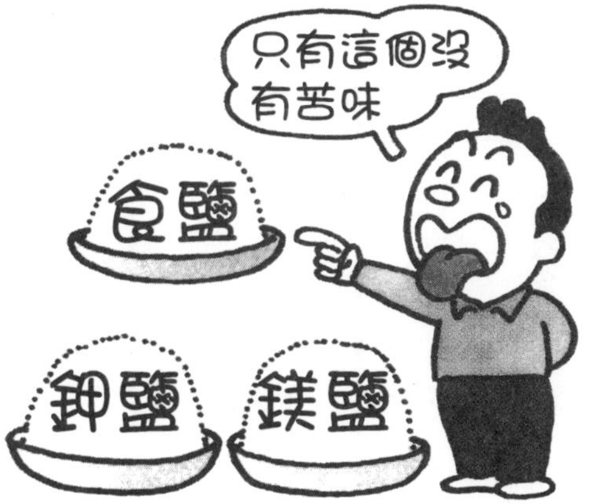

，對於健康不會造成不良影響。但是，食鹽攝取過多會造成血管收縮，使血壓上升。

此外，食鹽中的鈉在體內增加時，血液量增加、血壓上升（血液在「循環迴路」中流動，一日血液量增加時，血壓立刻上升），製造出使血壓上升的成分（血管緊張素Ⅱ⇩一二五頁），成為高血壓的要因。

因此，高血壓患者食鹽攝取過剩時，就會造成問題。尤其體內增加的鈉會造成不良影響，一定要謀求巧妙對策。

⊙飲食的「重量」也有問題嗎

食鹽不僅存在於調味料或加工食品中，天然食品中也含有食鹽（食品的加工度越高，則食鹽量增加越多）。

國人以往攝取大量食鹽，近年來攝取量比以前減少，一天大約攝取十三g左右（歐美大部分地區為八～十二g左右）。

以年齡層來看，五十歲層之前攝取量增加，六十歲

食　鹽　的　特　徵

項　目	主　要　特　徵
原　料	主要取自海水或岩鹽
成　分	氯與鈉結合⇨鈉鹽（氯化鈉）
用　途	主要用來調味或當成防腐劑
精製鹽	氯化鈉含量高達99%以上，稱為「食鹽」或「精製鹽」
普通鹽、粗鹽	普通鹽、醃漬鹽的氯化鈉為95%以上，粗鹽為95%左右
其他調味用的鹽	調味用的鉀鹽製品氯化鉀為60%左右、氯化鈉為35%左右
在體內的作用	氯、鈉⇨維持細胞外體液狀態正常、保持體液平衡、幫助神經刺激的傳遞、成為胃酸的原料等
缺乏的要因	高溫下的劇烈勞動工作或運動導致大量發汗、慢性下痢或嘔吐等
缺乏時的症狀	脫力感、頭暈、嘔吐、脫水症狀、意識障礙等
必要量	食鹽一日1.3 g 以上
鈉	鈉含有量＝食鹽量 g ÷2.54
攝取源	存在於飲食重量的0.5～0.6%
過剩症	細胞外體液增加或血管收縮⇨血壓上升、浮腫、口渴等

肥胖者的食鹽攝取量較多

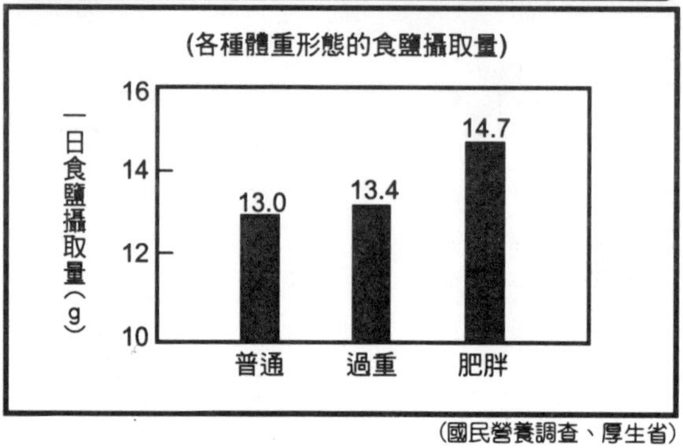

（國民營養調查、厚生省）

後由於食量減少的影響，食鹽攝取量也會減少。

如果能減少味噌或醬菜的鹽分……

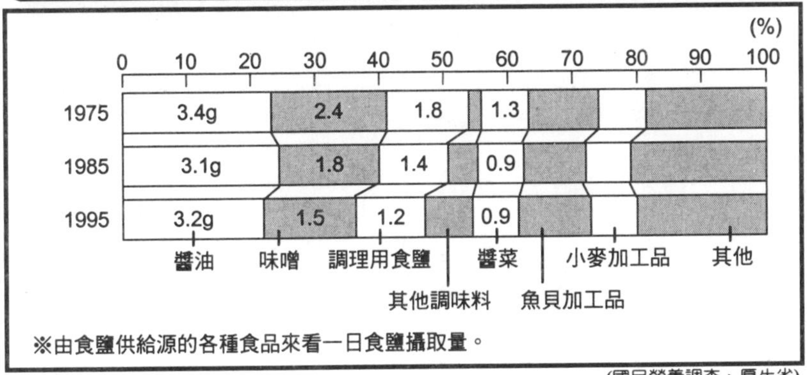

(國民營養調查、厚生省)

根據近年的研究報告，顯示「國人的飲食重量中，〇・五〜〇・六%是食鹽」。也就是說，一旦飲食量增加，食鹽攝取量也會增加。

當然，食量比平常人更多的「過重」、「肥胖」者，其食鹽攝取量也較多。不過，如先前所述，只要減肥就能減鹽。

國人攝取的食品中，含有大量食鹽的包括醬油、味噌、醬菜等，最近這類食品中的食鹽量已經稍微減少，但相反的，「其他調味料」（烤肉的沾醬、風味調味料、肉湯、麵湯等）的食鹽成分卻增加了，因此大家必須注意。

memo

減少高血壓的「捷徑」

有關食鹽與高血壓的關係，根據各國的調查報告，指出「食鹽攝取量特別多的地區高血壓患者較多，一日攝取五〜六g以下的地區，其高血壓患者數明顯減少」。

此外，「持續給予兔子大量的食鹽，大約一個月內就會出現高血壓」等動物實驗報告也不少。

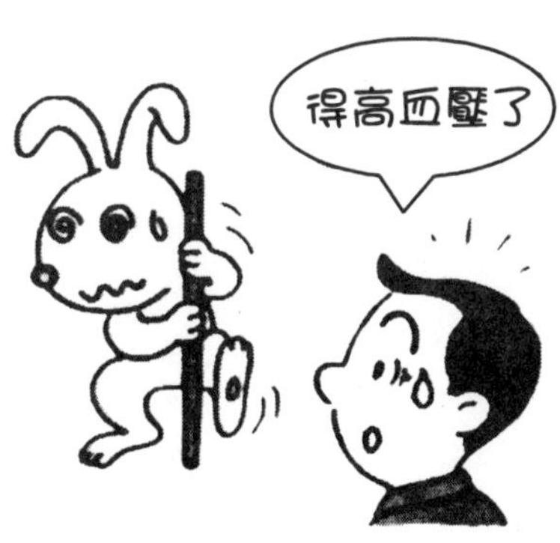

高血壓的基本食鹽限制

⊙長壽者飲食的鹽分較少

根據近年的研究，了解「食鹽攝取過多不僅容易罹患高血壓，也具有容易罹患癌症的危險性」、「長壽者飲食一天的鹽分大約在六g左右」。

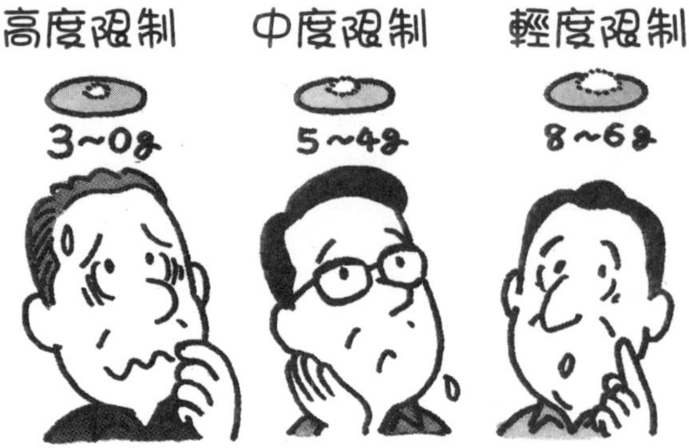
輕度限制
8～6g
中度限制
5～4g
高度限制
3～0g

因此，美國人為了防癌及高血壓，制定「一天攝取六g以下食鹽」（食鹽最低必要量為一日一・三g以下）的目標。

國人的食鹽攝取量較多，因此健康者的實際目標應該是「食鹽一日八～十g」。

罹患高血壓的人可以從一天八～六g（輕度限制）、五～四g（中度限制）或三～〇g（高度限制）中，配合狀況進行嚴格的鹽分限制。

其中一日三g以下的限制，除了重症高血壓或腎臟出現嚴重毛病的部分例子外，通常不會進行。

一日五～四g食鹽的限制會對國人造成極大的負擔。

⊙許多人對於食鹽限制很敏感

根據研究，發現高血壓可分為「對食鹽限制產生敏感反應型（食鹽敏感性）」或「反應較低型」（食鹽鈍感性）」兩種。

原因不明。但是對食鹽敏感型，可視為將食鹽中的鈉排泄到尿中的腎臟功能較低。

正常者的腎臟一天最大可以排泄五十g鈉。高血壓患者中的食鹽反應較低型，只能排泄十～十五g，對食鹽敏感型者的排泄能力就更低了。

因此，食鹽敏感性患者攝取過多食鹽時，體內的鈉容易積存，因為這個影響造成血液以及其他體液（細胞外液）增加，造成血壓上升。相對的，如果能妥善限制食鹽、減少鈉量，通常血壓就能順利下降。

也就是說，食鹽的影響直接表現在血壓上。如果屬於輕症高血壓，不必使用藥物，只要進行一天六～四g食鹽限制，就能治療疾病。

⊙食鹽敏感性容易使血壓下降

食鹽敏感性型患者以親人中有高血壓患者的女性高齡者，或是腎臟病患者較多見，占本態性高血壓（一〇五頁）的三十～四十%。

目前，並沒有調查對食鹽是否敏感的方法。因此，輕症高血壓患者一天從八g以下的限制開始，如果血壓順利下降，就可以和醫生商量進行六～四g的限制（不使用藥物就能治療）。

屬於對食鹽敏感型的高齡者，如果一日進行六～四g以下的限制而無法順利使血壓下降時，即使持續忍耐，也會使壓力積存，反而造成不良影響。

因此，這類型對象最好持續進行八g以下的限制。

另一方面，對食鹽反應較低型、血壓無法順利下降時，即使一天持續五～四g的限制，通常最大血壓也無法下降十mmHg。

先前敘述過，只要持續限制食鹽，同時併用降壓劑，就能發揮效果，和醫生商量後減少藥量。這類型高血壓患者的飲食重點是持續八g以下的食鹽限制。高齡者可能會產生較強烈的負擔感（這時必須進行十～八g的食鹽限制）。

基於以上敘述，本書中介紹許多「食鹽十g以下」、「七g以下」的食譜範例，希

「食鹽敏感性」者的特徵

- 腎臟排泄鈉的功能通常比較低
- 食鹽的影響立刻表現在血壓上
- 食鹽限制的效果較大
- 具有高血壓遺傳因素較強的人或高齡女性、曾經罹患腎臟病的人較常見
- 存在於30～40%的本態性高血壓患者中

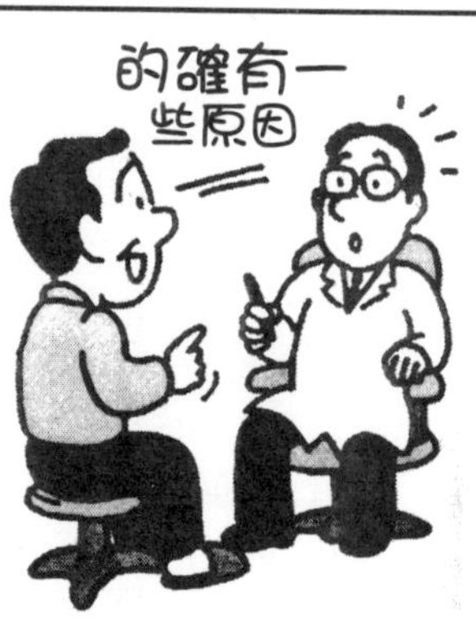

望各位巧妙活用（出現併發症者請參照一八四頁）。

了解低鹽料理的秘訣

⊙即使口味較淡也很好吃

減少鹽分，則整個料理的味道較淡，感覺食之無味。但是，為了使食鹽限制成功，必須學會減少鹽分的功夫，即使味道比較清淡，也要吃起來美味，這點非常重要。

■選擇新鮮的材料

魚或蔬菜、水果等味道充實的當令食材、鮮度較佳的食材、運用素材本身的甘甜味和香氣，即使味道淡些也無妨（菜單例⇩生魚片、燜燒菜等）。

了解低鹽料理的秘訣

- 選擇新鮮材料
- 巧妙運用酸味或香氣
- 利用香辛料
- 使用較濃的高湯
- 盡量少用砂糖
- 將加工食品當成調味料使用
- 先測量調味料再使用
- 利用低鈉調味料或粗鹽
- 餐桌上不要擺調味料容器
- 料理最後再使用調味料
- 在料理的組合上下工夫
- 注意外食、全家人一起減鹽

如果選用鮮度較差的素材，為了彌補味道，也會使用較重的口味。

■巧妙運用酸味或香味

醋或檸檬、柳橙、酸橘等柑橘類的酸味和香氣，能夠彌補鹽分較少的缺點，引出料理的風味（菜單例⇩煮菜、利用酸橘炸的菜、用檸檬烤的菜、用梅醋蒸的菜、用雪花醋蒸的菜等）。

■利用香辛料

咖哩粉或山葵、辣椒、薑等辣味香辛料，以及辣椒粉、蒜、香味蔬菜（洋蔥、萊姆等）、花草等都可以巧妙納入菜單中，增添料理的風味、增加食慾，使食物更好吃（菜單例⇩炒菜、煮菜、薑燒菜等）。

■高湯的味道煮濃些

高湯是利用海帶加上柴魚片、小魚乾等熬煮出來的天然甘味，味道煮濃一些，即使口味較淡的料理也能產生濃厚的味道，變成很好吃。如果運用高湯，即使是煮菜，較清淡的口味也無妨（菜單例⇩馬鈴薯燒肉、煮芋頭等）。

■少用砂糖

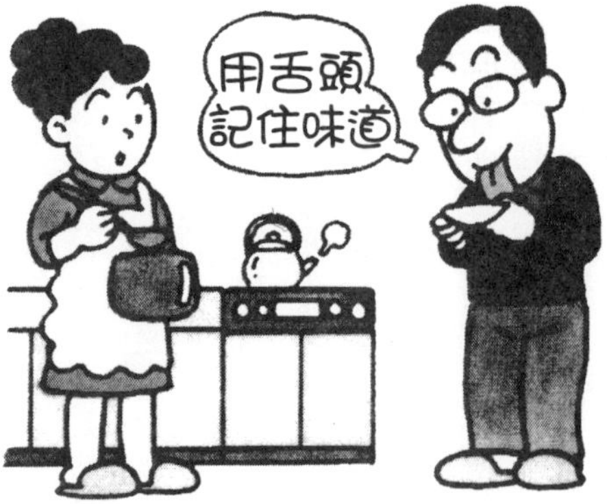

砂糖和鹽煮成的料理，一旦砂糖增加時，鹽分也會增加。為了習慣淡味料理，盡量少用砂糖和料理米酒，就能加強鹽味、減少食鹽量（菜單例⇩日式煮菜、火鍋料理、煮魚等）。

■將加工食品當成調味料

火腿、培根、維也納香腸、乳酪、魚板、魚肉山芋餅、竹輪、佃煮等鹽分較多的加工食品，可以當成調味料使用，以控制食量（菜單例⇩炒蔬菜、蔬菜湯、煮馬鈴薯等）。

必須注意的是，加工度較高的食品所含的鈉也會增加，同時其他的礦物質會減少。

■測量調味料再使用

低鹽料理絕對不能以大致的估計調味。例如，隨便撒一些醬油，可能就含有一小匙左右鹽量（調味醬可能為一大匙左右），以食鹽換算就是一g。

因此，一定要先確認調味料的量再使用，讓舌頭習慣淡味。

調味料中含有的食鹽量

調　味　料	1大匙的食鹽量
甜味噌	1.0g
低鈉醬油	1.5g
淡味醬油	2.9g
濃味醬油	2.7g
美乃茲	0.3g
番茄醬	0.7g
法式調味醬	0.4g
英國辣醬油	1.5g
排骨醬	1.0g
奶油	0.3g
湯塊	2.3g (1個4g)
即溶高湯	1.2g (1小匙強)
咖哩塊	2.0g (1人份20ｇ)

■利用低鈉調味料或粗鹽

淡味醬油及其他低鈉調味料使用起來非常方便，注意不要使用過度。

精製度較低的粗鹽中氯化鈉高達九十五％左右，比起一般的精製鹽而言鈉含量較少，同時含有其他礦物質成分。不過還是不能增加使用量。

調和醬油（高湯一＋醬油一）或醋醬油、芝麻醬油、薑醬油等都可以使用，做成「美味的低鹽料理」。

■餐桌上不要擺調味料容器

餐桌上一旦擺了醬油、調味醬、餐桌鹽

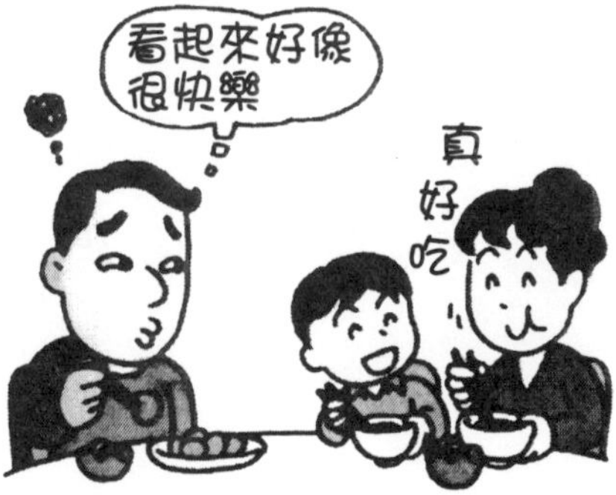

等容器，就會習慣性拿來使用，不知不覺中攝取了過多的鹽分。

吃的時候使用的醬油或調味醬，事先用小碟子分裝必要的最低限度量放在餐桌上。

■料理最後才使用調味料

利用高湯就可以引出食材的甘甜味，因此主要調味料必須在最後使用，以抑制量。

例如煮菜，不要一開始就加入醬油煮，先用高湯、酒、料理米酒煮到入味，材料充分入味後再使用醬油。

調理炒菜、燒菜、炸菜時，由於味道容易附著於材料表面，材料的甘甜不易流失，因此只要使用少量鹽分也很好吃（菜單例⇩醋漬菜、中式炒菜、南蠻漬菜等）。

■在料理的組合上下工夫

組合蒸、煮、炒、炸等不同調理法的菜單，即使是較淡的口味，也可以品嚐各種味道。此外，一定要了解「醬菜醃漬一夜、涼拌菜充分瀝乾水分」等工夫。

另外，外食或速食品等的鹽分過多，儘可能不要吃（參照一六〇頁）。

全家人持續進行上述各項低鹽對策，就能改善全家人的飲食生活（如果只有一個人單獨使用與其他家人不同的低鹽料理，不僅用餐不快樂，同時食物療法也容易變成負擔）。

memo

何謂「杜絕鹽分」食品

最近有些食品標示「低鹽、控制鹽分、杜絕鹽分」。這是指一〇〇g食鹽中的鈉量為一二〇mg（食鹽〇・三g）以下的意思（「無鹽」表示鈉量未滿五mg的食品）。

限制鹽分時，也要注意天然食品中所含的食鹽。例如，未加工的肉一〇〇g中含有〇・二g食鹽，一顆蛋或一瓶牛乳含有等量食鹽。

國人通常一天攝取二～三g這類天然食鹽（食鹽正確含有量請參照「食品成分表」）。

體液平衡的「守護神」

人體是由六十兆個細胞構成的，每個細胞內部都有體液（細胞內液），支撐細胞的活動。細胞外側也有血漿（細胞的液體成分）以及其他體液（細胞外液）存在。

這些體液占體重的五十～六十％。六十％是細胞內的體液，剩下的則是細胞外的體液（細胞外液的三十％強是血漿，其餘的是組織間液）。

細胞內體液含鉀較多，細胞外體液含鈉較多，兩個液體間由包著細胞的細胞膜隔開。

這個膜配合必要會讓兩邊的體液出入，液體具有「水分朝濃度較高處流去的性質」（滲透壓）。

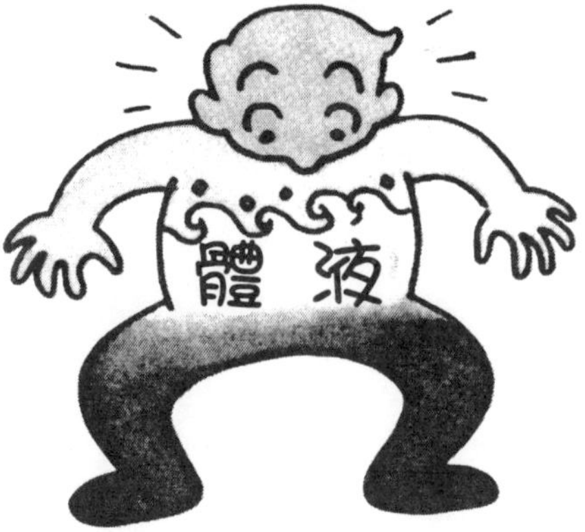

因此，當細胞外體液的鈉濃度增高時，細胞內的水分就會朝向「濃度較高的細胞外」流出，因此血液等細胞外的體液量增加，使得血壓上升。

通常細胞內體液的鉀濃度與細胞外的鈉濃度必須好好調節，保持細胞內部與外側體液的平衡，就不會引起血壓異常變動等。

即使攝取過多食鹽，體內的鈉暫時增加，如果身體處於健康狀態，則腎臟會不斷排泄鈉，因此體液的鈉濃度不變。

但是，高血壓患者（尤其是食鹽敏感性患者）的腎功能較差，無法順利排泄鈉，因此鈉濃度異常升高，使得血壓上升。

所以必須限制食鹽，減少多餘的鈉攝取量，使細胞外的鈉濃度下降，血液量恢復正常狀態時，血壓就會開始下降。

同時攝取含鉀較多的食品，提升細胞內鉀的濃度，與細胞外鈉濃度之間取得平衡，也具有降血壓的效果（鉀具有使鈉排泄的作用⇩參照次項）。

6 高明攝取鉀的方法

注意鉀的「長壽作用」

⊙減少鈉的不良影響

有關高血壓的治療與預防，鉀的攝取非常重要。

鉀是廣泛存在於自然界中的礦物（礦物質）之一，單體是銀白色柔軟金屬，也存在於動物或植物內，對於生命活動而言具有重要的作用。

人體中有一〇〇~二〇〇g的鉀，其中九十%摻雜在細胞內的體液中。

尤其肌肉或神經細胞中含有許多鉀，負責支持心臟等肌肉的收縮或神經的傳遞。

因此，鉀缺乏時肌力減退，自律神經機能不良（食慾不振、夏日懶散症、無氣力等缺乏症都會出現）。

心臟功能減低、脈搏紊亂（心律不整），同時心臟病（狹心症、心肌梗塞等）的危險性提高。

鉀具有使身體細胞體液保持正常狀態的作用（調整體液的酸性度、維持體液平衡等作用）。

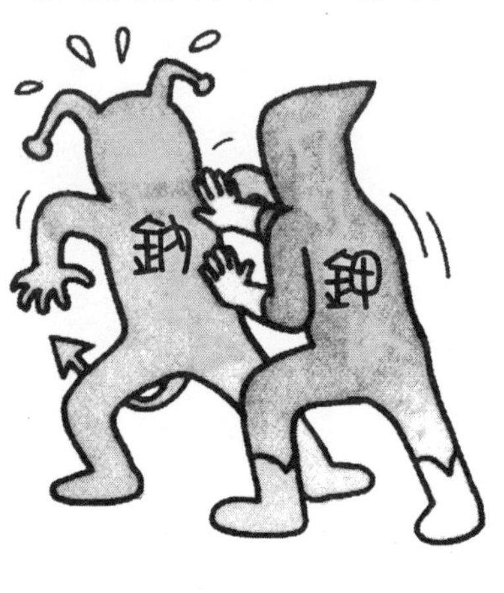

當多餘的鈉出現時，鉀能促進鈉的排泄，所以能對抗「過剩鈉的升壓作用」，具有降低血壓的作用。

相反的，一旦鉀缺乏時，鈉的影響增強，血液量增加、血壓上升。

⊙解開蘋果產地的「秘密」

鉀與血壓之間具有「（食鹽中的）鈉與

血壓關係」的相反關係，平常多攝取鉀，對於血壓具有很好的效果。

過去攝取大量食鹽，容易罹患高血壓或腦中風等日本東北地方，只有平常鉀攝取量較多的蘋果產地的居民罹患高血壓的症例較少。這是經由日本國內研究（佐佐木直亮等人的研究）得知的事實。

一〇〇g蘋果（中型蘋果半個）含有一一〇mg鉀，蘋果產地的居民每天吃八～十個蘋果，鉀攝取量非常多，因為這層影響，罹患高血壓或腦中風的人比其他地區的人更少。

此外，「鉀攝取量較多的人，心臟病的死亡率為三分之一」、「每天攝取四〇〇mg（一根香蕉或三十g葡萄乾）的鉀，罹患腦中風死亡的危險性下降四十％」，這些都是有關鉀的效果報告。

鉀對於高血壓或動脈硬化有效

項　目	特　　徵
體內量	體內大約存在100～200ｇ，90%摻雜在細胞內的體液中
作　用	幫助肌肉或神經細胞等活動，維持細胞內體液的濃度，保持體液平衡，排泄多餘的鈉等
效　果	對抗多餘的鈉、降低血壓，具有高血壓或動脈硬化的治療、預防效果
必要量	基本上與鈉攝取量相同⇨一天的目標攝取量為2～4ｇ／高血壓患者一天以4～5ｇ較好

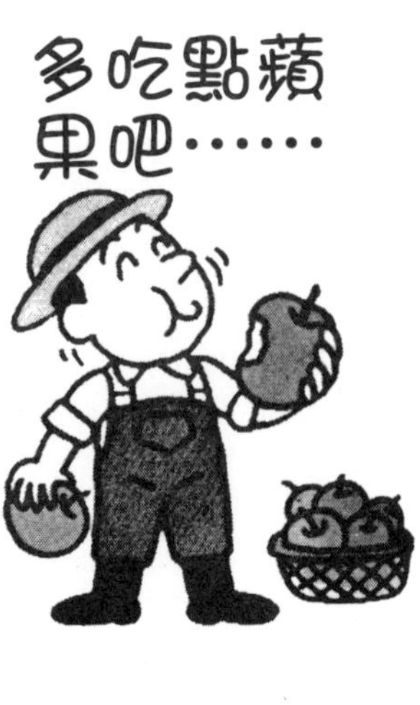

需要鉀的人一定要注意

⊙鉀的攝取量

基本上鉀必須與鈉等量攝取，例如，一天的食鹽攝取量為十g（大約含有鈉三・九g⇩食鹽中的鈉量是以﹇食鹽量g÷二・五四﹈來計算），必須攝取等量的四g左右的鉀為目標。

因此，健康者一天鉀的目標攝取量為二～四g，高血壓者為了治療的目的，可以稍多一些，一天以四～五g為目標。

但是，腎臟出現嚴重毛病的人，由於腎

臟的處理能力降低，反而必須限制鉀。

⊙喜歡鹹味的人缺乏鉀

如果以錠劑方式一次大量攝取鉀，有時會產生副作用，因此，基本上必須從每天的飲食中自然攝取。

只要每天好好吃東西，則鉀不會極端缺乏。不過，還是有報告指出「國人鉀的攝取量比歐美人更少」，因此不能掉以輕心。

尤其是經常吃醬菜或鹽醃魚等較鹹食品（食鹽加工食品）的人，食材中原本含的鉀因為食鹽的作用而減少，攝取過多鹽分，體內增加的鈉必須排泄掉時，也會一併排泄鉀，容易造成鉀缺乏。

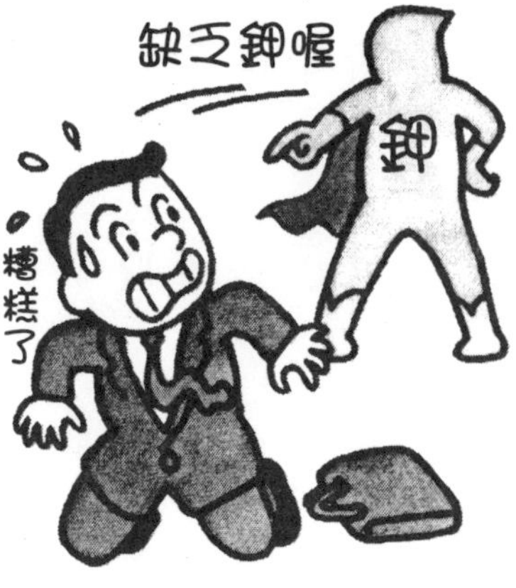

此外，「經常喝酒或服用利尿降壓劑（一二五頁）、糖尿病患者」等，或是「承受較大壓力、攝取大量甜食、喝好幾杯咖啡、蔬菜或水果的攝取量較少」的人也容易缺乏鉀，一定要積極補充鉀。

鉀容易缺乏的人

- 食鹽攝取過多的人
- 服用利尿降壓劑的人
- 經常喝酒的人
- 罹患糖尿病的人
- 承受較大壓力的人
- 吃很多甜食的人
- 喝很多杯咖啡的人
- 蔬菜或水果攝取量較少的人等

⊙多吃鉀含量較多的水果

許多食品中含有鉀，如一七三頁表中的植物性食品，例如「柿子乾、酪梨、香蕉、蘿蔔乾、菾菜、芋頭、甘藷、黃豆粉、大豆、乾香菇、乾羊栖菜、乾海帶芽」等的鉀含量較多。

動物性食品中，「小乾白魚、乾魷魚」等魚類、「山雞、豬裏脊肉」等肉類、「奶粉、煉乳」等乳製品，都屬於含鉀較多的食品。

一般而言，植物性食品中的鉀含量比動物性食品更多（反過來說，鈉則以動物性食品的含量更多）。植物性食品中也含有其他許多礦物質或維他命、食物纖維等，因此最適合當成鉀的補給源。

巧妙將鉀含量較多的食品納入生活中

	食品名	可食部	含有量
水果類	柿子乾…中2個	75g	615 mg
	乾杏…4個	40g	520 mg
	酪梨…小半個	70g	504 mg
	香蕉…中1條	100g	390 mg
	奇異果…1個	102g	326 mg
	哈蜜瓜…1/4個	72g	245 mg
芋類	甘藷…中半個	100g	460 mg
	芋頭…中2個	80g	488 mg
	馬鈴薯…小2個	100g	450 mg
	山藥	80g	440 mg
	長芋	85g	425 mg
蔬菜類	番茄汁…1罐	195g	507 mg
	乾芋頭莖…1/10根	5g	500 mg
	蒸菜…中1/2棵	23g	322 mg
	茼蒿…1/3束	48g	293 mg
	蘿蔔乾	10g	250 mg
	竹筍	50g	250 mg
	菠菜…1株	29g	215 mg
	紅蘿蔔…中1/4條	48g	192 mg
	花菜…1/4個	50g	190 mg
	小黃瓜…中1/2根	88g	185 mg
	葫蘆乾	10g	180 mg
	蒜…2顆	24g	173 mg
	小油菜…中1/2株	41g	172 mg

	食品名	可食部	含有量
豆類・豆製品	毛豆…40顆	28g	193 mg
	黃豆粉…3大匙	18g	342 mg
	納豆…大1包	50g	330 mg
	嫩豆腐…1/2塊	125g	175 mg
	大豆…2大匙	24g	360 mg
	豌豆…1/4杯	40g	348 mg
	菜豆…1/4杯	40g	600 mg
	蠶豆…10個	25g	275 mg
海藻類	乾羊栖菜	10g	440 mg
	乾海帶芽	5g	275 mg
	乾海帶	5g	305 mg
魚貝類	柴魚…1塊	100g	410 mg
	旗魚…1塊	100g	490 mg
	燕魚…1塊	80g	392 mg
	赤鯮…1塊	100g	490 mg
	鮪魚…生魚片8片	80g	392 mg
	鰈魚…1塊	85g	306 mg
	比目魚	100g	420 mg
	養殖香魚…中2尾	78g	281 mg
	毛蟹	80g	368 mg
其他	白米飯…3碗	390g	105 mg
	牛乳…1瓶	200g	300 mg
	雞胸肉…2條	80g	224 mg

※「可食部」是指可以吃的部分　　(4訂食品成分表)

但是，烹調時會流失三十％左右的鉀，很容易因為調理而受損。因此，可以多攝取含鉀較多的水果，直接吃更方便（水果含有許多甜的糖分，吃過多容易導致肥胖）。

調理時必須多花點工夫，例如「縮短烹調時間、連煮汁也要使用（食材中的鉀會溶入煮汁中）、煮成湯」等。

至於調味用的鹽或砂糖，可以利用精製度較低的粗鹽（參照一六二頁）或黑砂糖代替，就能增加鉀的量（但是不可以增加使用量／黑砂糖的醣類約占九十％，十g中含有一一〇mg的鉀）。

7 攝取鈣或鎂的方式

高血壓者容易缺乏之鈣

⊙一旦鈣從骨骼中流失，會造成不良影響

鈣是體內含量最多的礦物質，大約有一kg。其中九九%存在於骨骼與牙齒，剩餘的存在於血液或肌肉的神經中。

鈣具有生成骨骼與牙齒的作用，同時好像是鎮靜神經的「鎮定劑」一樣，此外還具有「調節血液凝固的機能、提高神經機能、幫助心臟或全身肌肉收縮」等作用。

因此，一旦鈣缺乏時，骨骼或牙齒的狀態不良（骨質疏鬆症），而且容易焦躁。出現手腳痙攣或麻痺、食慾不振、心臟失調等現象。

持續缺乏時，骨骼中的鈣質會溶出以供給全身，因此腎臟或膀胱出現「結石」，血管中也會出現鈣積存而引起動脈硬化。

骨骼中溶出的（異常的）鈣也會進入血管細胞，使得血管收縮、血壓上升。

⊙國人容易缺乏之鈣

事實上，有些藥物（鈣拮抗劑⇩一二四頁）能阻礙這些「（異常的）鈣進入血管細胞內」，防止血管收縮，具有強力降血壓作用。

鈣與血壓有密切關係，為了避免鈣造成的異常，一定要好好攝取鈣。

鈣的必要量（所需量）為一天六〇〇mg，國人中有許多鈣缺乏者

鈣缺乏的影響

項目	特徵
作用	骨骼與牙齒的生成、調整血液或神經機能、肌肉收縮
與血壓的關係	缺乏時骨骼中的鈣流失、供給體內⇨進入細胞內⇨由於鈣進入血管肌肉的細胞，使得血管收縮⇨血壓上升
缺乏症	骨質疏鬆症、焦躁、手腳痙攣、心臟功能失調、動脈硬化、高血壓惡化等

，因此長期以來必要量一直不足。近年來國人的鈣攝取量為必要量的九十～九十五%。

一日食鹽攝取量增加時，造成鈉排泄增加，鈣也會一起排泄掉，導致鈣缺乏。

此外，懷孕中或生產後、更年期、高齡者、高血壓者等也容易缺乏鈣。

還有「吃甜食或脂肪、蛋白質等過剩攝取、缺乏蔬菜或乳製品的飲食生活、速食品攝取過多、服用利尿降壓劑（一二五頁）」的人也容易缺乏鈣。

⊙良好的鈣食品

鈣存在於各種食品中，依食品種類不同，在人體內的吸收率也有很大的差距。

攝取牛乳或優格、加工乾酪等乳製品，五十～七十%的鈣會被吸收。小魚和海藻中的鈣吸收率只有三十%左右。蔬菜為十～二十%。平均而言鈣吸收率只有二十～四十%。

因此，患有高血壓者必須以乳製品（最好使用低脂肪乳或脫脂優格）為主，並且由小魚或海藻中積極攝取鈣質（一天的目標攝取量儘可能定高一些，約為七百～一千mg左右）。

此外，蛋白質或維他命D、鎂的攝取量較少，或磷攝取較多時，也會使鈣吸收率降

鈣質含量較多的食品

	食品名	可食部	含有量
乳製品	牛乳	200g	200mg
	低脂肪乳	200g	260mg
	脫脂優格	100g	120mg
	脫脂奶粉…2大匙	12g	12mg
	加工乾酪…1塊	25g	158mg
大豆製品	傳統豆腐…1/2塊	125g	150mg
	嫩豆腐…1/2塊	125g	113mg
	油豆腐	60g	144mg
	凍豆腐…2塊	32g	189mg
魚貝類	乾沙丁魚…2尾	24g	336mg
	小乾白魚	5g	110mg
	魩仔魚	15g	80mg
	乾小沙丁魚片	10g	97mg
	柳葉魚…3尾	60g	264mg
	海鰻…1塊	80g	176mg
	養殖香魚…2尾	78g	195mg
	連皮乾蝦	5g	115mg
	若鷺…3尾	80g	600mg
	小乾白魚	5g	110mg
	蜆肉…半杯	23g	74mg
	乾糠蝦	5g	90mg
蔬菜類	蕪菁葉	50g	115mg
	白蘿蔔葉	50g	105mg
	小油菜	50g	145mg
	水菜	50g	75mg
	青江菜	50g	65mg
海藻	乾羊栖菜	10g	140mg
	乾海帶芽	5g	48mg

※「可食部」是指可以吃的部分　(4訂食品成分表)

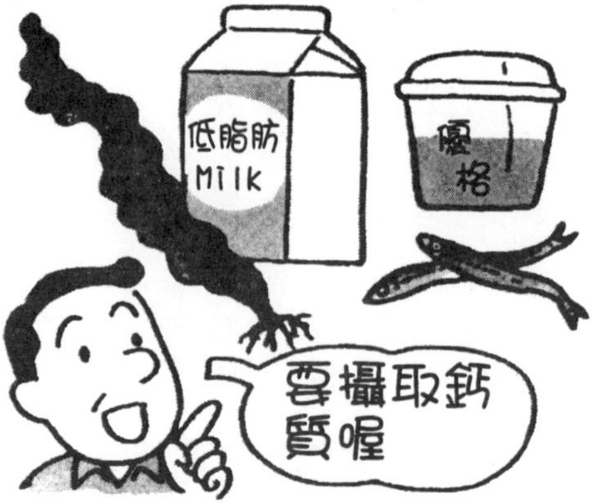

低，必須注意這些營養素的攝取方式（蛋白質⇩一四四頁、維他命D⇩一四八頁、鎂⇩一七六頁）。

有關磷方面，會在體內與鈣結合而生成骨骼等，因此最好和鈣等量攝取。磷存在於魚或肉等天然食材中，同時也是「食品添加物」，各種加工品（清涼飲料、罐頭、火腿、香腸、水產煉製品及其他）中都有磷。

因此，事實上國人每天攝取二倍以上鈣量的磷，對於鈣缺乏造成更不良的影響。

注意不要攝取過多清涼飲料或肉類等「使磷平衡不佳的食品」。

鎂具有礦物質類的調整作用

⊙具有防止動脈硬化進行的作用

身體內的鈣、鉀、鎂等一旦缺乏時，無法充分發揮作用。鎂屬於輕合金的金屬成分（礦物質），成人體內約存在三十g。

其中七十%與鈣或磷結合，生成骨骼或牙齒，剩下的三十%存在於肌肉或神經等細胞中（血液中也有一些）。

細胞或血液中的鎂能夠幫助醣類、脂肪、蛋白質等三大營養素的處理（代謝），具有鎮定神經或肌肉興奮的作用。

因此鎂能放鬆「血管的肌肉緊張」，使血管擴張、降低血壓，同時也能防止膽固醇或鈣積存於血管內壁，抑制動脈硬化進行。

此外，鎂也能協助「其他礦物質（鉀、鈣、鈉），調整細胞『內與外』的平衡」。

⊙鎂與鈣的平衡很重要

鎂具有調整鉀或鈣作用的功效。

因此，一旦鎂缺乏時，鈣就無法變成骨

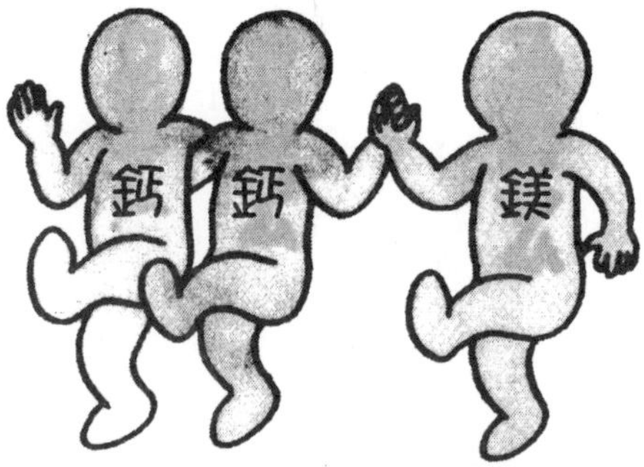

以2：1的比例攝取

鎂缺乏的影響

項目	特　　徵
作用	促進骨骼與牙齒的生成、促進營養素的利用、鎮靜神經或肌肉
與血壓的關係	「調整鉀與鈣的作用、使血管擴張、去除沉著於血管的膽固醇或鈣等」，藉此產生降血壓作用
缺乏症	骨質疏鬆症、心律不整、心臟病發作、動脈硬化進行、焦躁、不安感、高血壓惡化等

骼，鈣或鉀也無法順暢發揮作用（骨質疏鬆症不僅受鈣質缺乏影響，鎂缺乏時也會造成極大的影響）。

鈣與鎂保持二比一（鈣的半量）的比率時，最能有效發揮作用。因此，每天必須以這種平衡攝取鎂。

通常鈣的必要量一天為六〇〇mg左右，所以必須攝取三〇〇mg鎂。

但是，國人的鎂攝取量非常少，一天大約只有一五〇～二〇〇mg左右。

近年來國人鈣質缺乏的問題備受矚目。事實上，鎂缺乏的問題更為嚴重。

尤其是「承受較大壓力、經常喝酒或攝取較多清涼飲料或速食品、服用利尿降壓劑

鎂含量較多的食品

	食品名	可食部	含有量
種籽類	杏仁…20顆	28g	81mg
	檟如果…20顆	30g	72mg
	花生…30顆	24g	48mg
豆類	大豆	30g	66mg
	納豆…大1包	50g	50mg
	四季豆	30g	45mg
	蠶豆	30g	36mg
	小紅豆	30g	36mg
	毛豆	50g	30mg
海藻類	乾羊栖菜…2大匙	10g	62mg
	綠紫菜	3g	39mg
	乾海帶	5g	26mg
魚貝類	牡蠣…5個	65g	46mg
	柴魚…1塊	100g	40mg
	勘察加擬石蟹…1塊	90g	39mg
	刀魚(帶魚)…1塊	85g	27mg
	秋刀魚…小1尾	100g	25mg
	竹筴魚…小1尾	70g	21mg
蔬菜・芋類	截果豬毛菜	50g	28mg
	甘藷…中半個	100g	25mg
	牛蒡	30g	13mg
	菠菜…1株	29g	20mg
	馬鈴薯…小2個	100g	19mg
	葫蘆乾	10g	11mg
穀類	玉米…1根	120g	42mg
	蕎麥(生)	100g	65mg
	白米飯…3杯	390g	16mg

「可食部」是指可以吃的部分　(4訂食品成分表)

、糖尿病患者」等容易缺乏鎂，必須注意。

此外，根據報告顯示「輕症高血壓患者鎂異常性的較多」，因為這個影響造成鈣質容易失調、血管容易收縮。

⊙鎂的補給

鎂在種籽（杏仁、花生等）、豆類（四季豆、蠶豆等）、海藻（羊栖菜、海帶芽等）、魚貝類（牡蠣、柴魚、秋刀魚等）、大豆食品（納豆、豆腐等）、蔬菜（牛蒡、菠菜、馬鈴薯等）以及穀類（糙米、蕎麥、全麥麵包、玉米等）中含量較多。

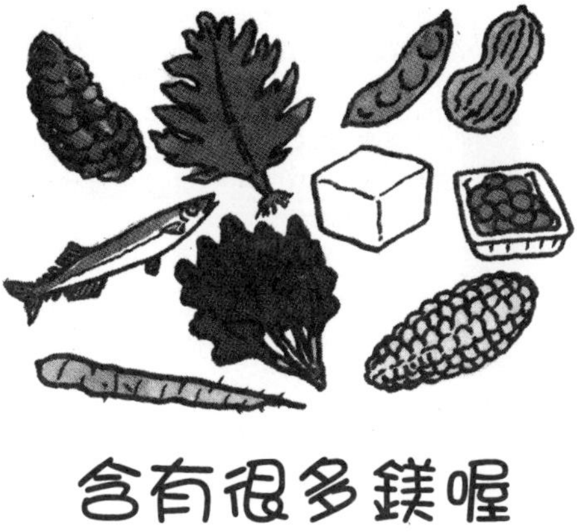

此外，可可或抹茶、即溶咖啡、芥末、乾香菇中的鎂含量也很多，但這些食品無法大量攝取。

相反的，肉類、乳製品、甜食中的鎂含量較少，因此，一定要巧妙攝取種籽或豆類、海藻、魚貝類等，控制經由肉類脂肪或甜食攝取的熱量，不足的部分藉由積極攝取穀類補充。

治療高血壓時必須多攝取鈣（一日七〇〇～一〇〇〇mg），因此鎂攝取量也要稍微增加（一日三五〇～五〇〇mg）。

memo

巧妙攝取「天然降壓劑」

鎂具有改善鈣質失調造成的血壓上升作用，因此被稱為「天然的鈣拮抗藥（一種降壓劑）」。

事實上，根據國外的研究，鎂攝取較多時，「血壓值下降十一%」（鈣和鎂的平衡不良時，心臟病罹患率增加）。

8 其他飲食生活的注意事項

脂肪酸也要取得理想平衡

⊙注意「油」與「脂」的不同

近來攝取過多脂肪的人增加了。除了注意脂肪的攝取量外，也必須注意內容。

脂肪的主要成分「脂肪酸（一四二頁）」具有各種不同的種類，攝取方式是重要課題。

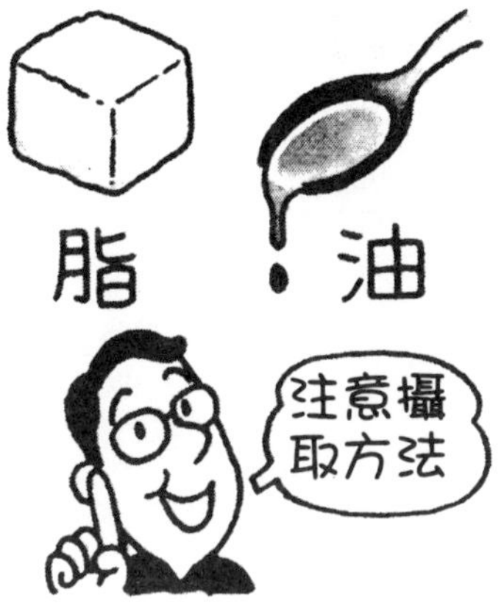

脂肪較多的是豬油或肥肉、奶油、食用油等「油脂類」，又分為在室溫下呈液體或固體的油脂。

液體的主要是植物性油脂，例如「大豆油」等「油」，以（oil）表示。固體主要是哺乳動物或鳥類等動物性油脂，就好像「肥肉」一樣，使用「脂」（fat）這個字。

油與脂的形狀不同，其中所含的脂肪酸種類也不同。「油」的主要成分是不飽和脂肪酸，「脂」的主要成分是飽和脂肪酸。這些成分的化學構造也有微妙差距，因此在人體內的作用也不同。

⊙攝取具有良好作用的脂肪酸

飽和脂肪酸在牛、豬、雞等陸上動物的食品中含量較多，有各種不同的種類（棕櫚酸、硬脂酸、月桂酸等）。能夠成為有效的熱量源，攝取過多則會導致中性脂肪或膽固醇增加，促進動脈硬化。

飽和脂肪酸同時具有容易凝固的性質，因此會提高血液的黏性，使得血流惡化，成為腦中風或心臟病發作的誘因。

另一方面，不飽和脂肪酸則分為在人體內可以製造出來與不能製造出來兩種。

人體內可以製造出來的稱為單元不飽和脂肪酸（油酸），在橄欖油或菜籽油中含量較多，具有減少過剩膽固醇不良影響的作用。

人體內無法製造出來的，則是植物或魚類中含量較多的多元不飽和脂肪酸，有各種不同的種類（亞油酸、α—亞麻酸、廿碳四烯酸等），必須從每天的飲食中攝取，因此稱為「必須脂肪酸」。

必須脂肪酸可以減少多餘的中性脂肪或膽固醇，使血液循環順暢，因此對於高血壓或動脈硬化具有很好的效果。

脂肪酸的主要形態

- 脂肪酸
  - 飽和脂肪酸：可以在體內合成
  - 不飽和脂肪酸
    - 單元不飽和脂肪酸 ⇨**在體內製造**
    - 多元不飽和脂肪酸（必須脂肪酸）⇨**無法在體內製造**

⊙脂肪酸均衡的食品

巧妙攝取這些脂肪酸非常重要。三種形態的脂肪酸（飽和脂肪酸、單元不飽和脂肪酸、多元不飽和脂肪酸）以一：一：一・五的比例攝取最理想。

其中特別重要的是「飽和脂肪酸與多元不飽和脂肪酸（必須脂肪酸）的平衡」。就高血壓的飲食對策而言，以「一：一～一・

memo

吃許多能降低血壓的魚

魚類含有EPA（或IPA＝廿碳五烯酸）或是DHA（廿二碳六烯酸）等不飽和脂肪酸。

這些成分具有防止動脈硬化的作用，EPA能夠降低血壓。EPA具有使血管擴張的成分（前列腺素）增加，減弱使血壓上升物質（血管緊張素及其他）的作用，改善體液平衡，所以能降血壓。因此，必須將含有大量EPA或DHA的魚巧妙納入菜單中。

魚肉中含有許多 EPA 或 DHA

種　類	EPA	DHA
遠東沙腦魚	1.38	1.14
鮪魚（肥肉）	1.29	2.88
鯖魚	1.21	1.78
鯡魚	0.99	0.86
鰤魚	0.90	1.79
秋刀魚	0.84	1.40
鰻魚	0.74	1.33
鮭魚	0.49	0.82

(100g 魚中所含的 EPA 與 DHA/單位:g)

五」的比例攝取為目標。

因此，首先必須控制攝取自肉類、蛋、乳製品等飽和脂肪酸含量較多的食品，將脂肪量控制在「一日攝取脂肪的半量以下」，剩餘的脂肪則從魚貝類或植物性食品中攝取。

飽和脂肪酸與必須脂肪酸均衡的食品（魚貝類等⇩參照下表）非常多，要巧妙納入每天的菜單中。

不飽和脂肪酸容易氧化，一旦氧化後就會變成有害成分（過氧化脂質），因此不可以過量攝取含有較多不飽和脂肪酸的魚油，回鍋的食用油也不要使用（注意油的顏色、黏稠度、味道異常等）。

部分飽和脂肪酸（亞油酸）攝取過多會引起過敏，或造成膽固醇不良的影響，這些都必須注意。

膽固醇值較高的人動脈硬化的危險性較高，因此，除了均衡攝取脂肪酸外，也必須避免蛋（一天只能吃一個）、肝臟、鱈魚子、鹹魚子、柳葉魚、花枝、海膽等膽固醇較多的食品。

各種脂肪酸

●含有較多飽和脂肪酸的食品
牛油、豬油、奶油、鮮奶油、巧克力、牛•豬•雞的肥肉、乳酪、雞蛋、椰子油

●含有較多不飽和脂肪酸的食品
大豆油、菜籽油、麻油、綿籽油、香茅油、橄欖油、玉米油、沙拉油、魚的脂肪

動物性食品中脂肪酸平衡的食品

飽和脂肪酸與多元不飽和脂肪酸的比率以1：1～1.5的食品最均衡

食品名	飽和脂肪酸(g)	不飽和脂肪酸(g)	飽和脂肪酸與不飽和脂肪酸的比率
遠東沙腦魚	3.39	3.75	1：1.1
柴魚	0.49	0.48	1：1.0
鰈魚	0.38	0.57	1：1.5
鮭魚	1.49	1.78	1：1.2
鯖魚	3.96	4.18	1：1.0
秋刀魚	2.93	3.65	1：1.2
虹鱒	1.66	2.24	1：1.3
魷魚乾	0.79	0.95	1：1.2
若鷺	0.43	0.65	1：1.5
蛤仔	0.10	0.12	1：1.2
牡蠣	0.30	0.41	1：1.4
蜆	0.14	0.16	1：1.1
櫻蝦（煮過）	0.17	0.21	1：1.3
豬肝	0.78	0.75	1：1.0

※通常植物性食品中的多元不飽和脂肪酸與飽和脂肪酸的含量相同或更多，因此非常均衡。
※通常肉類或乳製品、蛋類中的飽和脂肪酸非常多。

(4訂食品成分表)

有些酒類對健康很好

⊙喝酒的人營養不均衡

酒類對每天的飲食生活造成的影響也不小。過量飲酒對於肝臟和胃腸造成的不良影響極大，也會增加心臟和血管的負擔，減弱心臟的肌力，誘發心臟病發作，也會導致心律不整。

對於血壓的影響當然也很大，根據聯合國（WHO）的報告，顯示「每天喝酒的人比一週只有喝一次酒的人而言，最大血壓高出六・六㎜Hg、最小血壓高出四・七㎜Hg（平均值）」。

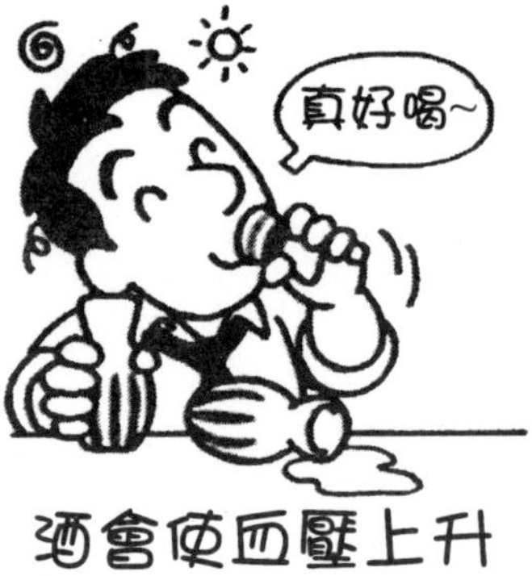

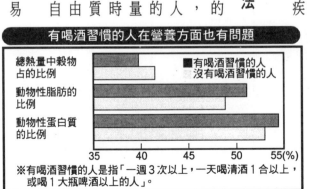

通常飲酒量增加時，血壓也有上升的傾向，一旦罹患「酒精依賴症時，半數以上的人會出現高血壓症狀」。

因此，酒容易使血壓上升，因為酒會使自律神經功能提高，分泌使血壓上升的成分（兒茶酚胺），同時容易使鉀或鈣、鎂以及其他「對血壓有益的營養素」大量排泄到尿中，造成不良的影響。

此外，飲酒者攝取的三大營養素也不均衡，容易誘發各種疾病。

⊙巧妙改善的方法

根據最近進行的「國民營養調查」，發現有喝酒習慣的人比起沒有喝酒習慣的人而言，攝取的熱量大約多十七％，同時動物性脂肪或蛋白質的攝取比率較多，由這個比率看來，來自穀類的熱量較少。

這可以說是容易

有喝酒習慣的人在營養方面也有問題

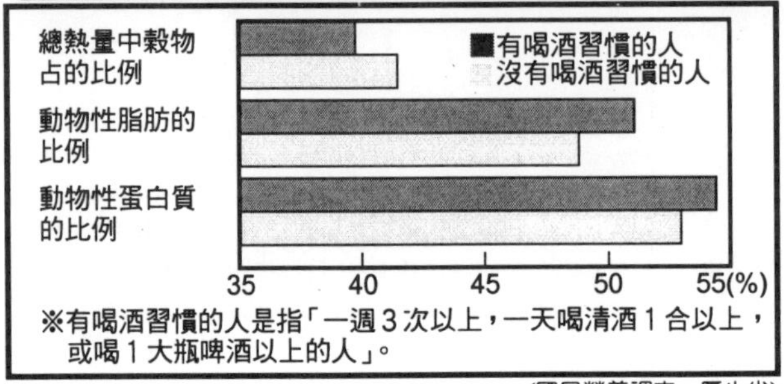

※有喝酒習慣的人是指「一週3次以上，一天喝清酒1合以上，或喝1大瓶啤酒以上的人」。

(國民營養調查、厚生省)

有喝酒習慣的人非常多

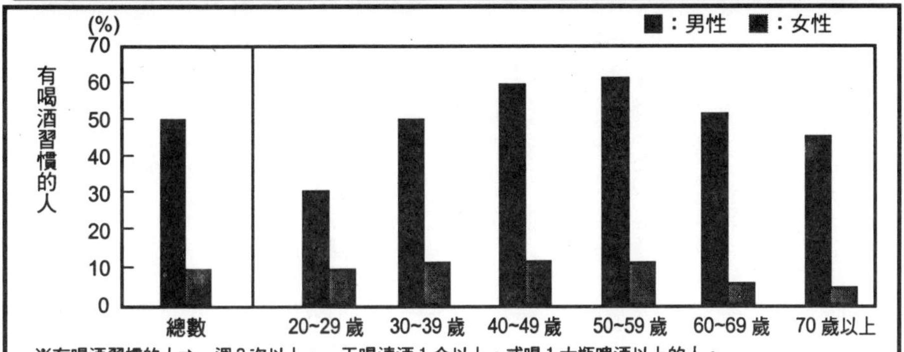

※有喝酒習慣的人⇨一週 3 次以上，一天喝清酒 1 合以上，或喝 1 大瓶啤酒以上的人。

(國民營養調查、厚生省)

罹患生活習慣病的營養攝取典型，以肥胖者較常見（持續過度飲酒者營養更不均衡，反而變成不健康而消瘦）。

許多人有飲酒的習慣，半數以上成年男性都喝酒（四十～五十歲層為六十％以上）。而且飲酒量大，三十～六十歲層「喝二合（一合＝〇・一升＝〇・一八公升）以上的人」過半數。

這種狀態會對血壓造成不良影響，不過飲酒的影響大都是暫時的，只要節酒就能使血壓下降。

根據聯合國發表的報告，「高血壓患者只要減少八十～八十五％飲酒量，同時限制熱量，平均而言最大血壓降低一〇・二㎜Hg，最小血壓降低七・五㎜Hg，體重也會減少十kg。

因此，經常喝酒的高血壓患者一定要減少酒量（以乙醇換算），一天為三十ml以內（或是一週二〇〇ml以內）。

喝清酒為一合弱、啤酒為一大瓶、威士忌為雙份一杯，這種量對身體不會造成不良影響（適量飲酒有時對健康會造成好影響）。

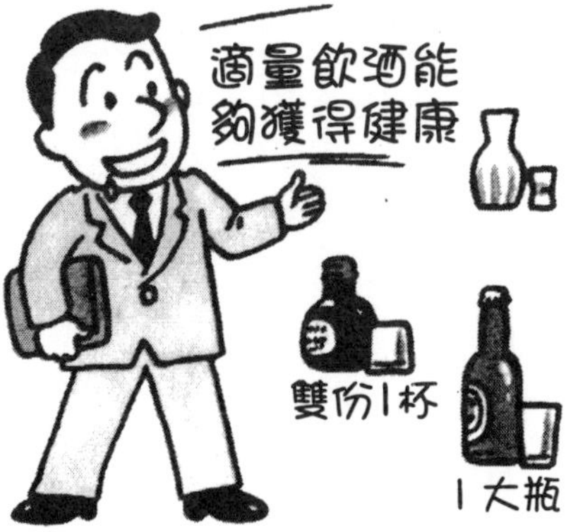

「出現併發症者」的注意事項

⊙高血脂症患者限制熱量也很重要

高血壓患者中，不少人會出現併發症。這時除了先前敘述的對策外，還必須配合併發症，留意各注意事項。

高血壓患者中較常見的併發症是血液中的脂肪異常增加的狀態，也就是伴隨「高血脂症」的例子。

基本注意事項與高血壓相同，此外，必須更認真限制熱量，配合各狀態嚴格限制脂肪或膽固醇攝取量（併發高血脂症者的有效菜單請參照五四頁的敘述）。

併發「糖尿病」的患者也不少。這種例子與高血脂症大致相同，必須嚴格限制熱量，同時注意營養均衡、限制脂肪等（同時出現糖尿病與高血壓時的危險性增加，必須充分注意）。

⊙腦中風時鹽分的危險性增大

發生「腦中風」者以大量攝取食鹽的人較常見，有復發的危險性，一定要認真限制鹽分。

蛋白質或膽固醇顯著缺乏、水分缺乏時，也會成為發作的誘因，一定要充分注意。

此外，併發「心臟障礙」的例子應該限制食鹽和動物性脂肪，注意營養均衡，控制體重。心臟狀態非常不良（心臟功能不全）的人必須限制水分，同時少量攝取容易消化的食物（避免便秘）。

伴隨「腎臟障礙」時，必須嚴格限制食鹽，同時調整體重。一旦疾病持續進行，必須限制蛋白質及鉀。

總之，出現併發症時要充分注意，和醫生好好商量，持續接受治療。

出現併發症者的飲食對策

病名	飲食對策重點
高血脂症	•基本上與高血壓的食物療法相同 •認真限制熱量，同時嚴格限制脂肪與膽固醇的攝取量等
糖尿病	•與高血脂症大致相同 •嚴格限制熱量，求取營養均衡，限制脂肪等
腦中風	•與高血壓的食物療法共通 •認真限制食鹽等
心臟障礙	•嚴格限制食鹽或脂肪攝取量 •控制體重等
腎臟障礙	•嚴格限制食鹽並調整體重 •限制蛋白質、鉀等

9 對高血壓有益的肉、魚、乳製品

對高血壓非常有效的菜單秘訣

⊙每天吃三十種以上食品

記住營養均衡基本要點以及治療高血壓的重要營養素與酒精對策等重點後，就要開始實際製作菜單了。

具體順序是，首先計算一天攝取熱量（適當熱量為〔自己理想體重×二五~三十大卡⇩一五五頁〕）的三分之一為一餐份，算出早、中、晚三餐的熱量比例（每餐的熱量即使有些差距也無妨）。

均衡分配三餐的三大營養素（醣類六二%、脂肪二二%、蛋白質十六%比較接近均衡的營養），挑選出主食與主要蛋白質來源的主菜食材，決定食譜與量。

此外，搭配以蔬菜、海藻、水果等為主的副菜（其他配菜），確保維他命、礦物質、食物纖維的攝取量，也可以和湯類等組合（本書介紹的菜單，可以當成主菜或副菜活用）。

決定菜單的大致內容後，再仔細檢查「飯量是否適當、配菜材料是否偏差、乳製品或蔬菜與海藻類是否缺乏、是否攝取過多甜食」等。

最重要的就是各種食品都必須攝取，以一天吃三十種以上食品為目標。

⊙巧妙活用「六大食品群」

使用「六大基礎食品群」分類法（日本厚生省參考美國等地提出的方法）也不錯。

方法是將各種食品因其所含的不同營養素，區分為六群。

由六群食品中每餐各選擇一種以上食物，就能取得均衡營養，同時也能巧妙補充礦物質、維他命與食物纖維等。

選擇與組合食品感到迷惘時，可以妥善利用此法，獲得做菜的啟示。

例如，採用日式菜單雖然能抑制脂肪過剩攝取，但主要以米飯為主，再搭配醬菜和味噌湯等，容易導致鹽分攝取過剩。

西餐或中式料理則以配菜為主，巧妙利用油或香辛料，所以鹽分較少，吃起來也非常好吃。

不要三餐都吃日本料理，一天中選擇一餐吃西餐或中式料理，就可以抑制鹽分攝取量，使菜單富於變化。

巧妙利用「六大基礎食品群」

最好每餐從各食品群中選出一種來吃		
主要製造血液、骨骼、肌肉的營養素	第1群⇨蛋白質較多的食品群	魚(1塊)、肉(1塊)、蛋(1個)、豆腐(1/2塊)、其他大豆製品等
	第2群⇨鈣質較多的食品群	牛乳(1瓶)、乳酪(1塊)、其他乳製品、連骨頭都可以吃的魚類等
主要調整身體機能的營養素	第3群⇨胡蘿蔔素較多的食品群	紅蘿蔔(小1/2根)、青菜(1碗⇨ 50g左右)、其他黃綠色蔬菜
	第4群⇨維他命C含量較多的食品群	高麗菜(大葉2片)、番茄(中1個)、白蘿蔔(5㎝)、蘋果(1個左右)、其他蔬菜或水果
主要成為熱量源的營養素	第5群⇨醣類較多的食品群	飯(4小碗/1日份)、吐司麵包(1片)、馬鈴薯(中1個)、其他穀類或麵類等
	第6群⇨脂肪較多的食品群	植物油(1～2大匙)、奶油、乳瑪琳、美乃茲等

※各食品群的數量(1塊、1個、小1/2根、5㎝、1～2大匙等)是一天攝取的標準

肉類和魚類的建議食材

⊙選擇脂肪較少的肉類食材

為了製作對高血壓或動脈硬化有效的飲食，選擇對身體好的食材非常重要。

首先有關肉類方面，每天多攝取必須氨基酸（一四四頁）含量均衡的良質蛋白質，同時應該含有許多脂肪和鐵質、維他命A與B_1等。

因此，近年來肉類成為重要的蛋白質源，但仍應注意肉類中的脂肪較多。

重點是使用脂肪含量較少的肉類，例如裏脊肉或腿肉、小牛肉、雞胸肉等都不錯（絞肉必須選擇瘦肉）。

料理前去除多餘的脂肪，一定要避免脂肪較多的沙朗牛肉或烤牛肉、五花肉、雞翅等

（有關肉類料理可以在調理器具和料理法上下工夫，製作儘可能去除食材脂肪的料理）。

⊙魚貝類種類豐富，效果高

另一方面，魚貝類中含有許多對於高血壓或動脈硬化有效的營養素。

例如，魚中含有良質蛋白質、脂肪、維他命B_1、B_2、對身體好的不飽和脂肪酸（EPA、DHA以及其他）。貝類中含有一種氨基酸，具有降低血壓的作用，也就是牛磺酸（一四五頁），還有鐵質與醣類等（糖原及其他）。

選擇新鮮魚的秘訣
①整尾魚的肉緊實、有彈性
②腹部有彈力、沒有變色或斷裂
③有光澤、鱗片附著在魚肉上
④眼睛清澄、有彈性
⑤鰓為鮮紅色
⑥魚塊帶有魚皮、肉有彈性
⑦魚肉和魚皮、魚肉和血合肉的交接處非常鮮明

選擇新鮮度較高的魚時，必須留意①整尾魚肉緊繃、具有彈性；②腹部有彈力、未變色或斷裂；③具有光澤、鱗片附著在魚肉上；④眼睛清澄、有彈性；⑤鰓為鮮紅色；⑥帶有魚皮的魚塊，同時肉有彈性；⑦肉和皮、肉和血合肉部分的交接處非常鮮明。可以活用這種魚類。

鮪魚肥肉的熱量太高，不能吃過多（鰤魚、鯖魚等脂肪較多的魚也一樣，不能過量攝取）。體重過重或脂肪攝取過多的人，必須選擇低脂肪的白肉魚（鯛魚、比目魚及其他）。

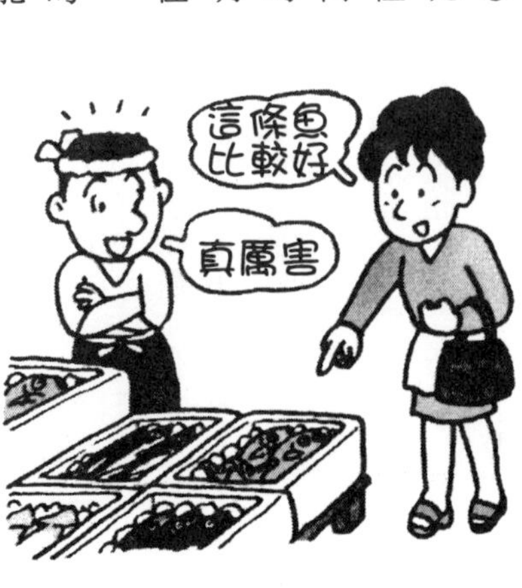

此外，醃鹹魚（鹹鮭魚等）或乾貨、佃煮菜、水產煉製品、調味罐頭等屬於食鹽含量較多的食品，必須充分注意。

新鮮的牡蠣或秋刀魚、文蛤、竹筴魚等，能夠預防及治療高血壓及動脈硬化，最好多吃。

■牡蠣

富含能夠抑制血壓上升、減少膽固醇的

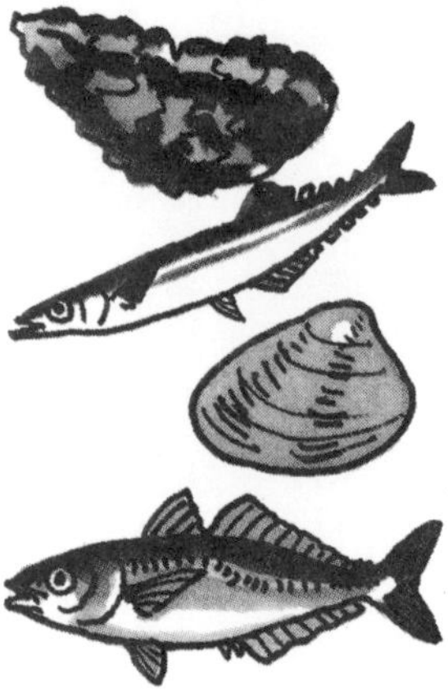

牛磺酸。對於眼睛網膜的發育及視力恢復有效。

■秋刀魚

含有EPA（IPA）或DHA（一八〇頁）等對身體好的不飽和脂肪酸，對於動脈硬化或心臟病（狹心症、心肌梗塞）、高血壓等都有效。

對血壓有益的魚貝類和菜單

食品名稱	主要有效成分	菜單例
牡蠣	•含有豐富牛磺酸，能夠降血壓及膽固醇	牡蠣鍋、奶油煮牡蠣、烤牡蠣等
秋刀魚	•含有很多EPA或DHA，對於動脈硬化或心臟病有效	烤秋刀魚、煎秋刀魚、煮秋刀魚等
文蛤	•含有豐富牛磺酸、鈣質、維他命B_2等	酒蒸文蛤、燒文蛤、焗文蛤
竹筴魚	•鈣質含量特別多，也含有豐富的EPA或DHA	生魚片、魚鬆、煮魚、醋漬魚等

■文蛤

含有牛磺酸及鐵、鈣等礦物質類、維他命類（B_2等）。烹調時營養會進入煮汁中，因此要連煮汁一起喝下。

■竹筴魚

一〇〇g中含有六十五mg鈣質，此外還有維他命B_2和EPA（IPA）或DHA等不飽和脂肪酸。

乳製品或蛋能夠幫助低鹽料理

⊙最好每天攝取優格

牛乳或脫脂奶粉、優格、鬆軟白乾酪等乳製品，只需要少量食鹽就能調理。

高血壓者大都喜歡吃「日本料理」，然而，光吃日本料理會導致乳製品缺乏，最好巧妙納入西式菜單。

需要限制熱量或膽固醇值較高的人，可以選擇乳脂肪較少的低脂肪乳、鬆軟白乾酪、原味優格、低脂肪優格等（一般乳酪含有許多鹽分，要注意食量）。

■優　格

根據國外的研究報告顯示「多喝優格的人能長壽」，同時了解優格的乳酸菌有非常好的作用。

乳酸菌具有「使腸內的比菲德氏菌（雙叉乳桿菌）等對身體好的『益菌』增加，調整腸的環境」等功能，對於便秘或下痢有效，也具有防止老化及美容效果。

乳製品的鈣質含量豐富且容易吸收，最好每天攝取。

⊙蛋的卵磷脂能促進血液循環

蛋也是營養豐富的食品，除了含有所有重要的八種必須氨基酸外，其他營養素除了維他命C外幾乎都有，因此是「理想的食品」。

蛋黃中含有許多卵磷脂（磷脂質的一種），具有讓脂肪和水融合在一起的作用，因此能溶解阻塞血管的血栓，促進血液循環。

卵磷脂是腦和神經不可或缺的成分，適當攝取能夠防止老化或痴呆。

同時，蛋和牛乳同樣，不需添加鹽分就能調理成美味食品，因此，對於低鹽料理很有幫助。

但其中一個問題就是蛋黃中的膽固醇較高，因此膽固醇值較高的人一天只能吃半個，或只能吃蛋白（膽固醇值正常的人一天可將一顆蛋納入菜單中）。

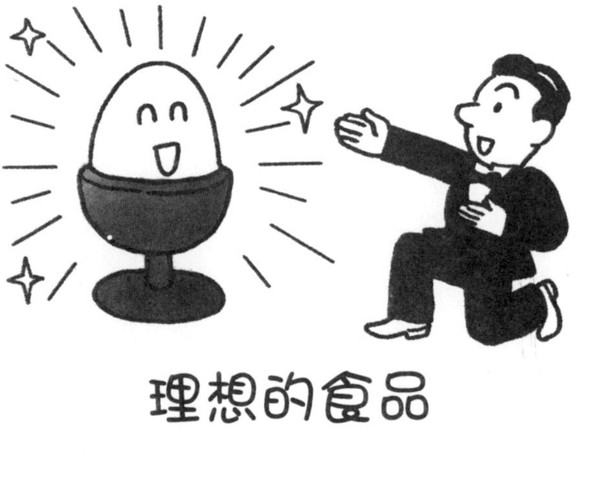

10 理想的蔬菜、菇類和海藻

巧妙使用對高血壓有效的蔬菜

⊙利用調理減少「量」是秘訣

蔬菜類的熱量較少，同時含有豐富的鉀、鎂等礦物質，對於高血壓食物療法而言非常珍貴。

此外，含有促進排便、排泄有害物質的食物纖維。也含有具有防癌效果的胡蘿蔔素等色素成分，以及豐富的維他命類。

蔬菜類主要當成副菜使用，做成生菜沙拉不會破壞維他命類，可以攝取維他命，但是吃的量有限。

經過加熱調理的蔬菜才能減少「量」（容積），可以吃下較多，增加維他命和其他營養素的攝取量。

⊙特別建議的蔬菜

高血壓者最好多攝取茼蒿、蘆筍、洋蔥、紅蘿蔔、西洋芹、明日葉等蔬菜。

■茼　蒿

含有豐富的β蘿蔔素和維他命C，同時含有對於高血壓較好的鈣、鉀、鎂等礦物質以及食物纖維（胡蘿蔔素、鈣、鐵質特別多）。

■綠蘆筍

含有許多能夠增強身體抵抗力的β胡蘿蔔素，天門冬氨酸能夠促進新陳代謝，提高蛋白質的合成，具有消除疲勞、滋養強壯的作用。

穗尖含有較多芸香苷，能夠鞏固血管，防止高血壓或動脈硬化。這些成分具有利尿作用，對於高血壓患者較常見的腎臟毛病特別有效。也含有維他命C、E、葉酸、鈣、磷、鐵等，對貧血有效。

■**洋蔥**

含有很多維他命B_1、B_2、C、鈣與磷等。

獨特的辣味和香氣成分（丙烯硫）有助於消化液的分泌、促進新陳代謝，幫助維他命B_1的吸收。一旦維他命B_1缺乏時，高血壓或心臟肥大可能惡化（一四九頁），因此這個成分的作用非常珍貴（具有延遲血液凝固的作用，可以預防糖尿病或動脈硬化）。

■**紅蘿蔔**

半量β胡蘿蔔素會在體內轉換為維他命A，紅蘿蔔中含有許多β胡蘿蔔素，吃下五十g就可以獲得一天所需的維他命A的量。

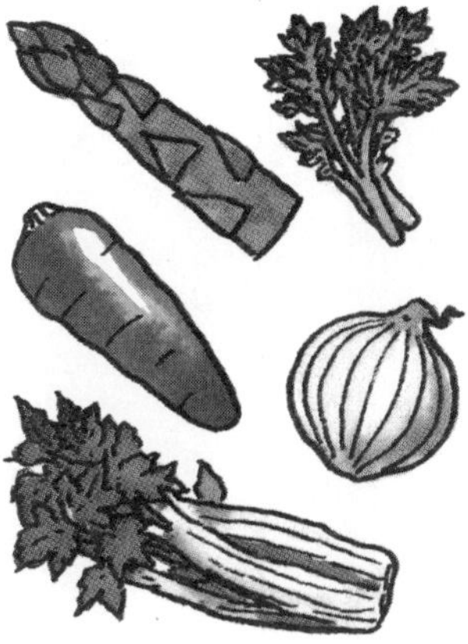

此外，也含有維他命E以外的維他命群，以及鉀、鈣與食物纖維等。

高血壓者特別需要紅蘿蔔的琥珀酸鉀，具有排泄鈉的作用，同時具有調節血壓的雙重作用。

■**西洋芹**

含有維他命A、B_1、B_2、C、鈣、鐵、鉀、鎂等。過去在歐洲被當成「高血壓藥」大量使用（滋養強壯、增進食慾、整腸、鎮靜、利尿作用等）。

將西洋芹切碎、榨汁，加入蜂蜜後飲用，對高血壓有效。

■**明日葉**

含有β胡蘿蔔素與維他命C、B_2、B_{12}、鐵、鉀、鈣等，經常攝取對於高血壓或腎臟病、肝病、惡性貧血等有效，也可以防癌。

含有加強毛細血管的成分異槲素。利用五g洋蔥皮和一根明日葉的嫩葉、嫩芽，加入一〇〇ml的水煎煮成半量，一天分幾次服用，就能預防高血壓。

■**青椒、小青椒**

含有豐富維他命C，即使加熱也不會破壞，最適合當成維他命C的補給源（中型二個就可以獲得一天的必要量）。此外，也含有豐富的β胡蘿蔔素和葉綠素等。

每天食用可以強化毛細血管，同時具有減少膽固醇的作用，也能預防感冒、防止肌膚的問題。

■埃及皇宮菜

古埃及時代滋養強壯的蔬菜。事實上，所含胡蘿蔔素類為蔬菜中含量最多者（為紅蘿蔔的一・四倍），鈣質含量則為菠菜的七倍。

還含有許多維他命B_2及鉀、鐵、黏蛋白（醣類與蛋白質的複合體），能防止血栓等動脈硬化引起的障礙，同時能預防骨質疏鬆症與感冒。

對血壓有益的蔬菜類與菜單

食品名稱	主要有效成分	菜單例
茼蒿	●含有維他命類及對高血壓有益的礦物質類	●燙茼蒿・芝麻茼蒿・火鍋加茼蒿 ●中式炒茼蒿等
綠蘆筍	●黏蛋白能鞏固血管，天門冬氨酸也有效	●蘆筍沙拉・涼拌蘆筍・煮蘆筍 ●燙蘆筍等
洋蔥	●能幫助B_1的丙烯硫對心臟和血管很好	●燙洋蔥・日式煮洋蔥・洋蔥湯 ●洋蔥燉肉等
紅蘿蔔	●含有豐富β胡蘿蔔素／琥珀酸鉀也有效	●金平紅蘿蔔・紅蘿蔔燉肉・水煮紅蘿蔔・炒紅蘿蔔・紅蘿蔔汁等
西洋芹	●含有豐富維他命與礦物質。自古以來經常用來治療高血壓	●豬肉炒西洋芹・燙西洋芹 ●涼拌西洋芹
明日葉	●異檞素能夠強化血管，含有許多維他命和礦物質	●涼拌菜・榨汁・燙明日葉 ●炸明日葉等
青椒、小青椒	●含有豐富維他命C、β胡蘿蔔素及葉綠素	●燒青椒・醋拌青椒・燙青椒 ●煮青椒等
埃及皇宮菜	●含有豐富胡蘿蔔素和鈣，黏蛋白也有效	●涼拌・燙青菜・炒菜・味噌湯等
蓮藕	●含有維他命C、黏蛋白、鞣酸與食物纖維，對生活習慣病有預防效果	●醋漬蓮藕・金平蓮藕・煮蓮藕 ●炸蓮藕・當成壽司的菜碼等

■蓮藕

除了含有豐富的維他命C外，也含有黏蛋白及食物纖維、鞣酸（澀味成分）等，能促進血液循環、使排便順暢，對於動脈硬化或高血

壓、痛風等各種生活習慣病都有預防效果。

許多菇類或海藻都能當成藥

⊙有效的減肥

新鮮菇類九十％以上是水分與食物纖維，乾香菇或木耳等則含有豐富的維他命D。

此外，含有能抑制對健康不好的活性氧作用的維他命B_2，也含有提高保護身體作用（免疫力）成分的多醣類。

同時，多吃一些就能得到滿腹感，屬於低熱量食品，最適合用來減肥。

■木　耳

過去就有人說「木耳是淨化血液的長生不老食品」，事實上，爽脆的口感成分（膠質）具有淨化血液的作用。

乾燥黑木耳含有豐富鐵質、鈣質（鐵質含量為白木耳的十倍，是菇類中含量最多的）與鉀。每天攝取對於高血壓或動脈硬化都有好效果。

■香　菇

過去中國和日本將香菇當成藥物和長生不老食品使用。含有許多食物纖維與維他命B_1、B_2、D（或維他命D的原料成分）與鉀，具有「調整腸功能、促進鈉排泄、幫助鈣質吸收」等作用。

香菇中特有的成分香菇嘌呤能降血壓、減少膽固醇，對於高血壓和動脈硬化有效。香菇糖能抑制癌細胞增殖（浸出成分當成正式醫藥品使用）。

多瓣奇果菌與玉蕈等菇類也具有和香菇類似的作用，可以巧妙使用。

■滑子菇

滑子菇的

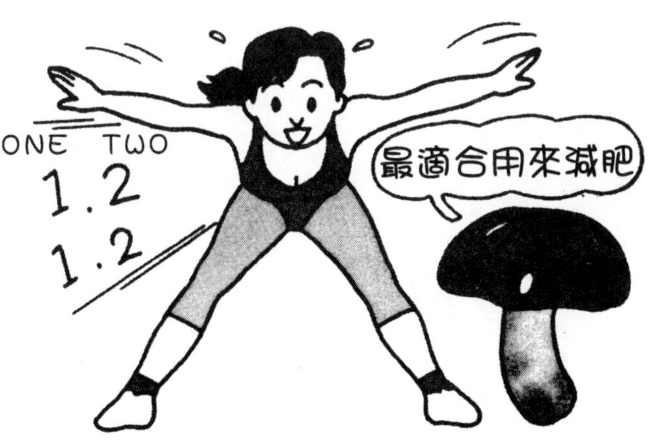

黏滑成分是黏蛋白（多醣類），能保護胃腸黏膜。

含有維他命B_1、B_2及許多鉀，對於血壓有很好的效果。

⊙海藻中的碘具有重要作用

海藻類含有鉀、鈣等礦物質類和維他命與蛋白質。

也含有許多體內活動需要的碘，食物纖維含量也很豐富，屬於低熱量食品，可說是減肥和防止肥胖的有效食品。

對血壓有益的主要菇類與海藻

食品名稱	主要有效成分	菜單例
木耳	•膠質能淨化血液／含有很多鈣與鉀	•涼拌菜•火鍋菜•做成生菜•炒來吃等
香菇	•香菇嘌呤和香菇糖都是值得注意的成分／含有豐富的維他命與礦物質	•火鍋菜•炒來吃•塞肉等
滑子菇	•含有許多黏蛋白、維他命B_1、B_2、鉀	•醋漬菜•湯的菜碼•滑子菇泥•蕎麥麵的菜碼等
海帶芽	•大量的碘非常有效／含有許多鉀和鈣	•醋漬菜•涼拌菜•煮菜•生菜沙拉等
海帶	•昆布氨酸、鉀對於高血壓或動脈硬化有效	•做關東煮•煮菜•醋漬菜•海帶捲等

■海帶芽

海帶芽中含量豐富的碘能促進新陳代謝，使細胞活性化，也是合成荷爾蒙不可或缺的物質。

特有的黏滑屬於食物纖維之一，稱為藻酸，進入胃中藉著胃酸的作用放出鉀，在小腸中與多餘的鈉結合而將鈉排出，對血壓有很好的效果。

含有許多鈣和胡蘿蔔素，具有防止老化及防癌的效果。

■海帶

和海帶芽同樣含有許多碘，此外也含有大量鉀（一片十㎝正方形海帶擁有一個馬鈴薯以上的鉀）。

海帶所含的昆布氨酸具有降低血壓的作用，食物纖維藻酸則能減少膽固醇量，與鉀配合，對於高血壓或動脈硬化有效。

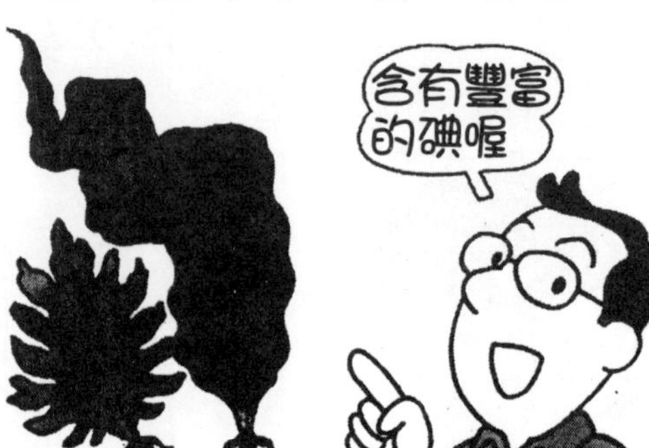

11 對壓有益的豆類、芋類、水果也很多

大豆食品或芋類珍貴的作用

⊙大豆中的不飽和脂肪酸非常有效

豆類種類繁多，營養內容各有不同。其中最重要的就是大豆與大豆製品，可說是植物性蛋白質或不飽和脂肪酸的補給源。

此外也含有維他命、礦物質與食物纖維等。

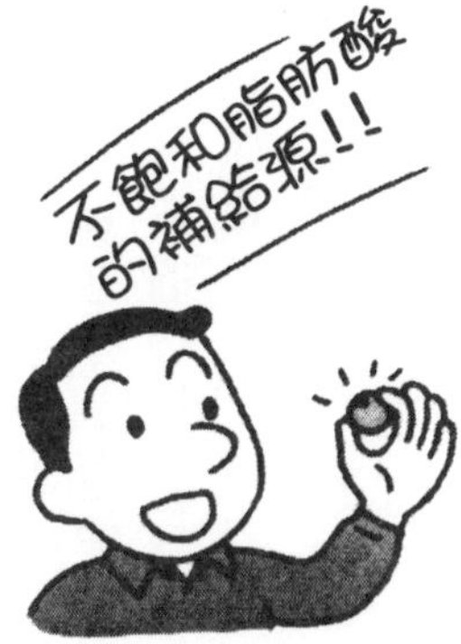

■大豆

蛋白質含量豐富，為三十~四十%，也含有豐富的必須氨基酸，被稱為「菜園之肉」（蛋白質主要成分球蛋白具有提高血管彈力的作用）。

大豆含有脂肪以及亞油酸、亞麻酸等不飽和脂肪酸和卵磷脂，而且含有抑制有害氧化物質的維他命E及大豆皂角苷等，這些都能防止動脈硬化。此外還含有維他命B_1、B_2、鈣、鉀、鐵、磷等。

■納豆

由於納豆菌增殖的緣故，促使消化酵素

對血壓有益的主要大豆食品與菜單

食品名稱	主要有效成分	菜單例
大豆	必須氨基酸或不飽和脂肪酸、維他命E、皂角苷等	•煮大豆•五目豆•大豆沙拉•漢堡等
納豆	納豆激酶可以防止血栓／還有其他許多有效成分	•淋在飯上•涼拌納豆•納豆煎蛋卷•手捲壽司等
豆腐	營養成分豐富，為低熱量食品，容易消化吸收	•火鍋料理•醬烤串豆腐•湯豆腐•麻婆豆腐等

分泌，因此容易消化吸收，同時含有許多維他命B_2與B_6。納豆激酶具有防止阻塞血管的血栓形成的作用及抗癌作用。也含有豐富的食物纖維。

■豆腐

含有豐富良質蛋白質、亞油酸、鈣、鉀、維他命B_1與E等，能夠防止老化、有效預防動脈硬化，屬於低熱量食品。

含有大豆寡糖，能使腸功能活性化。容易消化吸收，因此疲倦者、胃腸較弱者及高齡者都可以安心食用。

⊙注意「鉀之王」

芋類中也有許多值得注意的食材。

芋類的營養成分以醣類為主體，澱粉含量很多，與穀類同樣可以當成熱量源。

此外，也含有維他命C或鉀、食物纖維等。

■甘藷

含有許多維他命C，同時耐熱，加熱後也可以留下六十%。

深黃色的塊莖中含有許多胡蘿蔔素，也含有維他命E，可以防止有害的過氧化脂質（一四八頁）形成，食物纖維中的纖維素能預防肥胖或便秘。含有許多鉀，能夠預防及改善高血壓。

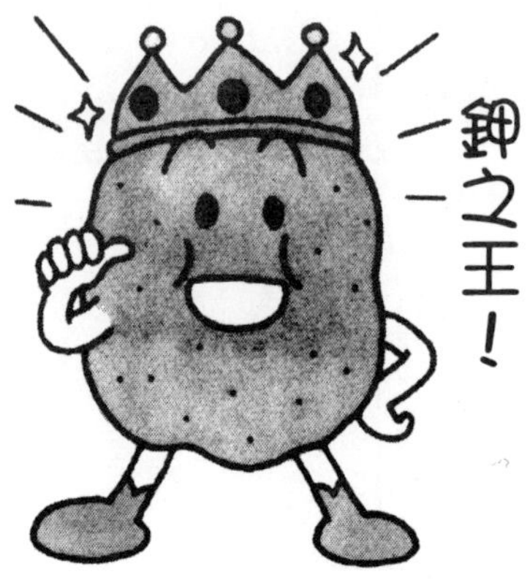

■馬鈴薯

有「鉀之王」之稱，鉀含量豐富，可以排泄過剩的鈉。與甘藷同樣含有耐熱的維他命C與B_1、泛酸、蛋白質、食物纖維等，令人感到意外的是，馬鈴薯屬於低熱

對血壓有益的主要芋類及菜單

食品名稱	主要有效成分	菜單例
甘藷	•含有耐熱的維他命C以及鉀，食物纖維很多	•煮甘藷 •粉炊甘藷 •烤甘藷 •牛乳煮甘藷等
馬鈴薯	•鉀之王／其他營養成分也很豐富 •屬於低熱量食品	•粉炊芋 •煮馬鈴薯 •煎馬鈴薯 •馬鈴薯燒肉
芋頭	•半乳聚糖及黏蛋白、鉀等對高血壓有效	•煮芋頭 •醬烤串芋頭 •芋頭丸子 •煮湯等

量優良食品。

■芋　頭

特有的黏液是由半乳聚糖（醣類與蛋白質的複合體）和食物纖維的黏蛋白造成的，具有降血壓和降膽固醇的作用。

此外，含有許多鉀、維他命B_1等，能改善高血壓、強化肝臟，具有滋養強壯的效果。

水果和種籽中值得建議的食材

⊙巧妙攝取含有許多重要成分的水果

不少水果類和種籽類都含有珍貴成分。

水果類中含有許多甜的糖（果糖、葡萄糖），攝取過多可能導致肥胖或胃腸機能減退，但是也含有豐富的維他命C以及食物纖維的果膠、鉀等。

水果也含有維他命B_1和胡蘿蔔素（以黃色水果較多），只要高明攝取就能預防及改善高血壓或動脈硬化。

另一方面，種籽類以脂肪和蛋白質為主體。脂肪以包括亞油酸在內的不飽和脂肪酸較多。此外還含有維他命E和鈣、鎂等，是礦物質類的補給源。

■蘋　果

豐富的鉀和水溶性食物纖維果膠能夠防止高血壓。

對血壓有益的主要水果和種籽類

食品名稱	主要有效成分
蘋果	•豐富的鉀和果膠對高血壓有效
柿子	•含有維他命C、鞣酸、鉀、果膠等，能有效防止老化
香蕉	•高熱量食品，含有豐富的維他命類及鉀、鎂
芝麻	•含有許多不飽和脂肪酸和維他命E，對動脈硬化有效

■柿　子

柿子的維他命C和鞣酸（柿子的澀味成分）、鉀、果膠（食物纖維）等對於高血壓和動脈硬化都有好的影響。能夠消除疲勞、預防感冒、防癌、防止老化等。

■香　蕉

熱量很多，可以當成主食攝取。含有豐富的維他命B_1、B_2、C、鈣、鎂、食物纖維等。此外，也含有很多鉀，一根香蕉相當於二～三顆鉀錠劑的分量，對高血壓有效。

此外，奇異果或葡萄柚、橘子、草莓、

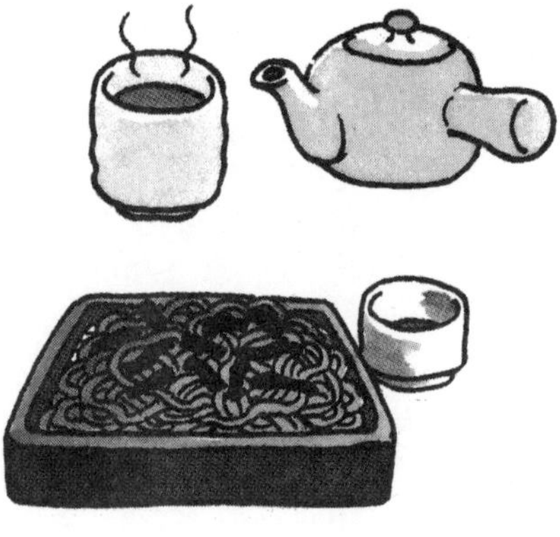

鳳梨等水果中也含有許多鉀和果膠，只要適量攝取，就能預防高血壓或動脈硬化的進行。

■芝麻

芝麻中的脂肪幾乎都是亞油酸等不飽和脂肪酸，具有減少膽固醇、預防動脈硬化的效果。

含有鈣、鐵與維他命E，能夠防止老化、消除疲勞，對於貧血也有效。

⊙綠茶和蕎麥中有許多好的成分

綠茶和蕎麥中也有許多好的成分，可以巧妙運用。

■綠茶

綠茶的澀味成分兒茶素（鞣酸的一種）具有防癌效果，也具有改善過敏、降低膽固醇、防止痴呆等作用。色素成分（類黃酮）能夠保持血管的柔軟性，具有降低血壓的作用。

綠茶含有豐富的維他命C，能夠預防感冒，具有美肌效果，蛋白質中含有使腦細胞活性化、防止腦老化的谷氨酸或茶氨酸等成分。

■蕎麥

蕎麥的澱粉容易消化，含有良質蛋白質。

含有維他命B_1、B_2、食物纖維，以及鞏固毛細血管的芸香苷（類黃酮），因此，對於高血壓或動脈硬化有很好的效果。

＊　＊

由此可知，許多食品對高血壓或動脈硬化非常有效。

多花點工夫將有效食品納入每天的菜單中，就可以將飲食生活改善為健康、美味的「豐富飲食生活」。

充分瞭解營養素或食品的特徵，以積極的心情將其納入食物療法中，可說是「使治療成功的第一步」。

附錄・食鹽含有量較多的加工食品

類別	食品名稱	標準量	食鹽量
肉類加工品	調味牛肉罐頭	40g	0.8g
	鹹牛肉罐頭	50g	1.0g
	烤牛肉	70g	1.1g
	叉燒肉/2片	40g	1.3g
	培根	40g	0.9g
	肩肉培根	40g	1.1g
	燻火腿	40g	1.3g
	去骨火腿	40g	1.1g
	燒火腿	40g	1.1g
	維也納香腸/2條	40g	0.9g
	混合香腸	40g	0.8g
	法蘭克香腸	40g	1.1g
	烤雞肉罐頭	50g	1.0g
乳製品	鬆軟白乾酪	25g	0.3g
	加工乾酪	25g	0.7g
	乳酪食品	40g	1.3g
魚貝類加工品	調味蛤仔罐頭	25g	0.5g
	竹筴魚乾/新鮮1尾	60g	1.8g
	調味花枝罐頭	50g	1.2g
	鹹花枝/1大匙弱	15g	1.7g
	沙丁魚・小乾白魚/2大匙	10g	1.2g
	小沙丁魚乾/中5尾	10g	0.1g
	鹹沙丁魚乾/新鮮3尾	40g	1.3g
	蒲燒鰻/2串	160g	2.1g
	海膽・海膽粒	10g	0.9g
	海膽・海膽醬/1大匙	10g	1.2g
	調味柴魚片罐頭	50g	1.9g
	鰈魚・乾鰈魚/1尾	80g	1.5g
	鯮魚	50g	1.1g
	鮭魚・鹹鮭魚/2塊	90g	7.3g
	煙燻鮭魚	30g	1.8g
	鮭魚子/大1個	20g	1.9g
	鹹鯖魚乾	100g	2.0g
	鯖魚/1/4塊	75g	1.1g
	味噌煮鯖魚罐頭	50g	0.7g
	蒲燒秋刀魚罐頭	50g	1.2g
	秋刀魚乾	100g	3.8g
	柳葉魚・國產曬乾品	50g	0.5g
	魷魚乾/中1片	80g	2.2g
	新鮮鱈魚子/半包	50g	3.3g
	水煮蟹罐頭	25g	0.4g
	調味干貝罐頭	25g	0.7g
	調味鮪魚片罐頭	50g	1.3g
水產煉製品	蒸魚板	40g	1.0g
	炸甘藷片/1個	40g	1.0g
	魚肉雞蛋捲/1/5根	40g	0.5g
	烤竹輪	40g	1.0g
	魚肉山芋餅/1個	100g	2.0g
	魚肉香腸	30g	0.6g
	魚肉火腿	30g	0.7g
佃煮類	佃煮蛤仔	15g	1.0g
	佃煮蝦/1大匙	10g	0.6g
	甜煮玉筋魚/1大匙弱	10g	0.5g
	煮柴魚/3個	15g	0.8g
	佃煮海帶	10g	1.2g
	海帶・細海帶絲	10g	1.0g
	鱈魚鬆/1大匙	10g	0.4g
	佃煮海苔	10g	1.0g
	甘露煮鱸虎	10g	0.5g
	佃煮若鰲/3～4尾	10g	0.5g
醬菜類	醃鹹梅/約1個	10g	2.1g
	米糠漬蕪菁	20g	0.6g
	鹽醃蕪菁	20g	0.7g
	米糠漬小黃瓜	20g	0.6g
	鹽醃小黃瓜	20g	0.6g
	榨菜	20g	2.8g
	醋漬薑	10g	0.1g
	醃黃蘿蔔	20g	1.4g
	米糠漬白蘿蔔	20g	0.9g
	福神漬蘿蔔	20g	1.5g
	米糠漬茄子	20g	0.3g
	結縷草漬茄子	20g	1.5g
	鹽醃白菜	40g	0.7g
	泡菜	40g	1.4g
	糖醋漬野薤/4個	40g	1.0g
	漬山葵	20g	0.7g
穀類・豆類及其他	帶餡麵包/小1個	60g	0.2g
	吐司麵包/切成8片的2片	100g	1.3g
	麵包捲/2個	60g	0.7g
	甜甜圈/1個	60g	0.3g
	洋芋片/1包	25g	0.3g
	花扁豆・煮豆	50g	0.2g
	青菜絲油豆腐/1塊	130g	0.6g
	丸子串/1串	60g	0.4g
	鹹鮮貝/約2片	25g	0.4g

調味量的食鹽量請參照167頁表。外食的食鹽請參照157頁表。

作者簡介

大內尉義

1973 年畢業於日本東京大學醫學部。畢業後曾在社會福利法人三井紀念醫院內科就職，1985～86 年前往美國田納西大學醫學部留學。1986 年擔任東京大學醫學部老年病學教室講師。1995 年到目前為止擔任東京大學醫學部老年病科教授（東京大學研究所醫學系研究科加齡醫學講座教授）。為醫學博士。

專攻老年醫學、循環器官病學（尤其是高血壓、動脈硬化）等，為日本老年醫學會理事，日本循環器官學會、日本高血壓學會及日本動脈硬化學會評議員，以及其他相關學會之理事、評議員等。兼任日本動脈硬化學會雜誌，以及其他專門雜誌的編輯委員、主編等。出版許多學術論文。

谷口雅子

畢業於日本實踐女子大學家政學部食物學科，並修畢該大學碩士課程（食物•營養學）。為營養管理師。1983～1989 年擔任日本國立營養研究所研究生。1986～1994 年擔任東京大學醫學部附屬醫院•高血脂症門診營養師，以及實踐女子大學食物學科兼任講師。1996 年以「脂質代謝研究」取得日本東京大學醫學部博士學位。為醫學博士。

適合一般大眾的著書包括「降低膽固醇的飲食食譜」、「治療糖尿病的飲食與菜單」等。

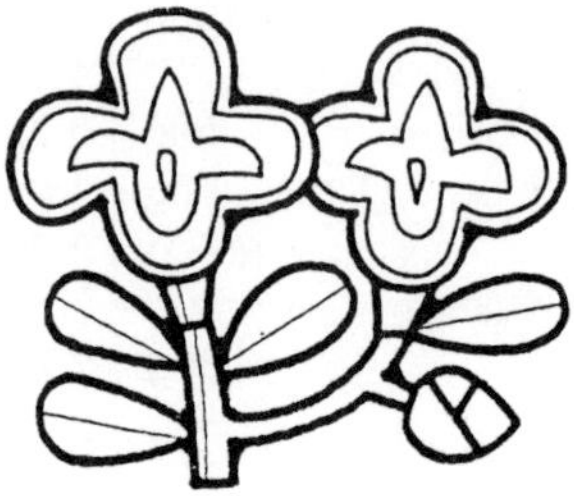

大展出版社有限公司
品冠文化出版社

圖書目錄

地址：台北市北投區(石牌)
致遠一路二段 12 巷 1 號
郵撥：0166955～1
電話：(02)28236031
28236033
傳真：(02)28272069

法律專欄連載・大展編號 58

台大法學院 法律學系／策劃
法律服務社／編著

1.	別讓您的權利睡著了(1)		200 元
2.	別讓您的權利睡著了(2)		200 元

・生活廣場・品冠編號 61・

1.	366 天誕生星	李芳黛譯	280 元
2.	366 天誕生花與誕生石	李芳黛譯	280 元
3.	科學命相	淺野八郎著	220 元
4.	已知的他界科學	陳蒼杰譯	220 元
5.	開拓未來的他界科學	陳蒼杰譯	220 元
6.	世紀末變態心理犯罪檔案	沈永嘉譯	240 元
7.	366 天開運年鑑	林廷宇編著	230 元
8.	色彩學與你	野村順一著	230 元
9.	科學手相	淺野八郎著	230 元
10.	你也能成為戀愛高手	柯富陽編著	220 元
11.	血型與十二星座	許淑瑛編著	230 元
12.	動物測驗—人性現形	淺野八郎著	200 元
13.	愛情、幸福完全自測	淺野八郎著	200 元
14.	輕鬆攻佔女性	趙奕世編著	230 元
15.	解讀命運密碼	郭宗德著	200 元
16.	由客家了解亞洲	高木桂藏著	220 元

・女醫師系列・品冠編號 62

1.	子宮內膜症	國府田清子著	200 元
2.	子宮肌瘤	黑島淳子著	200 元
3.	上班女性的壓力症候群	池下育子著	200 元
4.	漏尿、尿失禁	中田真木著	200 元
5.	高齡生產	大鷹美子著	200 元
6.	子宮癌	上坊敏子著	200 元

7.	避孕	早乙女智子著	200 元
8.	不孕症	中村春根著	200 元
9.	生理痛與生理不順	堀口雅子著	200 元
10.	更年期	野末悅子著	200 元

・傳統民俗療法・品冠編號 63

1.	神奇刀療法	潘文雄著	200 元
2.	神奇拍打療法	安在峰著	200 元
3.	神奇拔罐療法	安在峰著	200 元
4.	神奇艾灸療法	安在峰著	200 元
5.	神奇貼敷療法	安在峰著	200 元
6.	神奇薰洗療法	安在峰著	200 元
7.	神奇耳穴療法	安在峰著	200 元
8.	神奇指針療法	安在峰著	200 元
9.	神奇藥酒療法	安在峰著	200 元
10.	神奇藥茶療法	安在峰著	200 元

・彩色圖解保健・品冠編號 64

1.	瘦身	主婦之友社	300 元
2.	腰痛	主婦之友社	300 元
3.	肩膀痠痛	主婦之友社	300 元
4.	腰、膝、腳的疼痛	主婦之友社	300 元
5.	壓力、精神疲勞	主婦之友社	300 元
6.	眼睛疲勞、視力減退	主婦之友社	300 元

・心 想 事 成・品冠編號 65

1.	魔法愛情點心	結城莫拉著	120 元
2.	可愛手工飾品	結城莫拉著	120 元
3.	可愛打扮 & 髮型	結城莫拉著	120 元
4.	撲克牌算命	結城莫拉著	120 元

・少年偵探・品冠編號 66

1.	怪盜二十面相	江戶川亂步著	特價 189 元
2.	少年偵探團	江戶川亂步著	特價 189 元
3.	妖怪博士	江戶川亂步著	特價 189 元
4.	大金塊	江戶川亂步著	特價 230 元
5.	青銅魔人	江戶川亂步著	特價 230 元
6.	地底偵探王	江戶川亂步著	
7.	透明怪人	江戶川亂步著	

8. 怪人四十面相	江戶川亂步著
9. 宇宙怪人	江戶川亂步著
10. 恐怖的鐵塔王國	江戶川亂步著
11. 灰色巨人	江戶川亂步著
12. 海底魔術師	江戶川亂步著
13. 黃金豹	江戶川亂步著
14. 魔法博士	江戶川亂步著
15. 馬戲怪人	江戶川亂步著
16. 魔人剛果	江戶川亂步著
17. 魔法人偶	江戶川亂步著
18. 奇面城的秘密	江戶川亂步著
19. 夜光人	江戶川亂步著
20. 塔上的魔術師	江戶川亂步著
21. 鐵人Q	江戶川亂步著
22. 假面恐怖王	江戶川亂步著
23. 電人M	江戶川亂步著
24. 二十面相的詛咒	江戶川亂步著
25. 飛天二十面相	江戶川亂步著
26. 黃金怪獸	江戶川亂步著

・武 術 特 輯・大展編號 10

1. 陳式太極拳入門	馮志強編著	180元
2. 武式太極拳	郝少如編著	200元
3. 練功十八法入門	蕭京凌編著	120元
4. 教門長拳	蕭京凌編著	150元
5. 跆拳道	蕭京凌編譯	180元
6. 正傳合氣道	程曉鈴譯	200元
7. 圖解雙節棍	陳銘遠著	150元
8. 格鬥空手道	鄭旭旭編著	200元
9. 實用跆拳道	陳國榮編著	200元
10. 武術初學指南	李文英、解守德編著	250元
11. 泰國拳	陳國榮著	180元
12. 中國式摔跤	黃　斌編著	180元
13. 太極劍入門	李德印編著	180元
14. 太極拳運動	運動司編	250元
15. 太極拳譜	清・王宗岳等著	280元
16. 散手初學	冷　峰編著	200元
17. 南拳	朱瑞琪編著	180元
18. 吳式太極劍	王培生著	200元
19. 太極拳健身與技擊	王培生著	250元
20. 秘傳武當八卦掌	狄兆龍著	250元
21. 太極拳論譚	沈　壽著	250元
22. 陳式太極拳技擊法	馬　虹著	250元

23. 二十四式/三十二式 太極拳/劍	闞桂香著	180 元
24. 楊式秘傳 129 式太極長拳	張楚全著	280 元
25. 楊式太極拳架詳解	林炳堯著	280 元
26. 華佗五禽劍	劉時榮著	180 元
27. 太極拳基礎講座：基本功與簡化 24 式	李德印著	250 元
28. 武式太極拳精華	薛乃印著	200 元
29. 陳式太極拳拳理闡微	馬　虹著	350 元
30. 陳式太極拳體用全書	馬　虹著	400 元
31. 張三豐太極拳	陳占奎著	200 元
32. 中國太極推手	張　山主編	300 元
33. 48 式太極拳入門	門惠豐編著	220 元
34. 太極拳奇人奇功	嚴翰秀編著	250 元
35. 心意門秘籍	李新民編著	220 元
36. 三才門乾坤戊己功	王培生編著	220 元
37. 武式太極劍精華 +VCD	薛乃印編著	350 元
38. 楊式太極拳	傅鐘文演述	200 元
39. 陳式太極拳、劍 36 式	闞桂香編著	250 元
40. 正宗武式太極拳	薛乃印著	220 元

・原地太極拳系列・大展編號 11

1. 原地綜合太極拳 24 式	胡啟賢創編	220 元
2. 原地活步太極拳 42 式	胡啟賢創編	200 元
3. 原地簡化太極拳 24 式	胡啟賢創編	200 元
4. 原地太極拳 12 式	胡啟賢創編	200 元

・名師出高徒・大展編號 111

1. 武術基本功與基本動作	劉玉萍編著	200 元
2. 長拳入門與精進	吳彬　等著	220 元
3. 劍術刀術入門與精進	楊柏龍等著	220 元
4. 棍術、槍術入門與精進	邱丕相編著	220 元
5. 南拳入門與精進	朱瑞琪編著	元
6. 散手入門與精進	張　山等著	元
7. 太極拳入門與精進	李德印編著	元
8. 太極推手入門與精進	田金龍編著	元

・實用武術技擊・大展編號 112

1. 實用自衛拳法	溫佐惠著
2. 搏擊術精選	陳清山等著

・道學文化・大展編號 12

1. 道在養生：道教長壽術　郝　勤等著　250 元
2. 龍虎丹道：道教內丹術　郝　勤著　300 元
3. 天上人間：道教神仙譜系　黃德海著　250 元
4. 步罡踏斗：道教祭禮儀典　張澤洪著　250 元
5. 道醫窺秘：道教醫學康復術　王慶餘等著　250 元
6. 勸善成仙：道教生命倫理　李　剛著　250 元
7. 洞天福地：道教宮觀勝境　沙銘壽著　250 元
8. 青詞碧簫：道教文學藝術　楊光文等著　250 元
9. 沈博絕麗：道教格言精粹　朱耕發等著　250 元

・易學智慧・大展編號 122

1. 易學與管理　余敦康主編　250 元
2. 易學與養生　劉長林等著　300 元
3. 易學與美學　劉綱紀等著　300 元
4. 易學與科技　董光壁　著　280 元
5. 易學與建築　韓增祿　著　280 元
6. 易學源流　鄭萬耕　著　元
7. 易學的思維　傅雲龍等著　元
8. 周易與易圖　李　申　著　元

・神算大師・大展編號 123

1. 劉伯溫神算兵法　應　涵編著　280 元
2. 姜太公神算兵法　應　涵編著　280 元
3. 鬼谷子神算兵法　應　涵編著　280 元
4. 諸葛亮神算兵法　應　涵編著　280 元

・秘傳占卜系列・大展編號 14

1. 手相術　淺野八郎著　180 元
2. 人相術　淺野八郎著　180 元
3. 西洋占星術　淺野八郎著　180 元
4. 中國神奇占卜　淺野八郎著　150 元
5. 夢判斷　淺野八郎著　150 元
6. 前世、來世占卜　淺野八郎著　150 元
7. 法國式血型學　淺野八郎著　150 元
8. 靈感、符咒學　淺野八郎著　150 元
9. 紙牌占卜術　淺野八郎著　150 元
10. ESP 超能力占卜　淺野八郎著　150 元

11. 猶太數的秘術	淺野八郎著	150 元
12. 新心理測驗	淺野八郎著	160 元
13. 塔羅牌預言秘法	淺野八郎著	200 元

・趣味心理講座・大展編號 15

1. 性格測驗① 探索男與女	淺野八郎著	140 元
2. 性格測驗② 透視人心奧秘	淺野八郎著	140 元
3. 性格測驗③ 發現陌生的自己	淺野八郎著	140 元
4. 性格測驗④ 發現你的真面目	淺野八郎著	140 元
5. 性格測驗⑤ 讓你們吃驚	淺野八郎著	140 元
6. 性格測驗⑥ 洞穿心理盲點	淺野八郎著	140 元
7. 性格測驗⑦ 探索對方心理	淺野八郎著	140 元
8. 性格測驗⑧ 由吃認識自己	淺野八郎著	160 元
9. 性格測驗⑨ 戀愛知多少	淺野八郎著	160 元
10. 性格測驗⑩ 由裝扮瞭解人心	淺野八郎著	160 元
11. 性格測驗⑪ 敲開內心玄機	淺野八郎著	140 元
12. 性格測驗⑫ 透視你的未來	淺野八郎著	160 元
13. 血型與你的一生	淺野八郎著	160 元
14. 趣味推理遊戲	淺野八郎著	160 元
15. 行為語言解析	淺野八郎著	160 元

・婦 幼 天 地・大展編號 16

1. 八萬人減肥成果	黃靜香譯	180 元
2. 三分鐘減肥體操	楊鴻儒譯	150 元
3. 窈窕淑女美髮秘訣	柯素娥譯	130 元
4. 使妳更迷人	成　玉譯	130 元
5. 女性的更年期	官舒妍編譯	160 元
6. 胎內育兒法	李玉瓊編譯	150 元
7. 早產兒袋鼠式護理	唐岱蘭譯	200 元
8. 初次懷孕與生產	婦幼天地編譯組	180 元
9. 初次育兒 12 個月	婦幼天地編譯組	180 元
10. 斷乳食與幼兒食	婦幼天地編譯組	180 元
11. 培養幼兒能力與性向	婦幼天地編譯組	180 元
12. 培養幼兒創造力的玩具與遊戲	婦幼天地編譯組	180 元
13. 幼兒的症狀與疾病	婦幼天地編譯組	180 元
14. 腿部苗條健美法	婦幼天地編譯組	180 元
15. 女性腰痛別忽視	婦幼天地編譯組	150 元
16. 舒展身心體操術	李玉瓊編譯	130 元
17. 三分鐘臉部體操	趙薇妮著	160 元
18. 生動的笑容表情術	趙薇妮著	160 元
19. 心曠神怡減肥法	川津祐介著	130 元

20. 內衣使妳更美麗	陳玄茹譯	130 元
21. 瑜伽美姿美容	黃靜香編著	180 元
22. 高雅女性裝扮學	陳珮玲譯	180 元
23. 蠶糞肌膚美顏法	坂梨秀子著	160 元
24. 認識妳的身體	李玉瓊譯	160 元
25. 產後恢復苗條體態	居理安・芙萊喬著	200 元
26. 正確護髮美容法	山崎伊久江著	180 元
27. 安琪拉美姿養生學	安琪拉蘭斯博瑞著	180 元
28. 女體性醫學剖析	增田豐著	220 元
29. 懷孕與生產剖析	岡部綾子著	180 元
30. 斷奶後的健康育兒	東城百合子著	220 元
31. 引出孩子幹勁的責罵藝術	多湖輝著	170 元
32. 培養孩子獨立的藝術	多湖輝著	170 元
33. 子宮肌瘤與卵巢囊腫	陳秀琳編著	180 元
34. 下半身減肥法	納他夏・史達賓著	180 元
35. 女性自然美容法	吳雅菁編著	180 元
36. 再也不發胖	池園悅太郎著	170 元
37. 生男生女控制術	中垣勝裕著	220 元
38. 使妳的肌膚更亮麗	楊　皓編著	170 元
39. 臉部輪廓變美	芝崎義夫著	180 元
40. 斑點、皺紋自己治療	高須克彌著	180 元
41. 面皰自己治療	伊藤雄康著	180 元
42. 隨心所欲瘦身冥想法	原久子著	180 元
43. 胎兒革命	鈴木丈織著	180 元
44. NS 磁氣平衡法塑造窈窕奇蹟	古屋和江著	180 元
45. 享瘦從腳開始	山田陽子著	180 元
46. 小改變瘦 4 公斤	宮本裕子著	180 元
47. 軟管減肥瘦身	高橋輝男著	180 元
48. 海藻精神秘美容法	劉名揚編著	180 元
49. 肌膚保養與脫毛	鈴木真理著	180 元
50. 10 天減肥 3 公斤	彤雲編輯組	180 元
51. 穿出自己的品味	西村玲子著	280 元
52. 小孩髮型設計	李芳黛譯	250 元

・青 春 天 地・大展編號 17

1. A 血型與星座	柯素娥編譯	160 元
2. B 血型與星座	柯素娥編譯	160 元
3. O 血型與星座	柯素娥編譯	160 元
4. AB 血型與星座	柯素娥編譯	120 元
5. 青春期性教室	呂貴嵐編譯	130 元
7. 難解數學破題	宋釗宜編譯	130 元
9. 小論文寫作秘訣	林顯茂編譯	120 元
11. 中學生野外遊戲	熊谷康編著	120 元

12. 恐怖極短篇	柯素娥編譯	130 元
13. 恐怖夜話	小毛驢編譯	130 元
14. 恐怖幽默短篇	小毛驢編譯	120 元
15. 黑色幽默短篇	小毛驢編譯	120 元
16. 靈異怪談	小毛驢編譯	130 元
17. 錯覺遊戲	小毛驢編著	130 元
18. 整人遊戲	小毛驢編著	150 元
19. 有趣的超常識	柯素娥編譯	130 元
20. 哦！原來如此	林慶旺編譯	130 元
21. 趣味競賽 100 種	劉名揚編譯	120 元
22. 數學謎題入門	宋釗宜編譯	150 元
23. 數學謎題解析	宋釗宜編譯	150 元
24. 透視男女心理	林慶旺編譯	120 元
25. 少女情懷的自白	李桂蘭編譯	120 元
26. 由兄弟姊妹看命運	李玉瓊編譯	130 元
27. 趣味的科學魔術	林慶旺編譯	150 元
28. 趣味的心理實驗室	李燕玲編譯	150 元
29. 愛與性心理測驗	小毛驢編譯	130 元
30. 刑案推理解謎	小毛驢編譯	180 元
31. 偵探常識推理	小毛驢編譯	180 元
32. 偵探常識解謎	小毛驢編譯	130 元
33. 偵探推理遊戲	小毛驢編譯	180 元
34. 趣味的超魔術	廖玉山編著	150 元
35. 趣味的珍奇發明	柯素娥編著	150 元
36. 登山用具與技巧	陳瑞菊編著	150 元
37. 性的漫談	蘇燕謀編著	180 元
38. 無的漫談	蘇燕謀編著	180 元
39. 黑色漫談	蘇燕謀編著	180 元
40. 白色漫談	蘇燕謀編著	180 元

・健 康 天 地・大展編號 18

1. 壓力的預防與治療	柯素娥編譯	130 元
2. 超科學氣的魔力	柯素娥編譯	130 元
3. 尿療法治病的神奇	中尾良一著	130 元
4. 鐵證如山的尿療法奇蹟	廖玉山譯	120 元
5. 一日斷食健康法	葉慈容編譯	150 元
6. 胃部強健法	陳炳崑譯	120 元
7. 癌症早期檢查法	廖松濤譯	160 元
8. 老人痴呆症防止法	柯素娥編譯	170 元
9. 松葉汁健康飲料	陳麗芬編譯	150 元
10. 揉肚臍健康法	永井秋夫著	150 元
11. 過勞死、猝死的預防	卓秀貞編譯	130 元
12. 高血壓治療與飲食	藤山順豐著	180 元

13. 老人看護指南	柯素娥編譯	150 元
14. 美容外科淺談	楊啟宏著	150 元
15. 美容外科新境界	楊啟宏著	150 元
16. 鹽是天然的醫生	西英司郎著	140 元
17. 年輕十歲不是夢	梁瑞麟譯	200 元
18. 茶料理治百病	桑野和民著	180 元
19. 綠茶治病寶典	桑野和民著	150 元
20. 杜仲茶養顏減肥法	西田博著	170 元
21. 蜂膠驚人療效	瀨長良三郎著	180 元
22. 蜂膠治百病	瀨長良三郎著	180 元
23. 醫藥與生活(一)	鄭炳全著	180 元
24. 鈣長生寶典	落合敏著	180 元
25. 大蒜長生寶典	木下繁太郎著	160 元
26. 居家自我健康檢查	石川恭三著	160 元
27. 永恆的健康人生	李秀鈴譯	200 元
28. 大豆卵磷脂長生寶典	劉雪卿譯	150 元
29. 芳香療法	梁艾琳譯	160 元
30. 醋長生寶典	柯素娥譯	180 元
31. 從星座透視健康	席拉・吉蒂斯著	180 元
32. 愉悅自在保健學	野本二士夫著	160 元
33. 裸睡健康法	丸山淳士等著	160 元
34. 糖尿病預防與治療	藤山順豐著	180 元
35. 維他命長生寶典	菅原明子著	180 元
36. 維他命 C 新效果	鐘文訓編	150 元
37. 手、腳病理按摩	堤芳朗著	160 元
38. AIDS 瞭解與預防	彼得塔歇爾著	180 元
39. 甲殼質殼聚糖健康法	沈永嘉譯	160 元
40. 神經痛預防與治療	木下真男著	160 元
41. 室內身體鍛鍊法	陳炳崑編著	160 元
42. 吃出健康藥膳	劉大器編著	180 元
43. 自我指壓術	蘇燕謀編著	160 元
44. 紅蘿蔔汁斷食療法	李玉瓊編著	150 元
45. 洗心術健康秘法	竺翠萍編譯	170 元
46. 枇杷葉健康療法	柯素娥編譯	180 元
47. 抗衰血癒	楊啟宏著	180 元
48. 與癌搏鬥記	逸見政孝著	180 元
49. 冬蟲夏草長生寶典	高橋義博著	170 元
50. 痔瘡・大腸疾病先端療法	宮島伸宜著	180 元
51. 膠布治癒頑固慢性病	加瀨建造著	180 元
52. 芝麻神奇健康法	小林貞作著	170 元
53. 香煙能防止癡呆？	高田明和著	180 元
54. 穀菜食治癌療法	佐藤成志著	180 元
55. 貼藥健康法	松原英多著	180 元
56. 克服癌症調和道呼吸法	帶津良一著	180 元

57. B 型肝炎預防與治療	野村喜重郎著	180 元
58. 青春永駐養生導引術	早島正雄著	180 元
59. 改變呼吸法創造健康	原久子著	180 元
60. 荷爾蒙平衡養生秘訣	出村博著	180 元
61. 水美肌健康法	井戶勝富著	170 元
62. 認識食物掌握健康	廖梅珠編著	170 元
63. 痛風劇痛消除法	鈴木吉彥著	180 元
64. 酸莖菌驚人療效	上田明彥著	180 元
65. 大豆卵磷脂治現代病	神津健一著	200 元
66. 時辰療法—危險時刻凌晨 4 時	呂建強等著	180 元
67. 自然治癒力提升法	帶津良一著	180 元
68. 巧妙的氣保健法	藤平墨子著	180 元
69. 治癒 C 型肝炎	熊田博光著	180 元
70. 肝臟病預防與治療	劉名揚編著	180 元
71. 腰痛平衡療法	荒井政信著	180 元
72. 根治多汗症、狐臭	稻葉益巳著	220 元
73. 40 歲以後的骨質疏鬆症	沈永嘉譯	180 元
74. 認識中藥	松下一成著	180 元
75. 認識氣的科學	佐佐木茂美著	180 元
76. 我戰勝了癌症	安田伸著	180 元
77. 斑點是身心的危險信號	中野進著	180 元
78. 艾波拉病毒大震撼	玉川重德著	180 元
79. 重新還我黑髮	桑名隆一郎著	180 元
80. 身體節律與健康	林博史著	180 元
81. 生薑治萬病	石原結實著	180 元
82. 靈芝治百病	陳瑞東著	180 元
83. 木炭驚人的威力	大槻彰著	200 元
84. 認識活性氧	井土貴司著	180 元
85. 深海鮫治百病	廖玉山編著	180 元
86. 神奇的蜂王乳	井上丹治著	180 元
87. 卡拉 OK 健腦法	東潔著	180 元
88. 卡拉 OK 健康法	福田伴男著	180 元
89. 醫藥與生活㈡	鄭炳全著	200 元
90. 洋蔥治百病	宮尾興平著	180 元
91. 年輕 10 歲快步健康法	石塚忠雄著	180 元
92. 石榴的驚人神效	岡本順子著	180 元
93. 飲料健康法	白鳥早奈英著	180 元
94. 健康棒體操	劉名揚編譯	180 元
95. 催眠健康法	蕭京凌編著	180 元
96. 鬱金（美王）治百病	水野修一著	180 元
97. 醫藥與生活㈢	鄭炳全著	200 元

・實用女性學講座・大展編號 19

1.	解讀女性內心世界	島田一男著	150 元
2.	塑造成熟的女性	島田一男著	150 元
3.	女性整體裝扮學	黃靜香編著	180 元
4.	女性應對禮儀	黃靜香編著	180 元
5.	女性婚前必修	小野十傳著	200 元
6.	徹底瞭解女人	田口二州著	180 元
7.	拆穿女性謊言 88 招	島田一男著	200 元
8.	解讀女人心	島田一男著	200 元
9.	俘獲女性絕招	志賀貢著	200 元
10.	愛情的壓力解套	中村理英子著	200 元
11.	妳是人見人愛的女孩	廖松濤編著	200 元

・校園系列・大展編號 20

1.	讀書集中術	多湖輝著	180 元
2.	應考的訣竅	多湖輝著	150 元
3.	輕鬆讀書贏得聯考	多湖輝著	180 元
4.	讀書記憶秘訣	多湖輝著	180 元
5.	視力恢復！超速讀術	江錦雲譯	180 元
6.	讀書 36 計	黃柏松編著	180 元
7.	驚人的速讀術	鐘文訓編著	170 元
8.	學生課業輔導良方	多湖輝著	180 元
9.	超速讀超記憶法	廖松濤編著	180 元
10.	速算解題技巧	宋釗宜編著	200 元
11.	看圖學英文	陳炳崑編著	200 元
12.	讓孩子最喜歡數學	沈永嘉譯	180 元
13.	催眠記憶術	林碧清譯	180 元
14.	催眠速讀術	林碧清譯	180 元
15.	數學式思考學習法	劉淑錦譯	200 元
16.	考試憑要領	劉孝暉著	180 元
17.	事半功倍讀書法	王毅希著	200 元
18.	超金榜題名術	陳蒼杰譯	200 元
19.	靈活記憶術	林耀慶編著	180 元
20.	數學增強要領	江修楨編著	180 元

・實用心理學講座・大展編號 21

1.	拆穿欺騙伎倆	多湖輝著	140 元
2.	創造好構想	多湖輝著	140 元
3.	面對面心理術	多湖輝著	160 元
4.	偽裝心理術	多湖輝著	140 元

5. 透視人性弱點	多湖輝著	180 元
6. 自我表現術	多湖輝著	180 元
7. 不可思議的人性心理	多湖輝著	180 元
8. 催眠術入門	多湖輝著	150 元
9. 責罵部屬的藝術	多湖輝著	150 元
10. 精神力	多湖輝著	150 元
11. 厚黑說服術	多湖輝著	150 元
12. 集中力	多湖輝著	150 元
13. 構想力	多湖輝著	150 元
14. 深層心理術	多湖輝著	160 元
15. 深層語言術	多湖輝著	160 元
16. 深層說服術	多湖輝著	180 元
17. 掌握潛在心理	多湖輝著	160 元
18. 洞悉心理陷阱	多湖輝著	180 元
19. 解讀金錢心理	多湖輝著	180 元
20. 拆穿語言圈套	多湖輝著	180 元
21. 語言的內心玄機	多湖輝著	180 元
22. 積極力	多湖輝著	180 元

・超現實心靈講座・大展編號 22

1. 超意識覺醒法	詹蔚芬編譯	130 元
2. 護摩秘法與人生	劉名揚編譯	130 元
3. 秘法！超級仙術入門	陸明譯	150 元
4. 給地球人的訊息	柯素娥編著	150 元
5. 密教的神通力	劉名揚編著	130 元
6. 神秘奇妙的世界	平川陽一著	200 元
7. 地球文明的超革命	吳秋嬌譯	200 元
8. 力量石的秘密	吳秋嬌譯	180 元
9. 超能力的靈異世界	馬小莉譯	200 元
10. 逃離地球毀滅的命運	吳秋嬌譯	200 元
11. 宇宙與地球終結之謎	南山宏著	200 元
12. 驚世奇功揭秘	傅起鳳著	200 元
13. 啟發身心潛力心象訓練法	栗田昌裕著	180 元
14. 仙道術遁甲法	高藤聰一郎著	220 元
15. 神通力的秘密	中岡俊哉著	180 元
16. 仙人成仙術	高藤聰一郎著	200 元
17. 仙道符咒氣功法	高藤聰一郎著	220 元
18. 仙道風水術尋龍法	高藤聰一郎著	200 元
19. 仙道奇蹟超幻像	高藤聰一郎著	200 元
20. 仙道鍊金術房中法	高藤聰一郎著	200 元
21. 奇蹟超醫療治癒難病	深野一幸著	220 元
22. 揭開月球的神秘力量	超科學研究會	180 元
23. 西藏密教奧義	高藤聰一郎著	250 元

24. 改變你的夢術入門	高藤聰一郎著	250 元
25. 21 世紀拯救地球超技術	深野一幸著	250 元

・養生保健・大展編號 23

1. 醫療養生氣功	黃孝寬著	250 元
2. 中國氣功圖譜	余功保著	250 元
3. 少林醫療氣功精粹	井玉蘭著	250 元
4. 龍形實用氣功	吳大才等著	220 元
5. 魚戲增視強身氣功	宮 嬰著	220 元
6. 嚴新氣功	前新培金著	250 元
7. 道家玄牝氣功	張 章著	200 元
8. 仙家秘傳袪病功	李遠國著	160 元
9. 少林十大健身功	秦慶豐著	180 元
10. 中國自控氣功	張明武著	250 元
11. 醫療防癌氣功	黃孝寬著	250 元
12. 醫療強身氣功	黃孝寬著	250 元
13. 醫療點穴氣功	黃孝寬著	250 元
14. 中國八卦如意功	趙維漢著	180 元
15. 正宗馬禮堂養氣功	馬禮堂著	420 元
16. 秘傳道家筋經內丹功	王慶餘著	300 元
17. 三元開慧功	辛桂林著	250 元
18. 防癌治癌新氣功	郭 林著	180 元
19. 禪定與佛家氣功修煉	劉天君著	200 元
20. 顛倒之術	梅自強著	360 元
21. 簡明氣功辭典	吳家駿編	360 元
22. 八卦三合功	張全亮著	230 元
23. 朱砂掌健身養生功	楊永著	250 元
24. 抗老功	陳九鶴著	230 元
25. 意氣按穴排濁自療法	黃啟運編著	250 元
26. 陳式太極拳養生功	陳正雷著	200 元
27. 健身祛病小功法	王培生著	200 元
28. 張式太極混元功	張春銘著	250 元
29. 中國璇密功	羅琴編著	250 元
30. 中國少林禪密功	齊飛龍著	200 元
31. 郭林新氣功	郭林新氣功研究所	400 元
32. 太極八卦之源與健身養生	鄭志鴻等著	280 元

・社會人智囊・大展編號 24

1. 糾紛談判術	清水增三著	160 元
2. 創造關鍵術	淺野八郎著	150 元
3. 觀人術	淺野八郎著	200 元

4. 應急詭辯術	廖英迪編著	160 元
5. 天才家學習術	木原武一著	160 元
6. 貓型狗式鑑人術	淺野八郎著	180 元
7. 逆轉運掌握術	淺野八郎著	180 元
8. 人際圓融術	澀谷昌三著	160 元
9. 解讀人心術	淺野八郎著	180 元
10. 與上司水乳交融術	秋元隆司著	180 元
11. 男女心態定律	小田晉著	180 元
12. 幽默說話術	林振輝編著	200 元
13. 人能信賴幾分	淺野八郎著	180 元
14. 我一定能成功	李玉瓊譯	180 元
15. 獻給青年的嘉言	陳蒼杰譯	180 元
16. 知人、知面、知其心	林振輝編著	180 元
17. 塑造堅強的個性	坂上肇著	180 元
18. 為自己而活	佐藤綾子著	180 元
19. 未來十年與愉快生活有約	船井幸雄著	180 元
20. 超級銷售話術	杜秀卿譯	180 元
21. 感性培育術	黃靜香編著	180 元
22. 公司新鮮人的禮儀規範	蔡媛惠譯	180 元
23. 傑出職員鍛鍊術	佐佐木正著	180 元
24. 面談獲勝戰略	李芳黛譯	180 元
25. 金玉良言撼人心	森純大著	180 元
26. 男女幽默趣典	劉華亭編著	180 元
27. 機智說話術	劉華亭編著	180 元
28. 心理諮商室	柯素娥譯	180 元
29. 如何在公司崢嶸頭角	佐佐木正著	180 元
30. 機智應對術	李玉瓊編著	200 元
31. 克服低潮良方	坂野雄二著	180 元
32. 智慧型說話技巧	沈永嘉編著	180 元
33. 記憶力、集中力增進術	廖松濤編著	180 元
34. 女職員培育術	林慶旺編著	180 元
35. 自我介紹與社交禮儀	柯素娥編著	180 元
36. 積極生活創幸福	田中真澄著	180 元
37. 妙點子超構想	多湖輝著	180 元
38. 說 NO 的技巧	廖玉山編著	180 元
39. 一流說服力	李玉瓊編著	180 元
40. 般若心經成功哲學	陳鴻蘭編著	180 元
41. 訪問推銷術	黃靜香編著	180 元
42. 男性成功秘訣	陳蒼杰編著	180 元
43. 笑容、人際智商	宮川澄子著	180 元
44. 多湖輝的構想工作室	多湖輝著	200 元
45. 名人名語啟示錄	喬家楓著	180 元
46. 口才必勝術	黃柏松編著	220 元
47. 能言善道的說話秘訣	章智冠編著	180 元

48.	改變人心成為贏家	多湖輝著	200 元
49.	說服的ＩＱ	沈永嘉譯	200 元
50.	提升腦力超速讀術	齊藤英治著	200 元
51.	操控對手百戰百勝	多湖輝著	200 元
52.	面試成功戰略	柯素娥編著	200 元
53.	摸透男人心	劉華亭編著	180 元
54.	撼動人心優勢口才	龔伯牧編著	180 元
55.	如何使對方說 yes	程　羲編著	200 元
56.	小道理・美好生活	林政峰編著	180 元
57.	拿破崙智慧箴言	柯素娥編著	200 元
58.	解開第六感之謎	匠英一編著	200 元
59.	讀心術入門	王嘉成編著	180 元
60.	這趟人生怎麼走	李亦盛編著	200 元
61.	這趟人生樂逍遙	李亦盛編著	元

・精 選 系 列・大展編號 25

1.	毛澤東與鄧小平	渡邊利夫等著	280 元
2.	中國大崩裂	江戶介雄著	180 元
3.	台灣・亞洲奇蹟	上村幸治著	220 元
4.	7-ELEVEN 高盈收策略	國友隆一著	180 元
5.	台灣獨立（新・中國日本戰爭一）	森詠著	200 元
6.	迷失中國的末路	江戶雄介著	220 元
7.	2000 年 5 月全世界毀滅	紫藤甲子男著	180 元
8.	失去鄧小平的中國	小島朋之著	220 元
9.	世界史爭議性異人傳	桐生操著	200 元
10.	淨化心靈享人生	松濤弘道著	220 元
11.	人生心情診斷	賴藤和寬著	220 元
12.	中美大決戰	檜山良昭著	220 元
13.	黃昏帝國美國	莊雯琳譯	220 元
14.	兩岸衝突（新・中國日本戰爭二）	森詠著	220 元
15.	封鎖台灣（新・中國日本戰爭三）	森詠著	220 元
16.	中國分裂（新・中國日本戰爭四）	森詠著	220 元
17.	由女變男的我	虎井正衛著	200 元
18.	佛學的安心立命	松濤弘道著	220 元
19.	世界喪禮大觀	松濤弘道著	280 元
20.	中國內戰（新・中國日本戰爭五）	森詠著	220 元
21.	台灣內亂（新・中國日本戰爭六）	森詠著	220 元
22.	琉球戰爭 ①（新・中國日本戰爭七）	森詠著	220 元
23.	琉球戰爭 ②（新・中國日本戰爭八）	森詠著	220 元
24.	台海戰爭（新・中國日本戰爭九）	森詠著	220 元
25.	美中開戰（新・中國日本戰爭十）	森詠著	220 元

・運動遊戲・大展編號 26

1.	雙人運動	李玉瓊譯	160 元
2.	愉快的跳繩運動	廖玉山譯	180 元
3.	運動會項目精選	王佑京譯	150 元
4.	肋木運動	廖玉山譯	150 元
5.	測力運動	王佑宗譯	150 元
6.	游泳入門	唐桂萍編著	200 元
7.	帆板衝浪	王勝利譯	300 元
8.	蛙泳七日通	溫仲華編著	180 元

・休閒娛樂・大展編號 27

1.	海水魚飼養法	田中智浩著	300 元
2.	金魚飼養法	曾雪玫譯	250 元
3.	熱門海水魚	毛利匡明著	480 元
4.	愛犬的教養與訓練	池田好雄著	250 元
5.	狗教養與疾病	杉浦哲著	220 元
6.	小動物養育技巧	三上昇著	300 元
7.	水草選擇、培育、消遣	安齊裕司著	300 元
8.	四季釣魚法	釣朋會著	200 元
9.	簡易釣魚入門	張果馨譯	200 元
10.	防波堤釣入門	張果馨譯	220 元
11.	透析愛犬習性	沈永嘉譯	200 元
20.	園藝植物管理	船越亮二著	220 元
21.	實用家庭菜園ＤＩＹ	孔翔儀著	200 元
30.	汽車急救ＤＩＹ	陳瑞雄編著	200 元
31.	巴士旅行遊戲	陳羲編著	180 元
32.	測驗你的ＩＱ	蕭京凌編著	180 元
33.	益智數字遊戲	廖玉山編著	180 元
40.	撲克牌遊戲與贏牌秘訣	林振輝編著	180 元
41.	撲克牌魔術、算命、遊戲	林振輝編著	180 元
42.	撲克占卜入門	王家成編著	180 元
50.	兩性幽默	幽默選集編輯組	180 元
51.	異色幽默	幽默選集編輯組	180 元
52.	幽默魔法鏡	玄虛叟編著	180 元
53.	幽默樂透站	玄虛叟編著	180 元
70.	亞洲真實恐怖事件	楊鴻儒譯	200 元

・銀髮族智慧學・大展編號 28

1.	銀髮六十樂逍遙	多湖輝著	170 元
2.	人生六十反年輕	多湖輝著	170 元

3.	六十歲的決斷	多湖輝著	170 元
4.	銀髮族健身指南	孫瑞台編著	250 元
5.	退休後的夫妻健康生活	施聖茹譯	200 元

・飲 食 保 健・大展編號 29

1.	自己製作健康茶	大海淳著	220 元
2.	好吃、具藥效茶料理	德永睦子著	220 元
3.	改善慢性病健康藥草茶	吳秋嬌譯	200 元
4.	藥酒與健康果菜汁	成玉編著	250 元
5.	家庭保健養生湯	馬汴梁編著	220 元
6.	降低膽固醇的飲食	早川和志著	200 元
7.	女性癌症的飲食	女子營養大學	280 元
8.	痛風者的飲食	女子營養大學	280 元
9.	貧血者的飲食	女子營養大學	280 元
10.	高脂血症者的飲食	女子營養大學	280 元
11.	男性癌症的飲食	女子營養大學	280 元
12.	過敏者的飲食	女子營養大學	280 元
13.	心臟病的飲食	女子營養大學	280 元
14.	滋陰壯陽的飲食	王增著	220 元
15.	胃、十二指腸潰瘍的飲食	勝健一等著	280 元
16.	肥胖者的飲食	雨宮禎子等著	280 元
17.	癌症有效的飲食	河內卓等著	300 元
18.	糖尿病有效的飲食	山田信博等著	300 元
19.	骨質疏鬆症有效的飲食	板橋明等著	300 元
20.	高血壓有效的飲食	大內尉義著	300 元

・家庭醫學保健・大展編號 30

1.	女性醫學大全	雨森良彥著	380 元
2.	初為人父育兒寶典	小瀧周曹著	220 元
3.	性活力強健法	相建華著	220 元
4.	30 歲以上的懷孕與生產	李芳黛編著	220 元
5.	舒適的女性更年期	野末悅子著	200 元
6.	夫妻前戲的技巧	笠井寬司著	200 元
7.	病理足穴按摩	金慧明著	220 元
8.	爸爸的更年期	河野孝旺著	200 元
9.	橡皮帶健康法	山田晶著	180 元
10.	三十三天健美減肥	相建華等著	180 元
11.	男性健美入門	孫玉祿編著	180 元
12.	強化肝臟秘訣	主婦之友社編	200 元
13.	了解藥物副作用	張果馨譯	200 元
14.	女性醫學小百科	松山榮吉著	200 元

15. 左轉健康法	龜田修等著	200 元
16. 實用天然藥物	鄭炳全編著	260 元
17. 神秘無痛平衡療法	林宗駛著	180 元
18. 膝蓋健康法	張果馨譯	180 元
19. 針灸治百病	葛書翰著	250 元
20. 異位性皮膚炎治癒法	吳秋嬌譯	220 元
21. 禿髮白髮預防與治療	陳炳崑編著	180 元
22. 埃及皇宮菜健康法	飯森薰著	200 元
23. 肝臟病安心治療	上野幸久著	220 元
24. 耳穴治百病	陳抗美等著	250 元
25. 高效果指壓法	五十嵐康彥著	200 元
26. 瘦水、胖水	鈴木園子著	200 元
27. 手針新療法	朱振華著	200 元
28. 香港腳預防與治療	劉小惠譯	250 元
29. 智慧飲食吃出健康	柯富陽編著	200 元
30. 牙齒保健法	廖玉山編著	200 元
31. 恢復元氣養生食	張果馨譯	200 元
32. 特效推拿按摩術	李玉田著	200 元
33. 一週一次健康法	若狹真著	200 元
34. 家常科學膳食	大塚滋著	220 元
35. 夫妻們閱讀的男性不孕	原利夫著	220 元
36. 自我瘦身美容	馬野詠子著	200 元
37. 魔法姿勢益健康	五十嵐康彥著	200 元
38. 眼病錘療法	馬栩周著	200 元
39. 預防骨質疏鬆症	藤田拓男著	200 元
40. 骨質增生效驗方	李吉茂編著	250 元
41. 蕺菜健康法	小林正夫著	200 元
42. 赧於啟齒的男性煩惱	增田豐著	220 元
43. 簡易自我健康檢查	稻葉允著	250 元
44. 實用花草健康法	友田純子著	200 元
45. 神奇的手掌療法	日比野喬著	230 元
46. 家庭式三大穴道療法	刑部忠和著	200 元
47. 子宮癌、卵巢癌	岡島弘幸著	220 元
48. 糖尿病機能性食品	劉雪卿編著	220 元
49. 奇蹟活現經脈美容法	林振輝編譯	200 元
50. Super SEX	秋好憲一著	220 元
51. 了解避孕丸	林玉佩譯	200 元
52. 有趣的遺傳學	蕭京凌編著	200 元
53. 強身健腦手指運動	羅群等著	250 元
54. 小周天健康法	莊雯琳譯	200 元
55. 中西醫結合醫療	陳蒼杰譯	200 元
56. 沐浴健康法	楊鴻儒譯	200 元
57. 節食瘦身秘訣	張芷欣編著	200 元
58. 酵素健康法	楊皓譯	200 元

59. 一天 10 分鐘健康太極拳　劉小惠譯　250 元
60. 中老年人疲勞消除法　五味雅吉著　220 元
61. 與齲齒訣別　楊鴻儒譯　220 元
62. 禪宗自然養生法　費德漢編著　200 元
63. 女性切身醫學　編輯群編　200 元
64. 乳癌發現與治療　黃靜香編著　200 元
65. 做媽媽之前的孕婦日記　林慈姮編著　180 元
66. 從誕生到一歲的嬰兒日記　林慈姮編著　180 元
67. 6 個月輕鬆增高　江秀珍譯　200 元
68. 一輩子年輕開心　編輯群編　200 元
69. 怎可盲目減肥　編輯群編　200 元
70. 『腳』萬病之源　阿部幼子著　200 元
71. 睡眠健康養生法　編輯群編著　200 元
72. 水中漫步健康法　野村武男著　220 元

・超經營新智慧・大展編號 31

1. 躍動的國家越南　林雅倩譯　250 元
2. 甦醒的小龍菲律賓　林雅倩譯　220 元
3. 中國的危機與商機　中江要介著　250 元
4. 在印度的成功智慧　山內利男著　220 元
5. 7-ELEVEN 大革命　村上豐道著　200 元
6. 業務員成功秘方　呂育清編著　200 元
7. 在亞洲成功的智慧　鈴木讓二著　220 元
8. 圖解活用經營管理　山際有文著　220 元
9. 速效行銷學　江尻弘著　220 元
10. 猶太成功商法　周蓮芬編著　200 元
11. 工廠管理新手法　黃柏松編著　220 元
12. 成功隨時掌握在凡人手上　竹村健一著　220 元
13. 服務・所以成功　中谷彰宏著　200 元
14. 輕鬆賺錢高手　增田俊男著　220 元

・理財、投資・大展編號 312

1. 突破股市瓶頸　黃國洲著（特價）199 元
2. 投資眾生相　黃國洲著　220 元

・親子系列・大展編號 32

1. 如何使孩子出人頭地　多湖輝著　200 元
2. 心靈啟蒙教育　多湖輝著　280 元
3. 如何使孩子數學滿分　林明嬋編著　180 元
4. 終身受用的學習秘訣　李芳黛譯　200 元

5.	數學疑問破解	陳蒼杰譯	200 元
6.	孩子運動傷害的預防與治療	松井達野著	

・雅致系列・大展編號 33

1.	健康食譜春冬篇	丸元淑生著	200 元
2.	健康食譜夏秋篇	丸元淑生著	200 元
3.	純正家庭料理	陳建民等著	200 元
4.	家庭四川料理	陳建民著	200 元
5.	醫食同源健康美食	郭長聚著	200 元
6.	家族健康食譜	東畑朝子著	200 元

・美術系列・大展編號 34

1.	可愛插畫集	鉛筆等著	220 元
2.	人物插畫集	鉛筆等著	180 元

・勞作系列・大展編號 35

1.	活動玩具ＤＩＹ	李芳黛譯	230 元
2.	組合玩具ＤＩＹ	李芳黛譯	230 元
3.	花草遊戲ＤＩＹ	張果馨譯	250 元

・元氣系列・大展編號 36

1.	神奇大麥嫩葉「綠效末」	山田耕路著	200 元
2.	高麗菜發酵精的功效	大澤俊彥著	200 元

・心 靈 雅 集・大展編號 00

1.	禪言佛語看人生	松濤弘道著	180 元
2.	禪密教的奧秘	葉逯謙譯	120 元
3.	觀音大法力	田口日勝著	120 元
4.	觀音法力的大功德	田口日勝著	120 元
5.	達摩禪 106 智慧	劉華亭編譯	220 元
6.	有趣的佛教研究	葉逯謙編譯	170 元
7.	夢的開運法	蕭京凌譯	180 元
8.	禪學智慧	柯素娥編譯	130 元
9.	女性佛教入門	許俐萍譯	110 元
10.	佛像小百科	心靈雅集編譯組	130 元
11.	佛教小百科趣談	心靈雅集編譯組	120 元
12.	佛教小百科漫談	心靈雅集編譯組	150 元

13. 佛教知識小百科	心靈雅集編譯組	150 元
14. 佛學名言智慧	松濤弘道著	220 元
15. 釋迦名言智慧	松濤弘道著	220 元
16. 活人禪	平田精耕著	120 元
17. 坐禪入門	柯素娥編譯	150 元
18. 現代禪悟	柯素娥編譯	130 元
19. 道元禪師語錄	心靈雅集編譯組	130 元
20. 佛學經典指南	心靈雅集編譯組	130 元
21. 何謂「生」阿含經	心靈雅集編譯組	150 元
22. 一切皆空　般若心經	心靈雅集編譯組	180 元
23. 超越迷惘　法句經	心靈雅集編譯組	130 元
24. 開拓宇宙觀　華嚴經	心靈雅集編譯組	180 元
25. 真實之道　法華經	心靈雅集編譯組	180 元
26. 自由自在　涅槃經	心靈雅集編譯組	180 元
27. 沈默的教示　維摩經	心靈雅集編譯組	150 元
28. 開通心眼　佛語佛戒	心靈雅集編譯組	130 元
29. 揭秘寶庫　密教經典	心靈雅集編譯組	180 元
30. 坐禪與養生	廖松濤譯	110 元
31. 釋尊十戒	柯素娥編譯	120 元
32. 佛法與神通	劉欣如編著	120 元
33. 悟（正法眼藏的世界）	柯素娥編譯	120 元
34. 只管打坐	劉欣如編著	120 元
35. 喬答摩・佛陀傳	劉欣如編著	120 元
36. 唐玄奘留學記	劉欣如編著	120 元
37. 佛教的人生觀	劉欣如編譯	110 元
38. 無門關(上卷)	心靈雅集編譯組	150 元
39. 無門關(下卷)	心靈雅集編譯組	150 元
40. 業的思想	劉欣如編著	130 元
41. 佛法難學嗎	劉欣如著	140 元
42. 佛法實用嗎	劉欣如著	140 元
43. 佛法殊勝嗎	劉欣如著	140 元
44. 因果報應法則	李常傳編	180 元
45. 佛教醫學的奧秘	劉欣如編著	150 元
46. 紅塵絕唱	海　若著	130 元
47. 佛教生活風情	洪丕謨、姜玉珍著	220 元
48. 行住坐臥有佛法	劉欣如著	160 元
49. 起心動念是佛法	劉欣如著	160 元
50. 四字禪語	曹洞宗青年會	200 元
51. 妙法蓮華經	劉欣如編著	160 元
52. 根本佛教與大乘佛教	葉作森編	180 元
53. 大乘佛經	定方晟著	180 元
54. 須彌山與極樂世界	定方晟著	180 元
55. 阿闍世的悟道	定方晟著	180 元
56. 金剛經的生活智慧	劉欣如著	180 元

57. 佛教與儒教	劉欣如編譯	180 元
58. 佛教史入門	劉欣如編譯	180 元
59. 印度佛教思想史	劉欣如編譯	200 元
60. 佛教與女性	劉欣如編譯	180 元
61. 禪與人生	洪丕謨主編	260 元
62. 領悟佛經的智慧	劉欣如著	200 元
63. 假相與實相	心靈雅集編	200 元
64. 耶穌與佛陀	劉欣如著	200 元
65. 迴向與開悟	劉欣如著	200 元
66. 具佛心享永生	編輯群著	200 元
67. 青少年禪語	劉欣如著	

・經 營 管 理・大展編號 01

◎ 創新經營管理六十六大計(精)	蔡弘文編	780 元
1. 如何獲取生意情報	蘇燕謀譯	110 元
5. 推銷大王秘錄	原一平著	180 元
6. 新創意・賺大錢	王家成譯	90 元
11. 撼動人心的推銷法	原一平著	150 元
17. 一流的管理	蔡弘文編	150 元
20. 突破商場人際學	林振輝編著	90 元
24. 小公司經營策略	王嘉誠著	160 元
27. 如何創造商場智囊團	林振輝編譯	150 元
28. 十分鐘推銷術	林振輝編譯	180 元
33. 自我經濟學	廖松濤編譯	100 元
34. 一流的經營	陶田生編著	120 元
35. 女性職員管理術	王昭國編譯	120 元
36. ＩＢＭ的人事管理	鐘文訓編譯	150 元
37. 現代電腦常識	王昭國編譯	150 元
39. 如何發揮廣告效果	王昭國編譯	150 元
40. 最新管理技巧	王昭國編譯	150 元
41. 一流推銷術	廖松濤編譯	150 元
42. 包裝與促銷技巧	王昭國編譯	130 元
45. 企業人事管理	松下幸之助著	100 元
46. 華僑經商致富術	廖松濤編譯	130 元
47. 豐田式銷售技巧	廖松濤編譯	180 元
48. 如何掌握銷售技巧	王昭國編著	130 元
52. 新世紀的服務業	鐘文訓編譯	100 元
53. 成功的領導者	廖松濤編譯	120 元
54. 女推銷員成功術	李玉瓊編譯	130 元
55. ＩＢＭ人才培育術	鐘文訓編譯	100 元
56. 企業人自我突破法	黃琪輝編著	150 元
58. 財富開發術	蔡弘文編著	130 元
59. 成功的店舖設計	鐘文訓編著	150 元

61. 企管回春法	蔡弘文編著	130 元
62. 小企業經營指南	鐘文訓編譯	100 元
64. 迎接商業新時代	廖松濤編譯	100 元
66. 新手股票投資入門	何朝乾編著	200 元
67. 上揚股與下跌股	何朝乾編譯	180 元
68. 股票速成學	何朝乾編譯	200 元
69. 理財與股票投資策略	黃俊豪編著	180 元
70. 黃金投資策略	黃俊豪編著	180 元
71. 厚黑管理學	廖松濤編譯	180 元
73. 透視西武集團	林谷燁編譯	150 元
76. 巡迴行銷術	陳蒼杰譯	150 元
77. 推銷的魔術	王嘉誠譯	120 元
78. 60 秒指導部屬	周蓮芬編譯	150 元
79. 精銳女推銷員特訓	李玉瓊編譯	130 元
81. 海外不動產投資	許達守編譯	150 元
82. 八百伴的世界策略	李玉瓊譯	150 元
84. 零庫存銷售	黃東謙編譯	150 元
85. 三分鐘推銷管理	劉名揚編譯	150 元
86. 推銷大王奮鬥史	原一平著	150 元
87. 豐田汽車的生產管理	林谷燁編譯	200 元

・成 功 寶 庫・大展編號 02

2. 拍馬屁訣竅	廖玉山編譯	110 元
4. 聽話的藝術	歐陽輝編譯	110 元
10. 上班族禮儀	廖玉山編著	120 元
12. 創造自信的新人生	廖松濤編著	120 元
15. 神奇瞬間瞑想法	廖松濤編譯	100 元
16. 人生成功之鑰	楊意苓編著	150 元
19. 給企業人的諍言	鐘文訓編著	120 元
20. 企業家自律訓練法	陳義編譯	100 元
21. 上班族妖怪學	廖松濤編著	100 元
25. 你是上班族中強者	嚴思圖編著	100 元
30. 成功頓悟 100 則	蕭京凌編譯	130 元
32. 知性幽默	李玉瓊編譯	130 元
33. 熟記對方絕招	黃靜香編譯	100 元
37. 察言觀色的技巧	劉華亭編著	180 元
38. 一流領導力	施義彥編譯	120 元
40. 30 秒鐘推銷術	廖松濤編譯	150 元
42. 尖端時代行銷策略	陳蒼杰編著	100 元
43. 顧客管理學	廖松濤編著	100 元
47. 上班族口才學	楊鴻儒譯	120 元
48. 上班族新鮮人須知	程羲編著	120 元
49. 如何左右逢源	程羲編著	130 元

國家圖書館出版品預行編目資料

高血壓有效的飲食／大內尉義・谷口雅子編著，劉小惠譯
－初版－臺北市，大展，民 91
面；21 公分－（飲食保健；20）
譯自：高血圧を治す食事と献立
ISBN 957-468-118-1（平裝）
1. 食物治療 2. 食譜 3. 高血壓
418.91 90021532

KOKETSUATSU WO NAOSU SHOKUJI TO KONDATE

高血壓有效的飲食

ISBN 957-468-118-1

編　著／大內尉義・谷口雅子
譯　者／劉 小 惠
負 責 人／蔡 森 明
出 版 者／大展出版社有限公司
社　址／台北市北投區（石牌）致遠一路 2 段 12 巷 1 號
電　話／（02）28236031・28236033・28233123
傳　真／（02）28272069
郵政劃撥／01669551
登 記 證／局版臺業字第 2171 號
E-mail／dah-jaan@ms9.tisnet.net.tw
承 印 者／國順圖書印刷公司
裝　訂／嶸興裝訂有限公司
排 版 者／千兵企業有限公司
初版1刷／2002 年（民 91 年） 2 月
初版發行／2002 年（民 91 年） 4 月

定 價／300 元

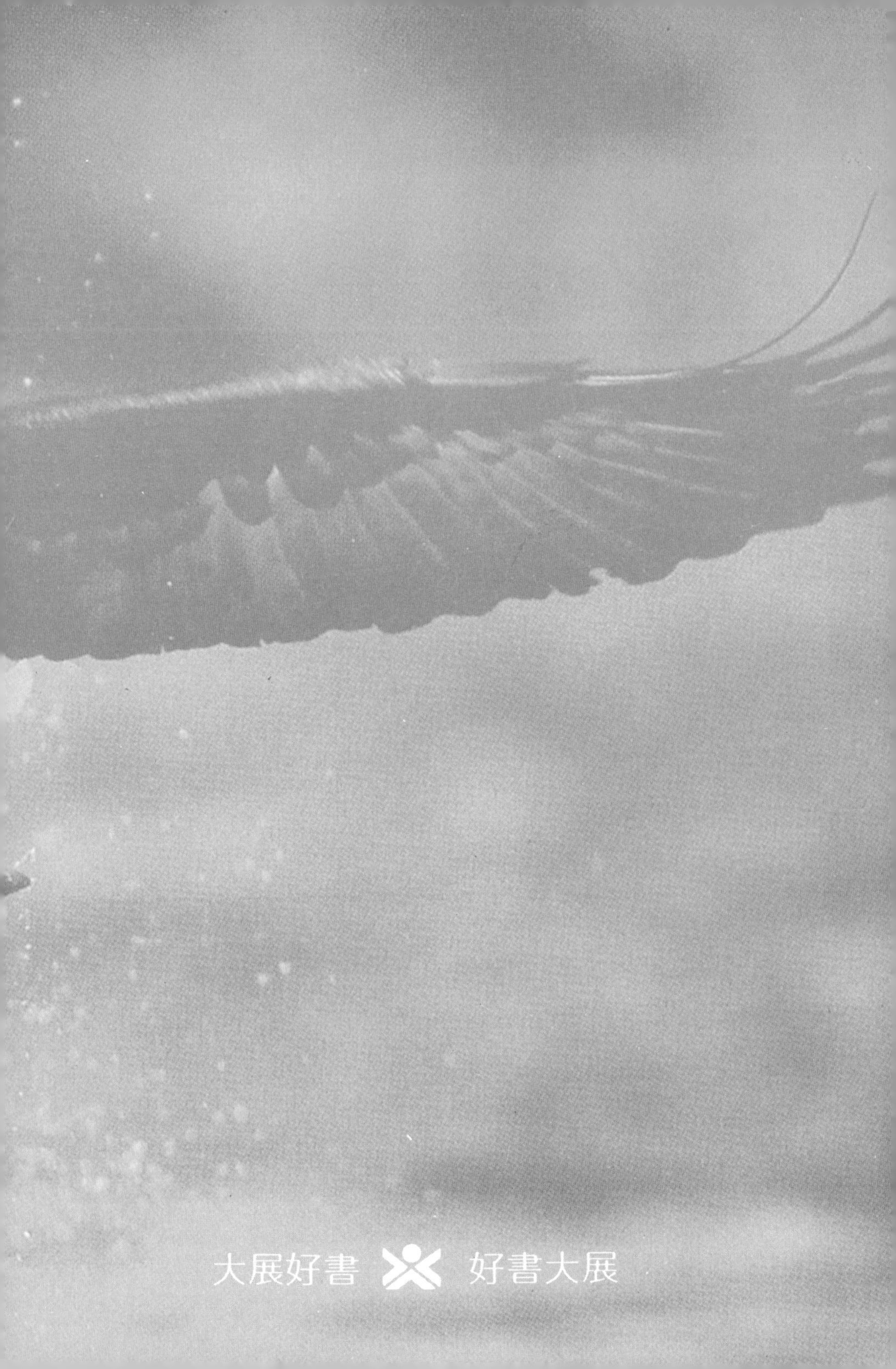
大展好書 好書大展

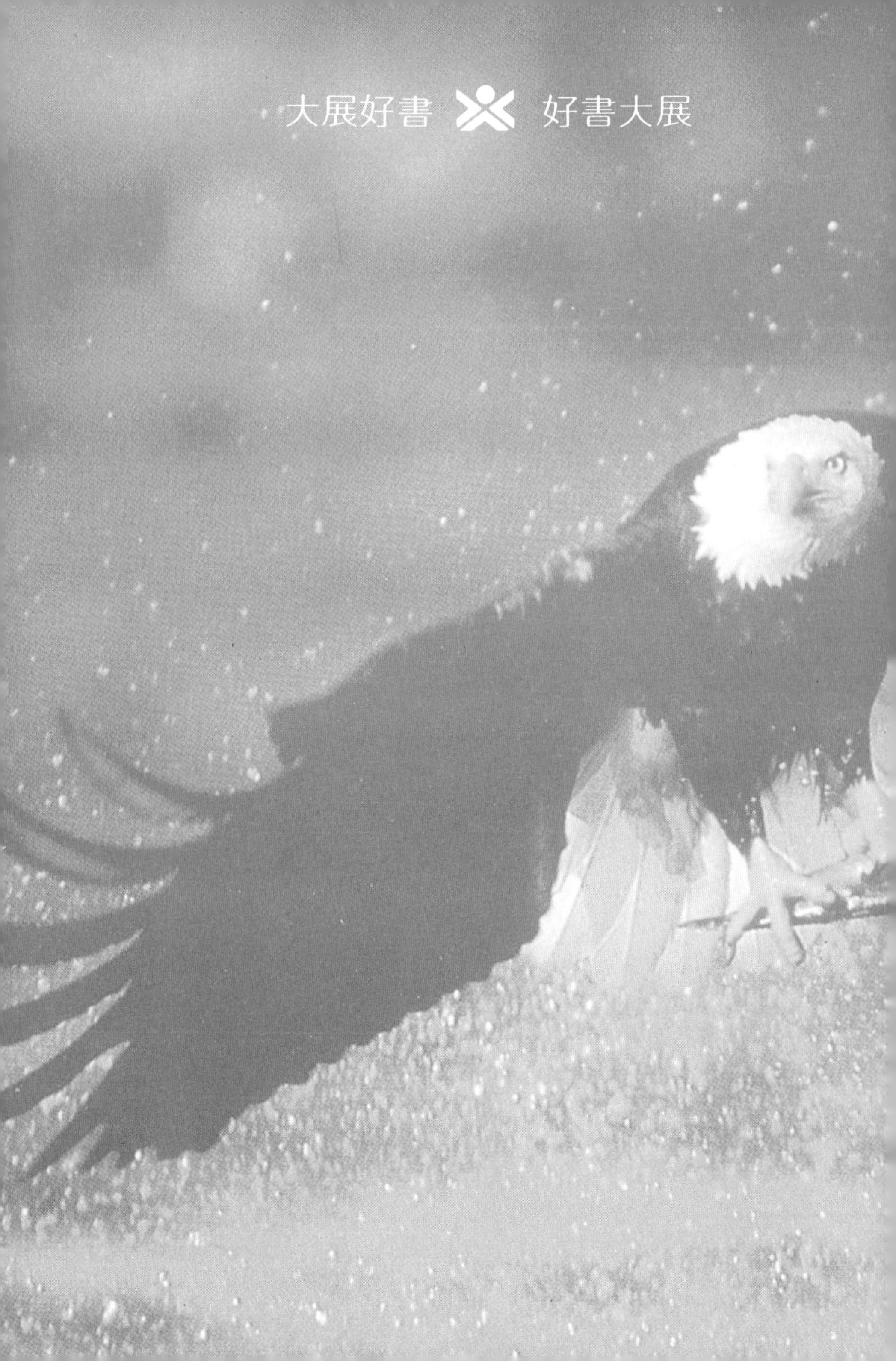
大展好書 好書大展